医療系学生のための

図解生理学
TEXT & NOTE
テキスト&ノート

著 丹羽利充

修文大学 健康栄養学部 管理栄養学科 教授

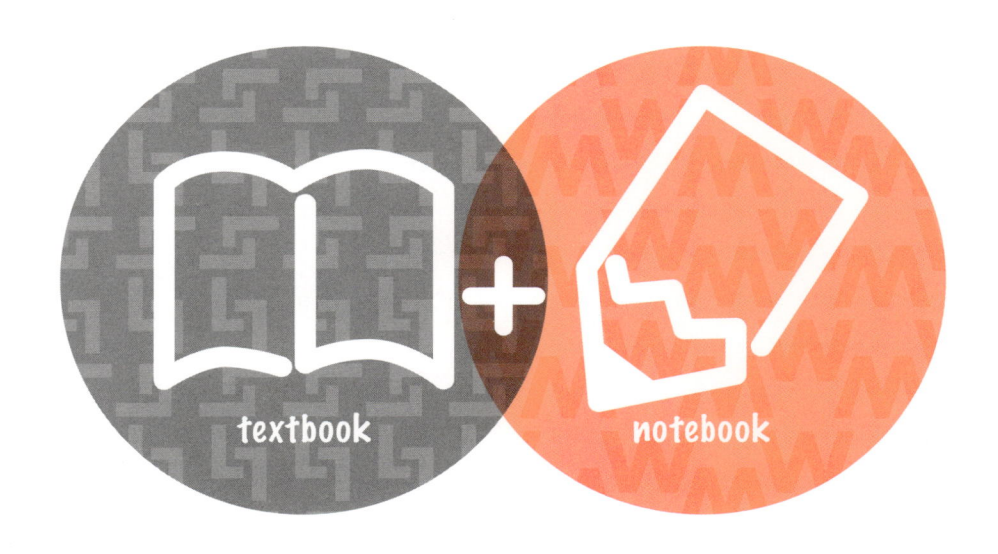

textbook + notebook

診断と治療社

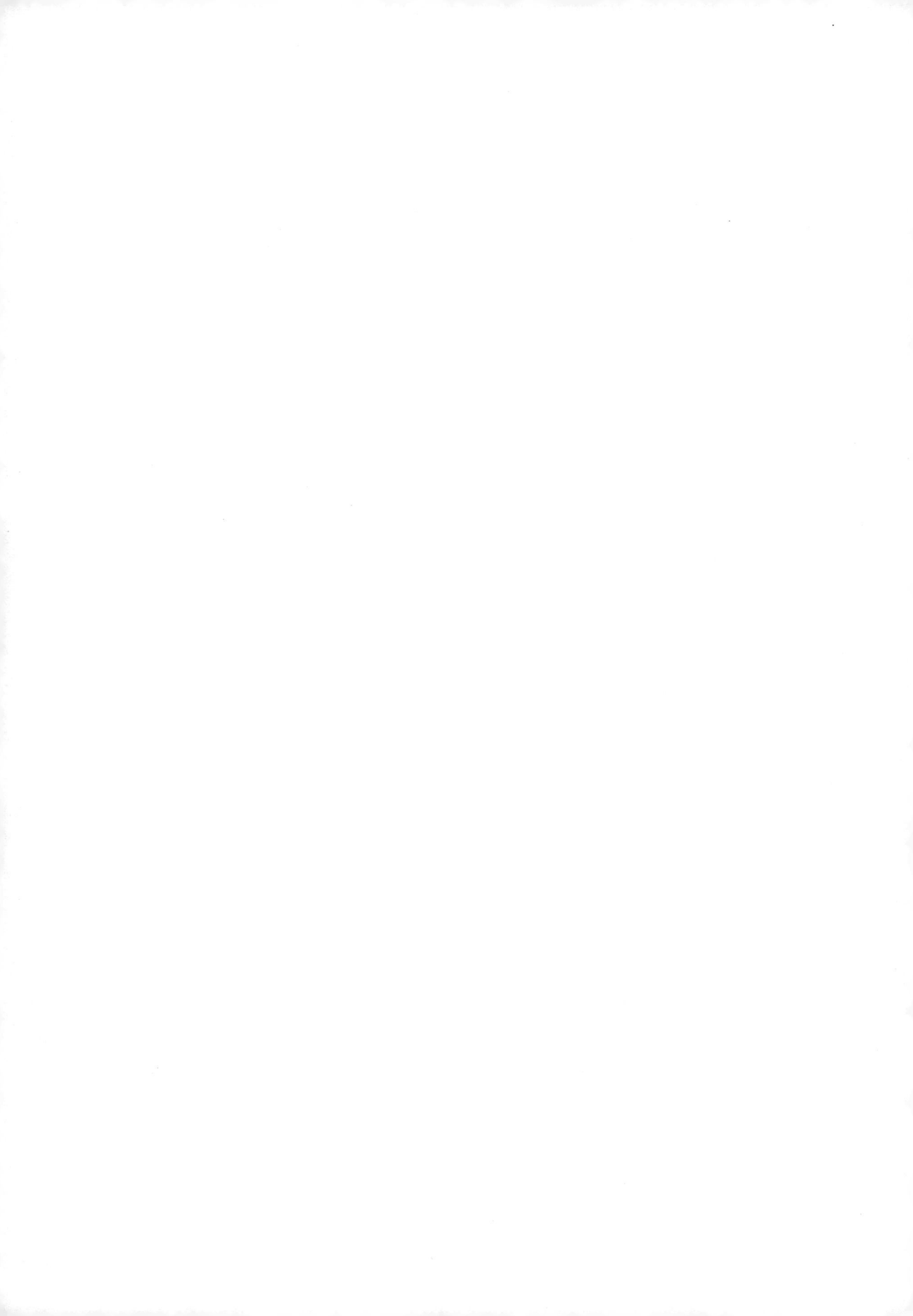

序　文

　生理学は人体の機能を明らかにする学問である．生理学は解剖学とならんで，医師のみならず看護師，管理栄養士，薬剤師，臨床検査技師，診療放射線技師，臨床工学技士，理学療法士，作業療法士などの医療系学生が学ぶべき必須の授業科目である．いままでの生理学の教科書は詳しすぎて医療系学生には理解しにくいため，内容が正確で分かりやすい教科書を目指して本書を企画し出版することとした．

　本書は初めて生理学を学ぶ医療系学生を対象にしている．本文は右ページに箇条書きにして分かりやすいようにまとめてある．とくにポイントとなる重要な文章はチェックボックスを太枠にして特別に区別してある．キーワードは赤色文字にして強調してあるので記憶の確認に役立ててほしい．左ページには，本文の理解を助けるために本文の内容に関連したイラストや表を載せて解説してある．また読者が自ら調べたことや授業で聞いたことを書き留めるノート欄が設けてある．さらに内容の理解度をチェックするためのセルフアセスメント問題を各章の最後に付け加えたので，学習成果の確認に使ってほしい．

　生理学の範囲は膨大であるが，要点を簡潔にまとめた本書が，医療系学生の学習の手助けになれば幸いである．最後に，本書の出版に尽力していただいた編集部の川口晃太朗氏に感謝を申し上げる．

2014年10月

修文大学 健康栄養学部 管理栄養学科 教授
丹羽利充

医療系学生のための 図解生理学テキスト＆ノート

序　文 iii
著者プロフィール viii

第1章　栄養と代謝 1
1. 栄養素 2
2. 炭水化物（糖質） 4
3. タンパク質 6
4. 脂　質 8
5. ビタミンとミネラル 10

セルフアセスメント 12

第2章　消化と吸収 13
1. 消化器系の構造 14
2. 口腔と唾液の役割 16
3. 胃と胃液の役割 18
4. 十二指腸と膵液の役割 20
5. 肝臓と胆汁の役割 22
6. 小腸・大腸と腸液の役割 24
7. 炭水化物の吸収 26
8. タンパク質の吸収 28
9. 脂質の吸収 30
10. ビタミン・ミネラル・水の吸収 32

セルフアセスメント 34

第3章　体液・血液 35
1. 体液と血液 36
2. 浸透圧 38
3. 酸塩基平衡 40
4. 赤血球 42
5. 白血球 44
6. リンパ球と免疫 46
7. 止　血 48
8. 血液型 50

セルフアセスメント 52

Contents

第4章　循環器 ... 53
1. 心臓と循環 ... 54
2. 心筋と電気的興奮 ... 56
3. 心電図 ... 58
4. 血　圧 ... 60
5. 動脈と静脈 ... 62
6. 毛細血管とリンパ管 ... 64

セルフアセスメント ... 66

第5章　腎・泌尿器 ... 67
1. 腎臓の構造と機能 ... 68
2. 糸球体 ... 70
3. 尿細管 ... 72
4. 水・電解質・酸塩基平衡の調節 ... 74
5. クリアランス ... 76
6. 腎とホルモン ... 78
7. 尿　路 ... 80

セルフアセスメント ... 82

第6章　内分泌 ... 83
1. ホルモンの種類と内分泌器官 ... 84
2. 視床下部と下垂体① ... 86
3. 視床下部と下垂体② ... 88
4. 甲状腺 ... 90
5. 副甲状腺 ... 92
6. 膵　臓 ... 94
7. 副　腎 ... 96
8. 生殖器 ... 98

セルフアセスメント ... 100

第7章　体温調節 ... 101
1. 体温の恒常性と日内リズム ... 102
2. 熱の産生と放散 ... 104
3. 体温調節と発汗 ... 106

v

医療系学生のための
図解生理学テキスト&ノート

　　4. 体温の異常 …………………………………………………… 108
セルフアセスメント ……………………………………………………… 110

第8章　呼吸器 …………………………………………………… 111
　1. 気道・肺・肺胞の構造と機能 …………………………………… 112
　2. 呼吸運動と呼吸中枢による調節 ………………………………… 114
　3. 換気と肺気量 ……………………………………………………… 116
　4. ガス交換 …………………………………………………………… 118
　5. ガスの運搬 ………………………………………………………… 120
セルフアセスメント ……………………………………………………… 122

第9章　骨・筋肉 ………………………………………………… 123
　1. 骨の構造と機能 …………………………………………………… 124
　2. 骨形成と骨吸収 …………………………………………………… 126
　3. 関節・靱帯・関節軟骨 …………………………………………… 128
　4. 筋肉の構造と機能 ………………………………………………… 130
　5. 筋肉の収縮とエネルギー代謝 …………………………………… 132
　6. 筋肉の神経調節 …………………………………………………… 134
セルフアセスメント ……………………………………………………… 136

第10章　脳・神経 ………………………………………………… 137
　1. ニューロンの構造と機能 ………………………………………… 138
　2. 神経伝達物質と受容体 …………………………………………… 140
　3. 脳の構造と機能 …………………………………………………… 142
　4. 大脳の機能局在 …………………………………………………… 144
　5. 末梢神経①（体性神経系） ……………………………………… 146
　6. 末梢神経②（自律神経系） ……………………………………… 148
　7. 反　射 ……………………………………………………………… 150
セルフアセスメント ……………………………………………………… 152

第11章　記憶と睡眠 ……………………………………………… 153
　1. 記憶と海馬 ………………………………………………………… 154
　2. 睡眠と脳波 ………………………………………………………… 156
　3. 睡眠の神経メカニズム …………………………………………… 158

Contents

  4．睡眠物質とサーカディアンリズム ································ 160
セルフアセスメント ·· 162

第12章 感覚器 ·· 163
  1．感　覚 ·· 164
  2．眼球の構造 ·· 166
  3．視　覚 ·· 168
  4．耳の構造 ·· 170
  5．聴　覚 ·· 172
  6．平衡感覚 ·· 174
  7．味覚と嗅覚 ·· 176
セルフアセスメント ·· 178

第13章 生　殖 ·· 179
  1．女性の生殖機能 ·· 180
  2．女性ホルモンの働き ·· 182
  3．妊娠・分娩・授乳 ··· 184
  4．男性の生殖機能 ·· 186
セルフアセスメント ·· 188

第14章 細胞と遺伝 ··· 189
  1．細胞の構造と機能 ··· 190
  2．タンパク質合成 ·· 192
  3．細胞分裂と染色体 ··· 194
  4．遺伝形式 ·· 196
セルフアセスメント ·· 198

参考文献 ··· 199
索　引 ·· 200

著者プロフィール

丹羽 利充（にわ　としみつ）
修文大学健康栄養学部 教授

略 歴
名古屋大学医学部医学科 卒業
医学博士学位取得（名古屋大学）
名古屋大学医学部附属病院分院内科 助手
名古屋大学医学部附属病院分院内科 講師
名古屋大学医学部附属病院分院検査部 助教授
名古屋大学医学部附属病院予防医療部 助教授
名古屋大学医学部尿毒症病態代謝学寄附講座 教授
名古屋大学大学院医学系研究科尿毒症病態代謝学寄附講座 教授
修文大学健康栄養学部 教授

受 賞
日本透析療法学会賞（木本賞）
日本医用マススペクトル学会奨励賞
Messina大学レクターメダル
松本勇賞（日本医用マススペクトル学会）
国際尿毒症学会賞

主催学会
第3回 国際尿毒症毒性シンポジウム（1997年）
第11回 国際腎臓病栄養代謝学会（2002年）
第31回 日本医用マススペクトル学会年会（2006年）
第7回 国際尿毒症学会（2011年）

所属学会等
日本内科学会（認定内科医），日本腎臓学会（専門医，指導医，評議員），日本透析医学会（専門医，指導医），日本糖尿病学会（専門医），日本医用マススペクトル学会（理事長），日本人間ドック学会（専門医，指導医，理事，副編集委員長），日本遺伝カウンセリング学会（臨床遺伝専門医），日本病態栄養学会（評議員），日本医師会認定産業医　アメリカ腎臓学会，国際尿毒症学会（理事，元理事長），国際腎臓病栄養代謝学会，国際人間ドック学会（理事）

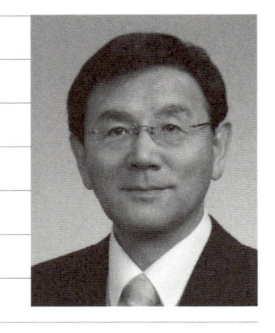

第1章 栄養と代謝

✓ 到達目標
- 栄養素について説明できる.
- 炭水化物について説明できる.
- タンパク質について説明できる.
- 脂質について説明できる.
- ビタミンとミネラルについて説明できる.
- ATPとエネルギーについて説明できる.

第1章 栄養と代謝

1 栄養素

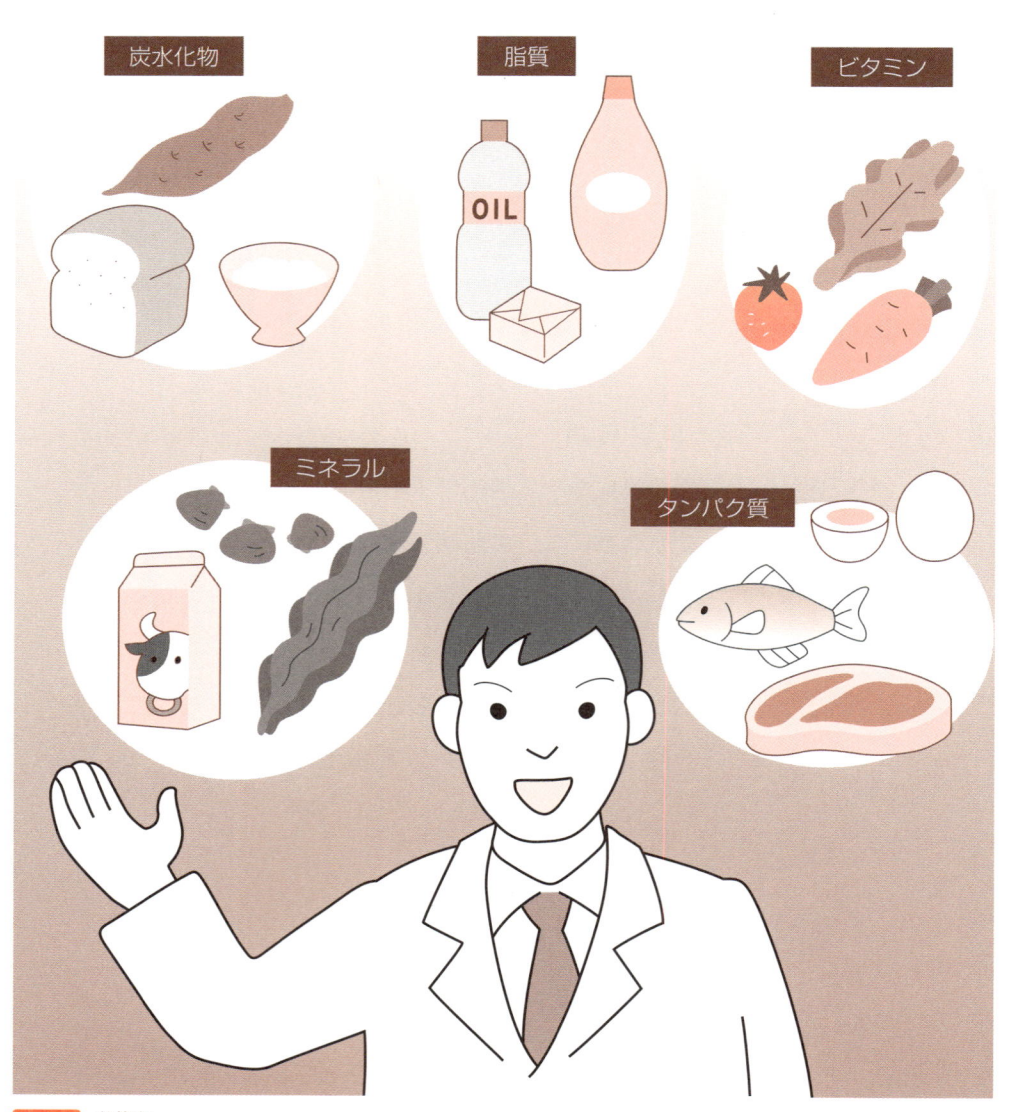

図 1-1 栄養素

1 栄養素

- ヒトは体外から取り入れた種々の物質を材料に生体構成成分をつくり，また物質を体内で分解して生じるエネルギーを利用して生命活動を行っている．生命を維持するために体外から摂取する物質を**栄養素**（図1-1）という．
- **炭水化物，タンパク質，脂質**は必要量が多いので**三大栄養素**という．**ビタミン，ミネラル**などは必要量が少ないが生命維持に不可欠な栄養素である．ビタミンは有機化合物であるが，ミネラルは無機物である．ビタミンとミネラルを含めて**五大栄養素**ということもある．
- 炭水化物を多く含む食品には，ご飯，パン，めん，いも，砂糖などが，タンパク質を多く含む食品には，肉，魚，卵，大豆製品などが，脂質を多く含む食品には，バター，マーガリン，植物油，肉の脂身などがある．
- また，ビタミンを多く含む食品には，野菜，果物，レバーなどが，ミネラルを多く含む食品には，海藻，牛乳，乳製品，小魚などがある．
- 三大栄養素は分解されることにより，炭水化物1 gから4 kcal，タンパク質1 gから4 kcal，脂質1 gから9 kcalの**エネルギー**が生じる．
- 例えば，1日に炭水化物300 g，タンパク質60 g，脂質40 gを摂取した場合，1日の摂取エネルギーは，300 × 4 + 60 × 4 + 40 × 9 = 1,800 kcalとなる．

2 炭水化物（糖質）

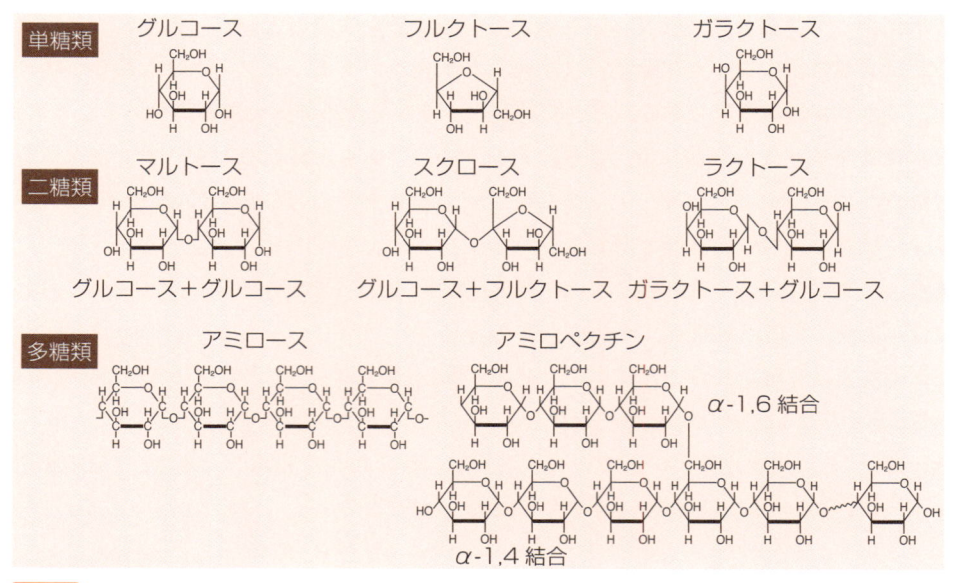

図1-2 炭水化物の構造

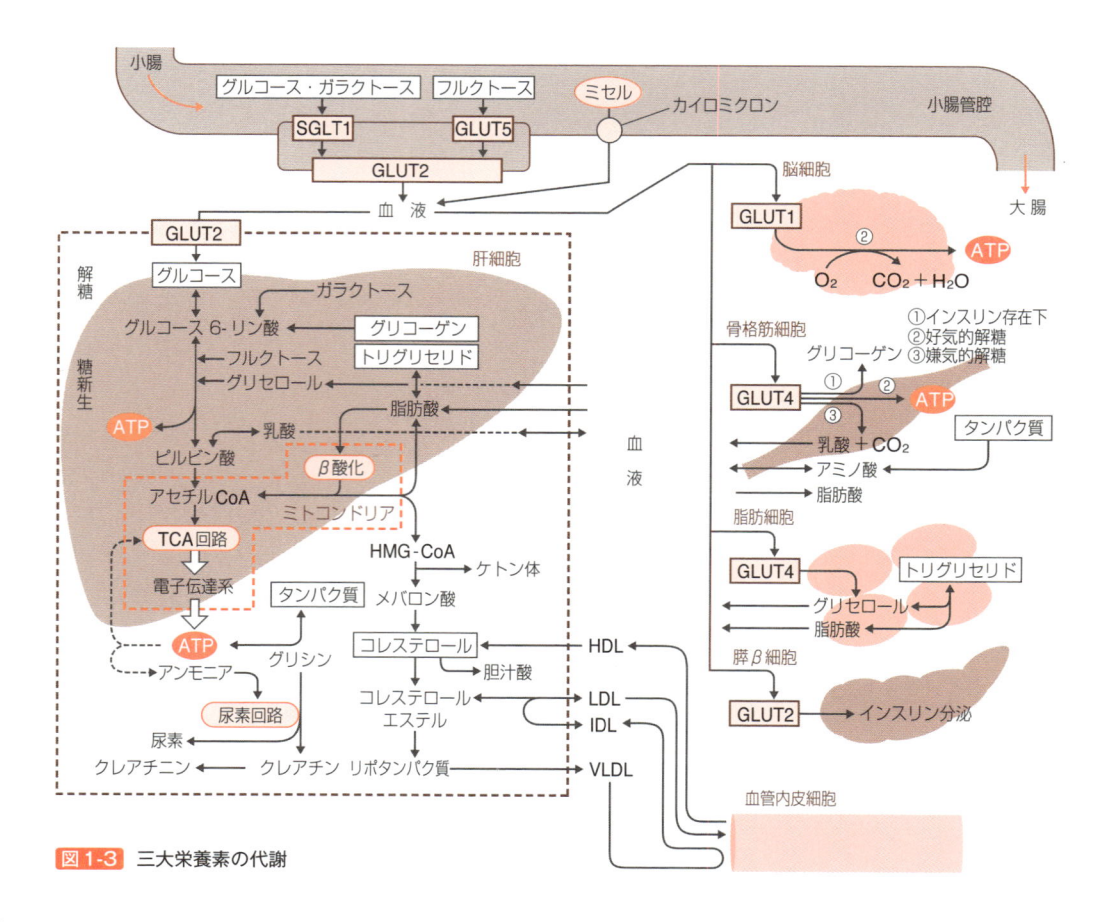

図1-3 三大栄養素の代謝

2 炭水化物（糖質）

1 炭水化物（糖質）とは

- 炭水化物は単糖類，オリゴ糖（二糖類，三糖類など），多糖類に分けられる．
- 単糖類としては，グルコース（ブドウ糖），ガラクトース，フルクトース（果糖）などがある．
- 2〜10分子の単糖がグリコシド結合したのがオリゴ糖である．
- 2分子の単糖がグリコシド結合したものが二糖類であり，マルトース（麦芽糖），スクロース（ショ糖），ラクトース（乳糖）などがある（図1-2）．マルトースはグルコースが2つ結合したものである．スクロースは甘味料の砂糖として用いられ，グルコースとフルクトースが結合したものである．ラクトースは母乳や牛乳などに含まれ，ガラクトースとグルコースが結合している．
- 多糖類であるデンプンはグルコースがグリコシド結合で重合した高分子で，アミロース，アミロペクチンからなる（図1-2）．枝分かれがないのがアミロース，α-1,6-グリコシド結合により枝分かれしているのがアミロペクチンである．
- 穀類，いも類に多い植物性のデンプンや，肝臓や筋肉にある動物性のグリコーゲンなどはグルコースが重合した多糖類である．デンプンを加水分解したとき，マルトースやグルコースになるまでの中間過程でできる生成物をデキストリンという．
- グルコースの重合体であるセルロースはヒトの消化酵素で消化されないので，食物繊維に分類される．食物繊維の摂取が少ないと，糖尿病，心筋梗塞，肥満などを発症しやすい．
- 日本人は1日の摂取エネルギーの約60％を炭水化物から摂取している．
- 日本人における炭水化物エネルギー比率の目標量（2015年版）は，50〜65％である．
- 日本人における食物繊維摂取の目標量（2015年版）は，成人男性で20 g/日以上，成人女性で18 g/日以上である．

2 炭水化物の代謝

- 食物から摂取された炭水化物は単糖まで分解され，小腸から吸収され肝臓に運ばれる．グルコースは全身に運ばれるが，その他の単糖は肝臓で代謝された後，解糖系で代謝される．
- グルコースの分解によってすべての細胞はエネルギーを得ている．最終的にグルコースは水と二酸化炭素に分解される．
- 解糖系（嫌気的解糖系）で1分子のグルコースから2分子のATP（アデノシン三リン酸）と2分子のピルビン酸が産生される（図1-3）．ピルビン酸は，無酸素状態では乳酸に代謝されるが，有酸素状態ではミトコンドリア内でアセチルCoAに変換され，クエン酸回路（TCA回路）と電子伝達系によりピルビン酸1分子あたり18分子（ピルビン酸2分子で36分子）のATPが産生される．解糖系，TCA回路，電子伝達系により，1分子のグルコースから計38分子のATPがつくられる．
- 肝臓は，摂食時にはグルコースを取り込みグリコーゲンとして貯蔵し，空腹時にはグリコーゲン分解や糖新生によりグルコースを血中に放出している．
- 筋肉はグルコースを取り込んでエネルギー源とする．安静時には取り込んだグルコースをグリコーゲンとして貯蔵する．
- 脳のエネルギー源はグルコースである．

3 タンパク質

タンパク質
（約20%）

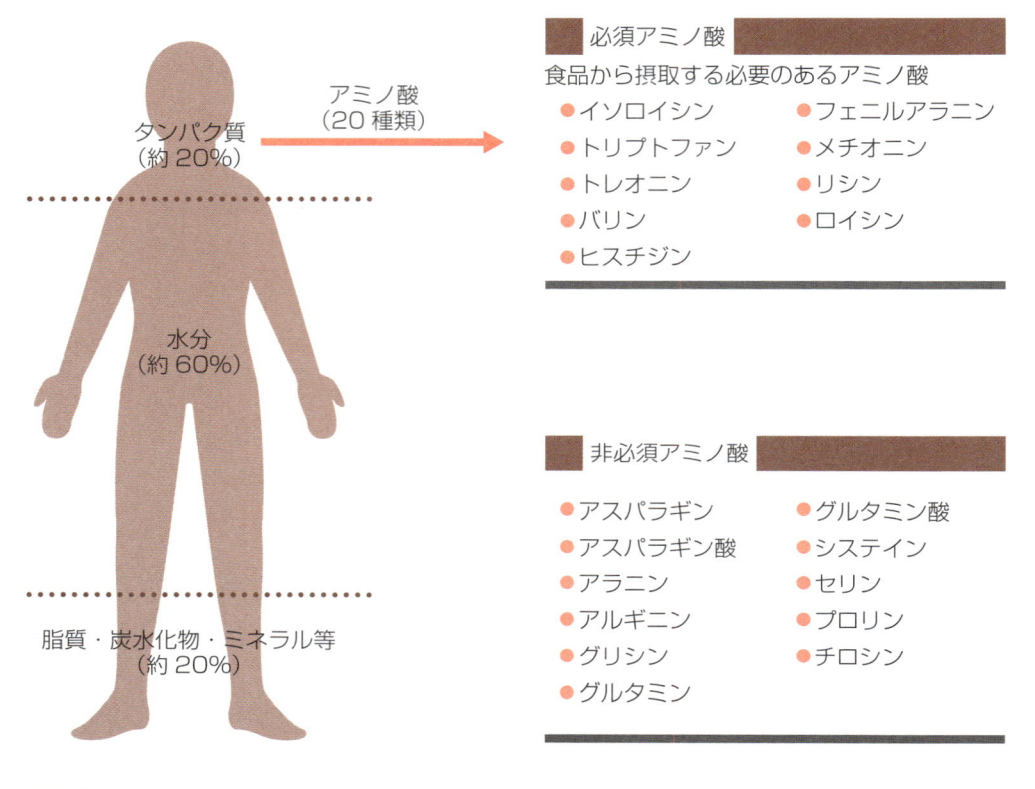

アミノ酸
（20種類）

水分
（約60%）

脂質・炭水化物・ミネラル等
（約20%）

必須アミノ酸
食品から摂取する必要のあるアミノ酸
- イソロイシン
- フェニルアラニン
- トリプトファン
- メチオニン
- トレオニン
- リシン
- バリン
- ロイシン
- ヒスチジン

非必須アミノ酸
- アスパラギン
- グルタミン酸
- アスパラギン酸
- システイン
- アラニン
- セリン
- アルギニン
- プロリン
- グリシン
- チロシン
- グルタミン

図1-4　アミノ酸の種類

3 タンパク質

1 タンパク質とは

- タンパク質は20種類のL-α-アミノ酸がペプチド結合により連結したポリペプチド鎖からなる．9種類のアミノ酸は体内で合成されないので，食物から摂取しなければならない必須アミノ酸である（図1-4）．
- 必須アミノ酸としては，メチオニン，トレオニン，フェニルアラニン，トリプトファン，バリン，イソロイシン，ロイシン，リシン，ヒスチジンがある．
- 食品としてのタンパク質の栄養価の判定は，体内で利用される上で理想的なタンパク質の必須アミノ酸組成を基準としたアミノ酸スコアが利用されている．
- 日本人におけるタンパク質の推奨量（2015年版）は，成人男性で60 g/日，成人女性で50 g/日である．

2 タンパク質の代謝

- 体タンパク質は合成と分解を繰り返している．成人では1日約250 gのタンパク質が合成され，分解されている．
- 肝臓ではアミノ酸から種々のタンパク質が合成され血中に放出される．血中の不要なタンパク質は分解され，生成したアミノ酸はクエン酸回路（TCA回路）に導入されATPが産生される．タンパク質として摂取した窒素の大部分は最終的に尿素として尿中に排泄される．アンモニアは肝臓における尿素回路により分解され尿素となる．
- 肝臓は必須アミノ酸から非必須アミノ酸を合成することができる．

参考：ATPとエネルギー

- エネルギーの単位はカロリー（cal）である．14.5℃の水1 gを15.5℃に上昇させるのに必要なエネルギーを1 calとする．
- 生体内でエネルギーを必要とする反応には，ATPがエネルギー供給物質として利用される．ATPはADP（アデノシン二リン酸）にリン酸が結合した物質である．ADPからATPを合成するには大きなエネルギーを必要とし，逆にATPからADPに分解されると大きなエネルギーが放出される．1モルのATPの加水分解により7.3 kcalのエネルギーが生じる．エネルギーはATPとして貯蔵されている．
- 代謝で産生される全エネルギーのうち約45％がATPとして貯蔵され，約55％が熱エネルギーに変換される．
- ATPは好気的条件のミトコンドリア内でクエン酸回路（TCA回路）によって効率よく産生されるので，ミトコンドリアの多い細胞はATPの産生が多い．
- 筋肉ではクレアチンリン酸が貯蔵エネルギーとして利用される．クレアチンリン酸とADPからクレアチンとATPが産生される．

Note

4 脂 質

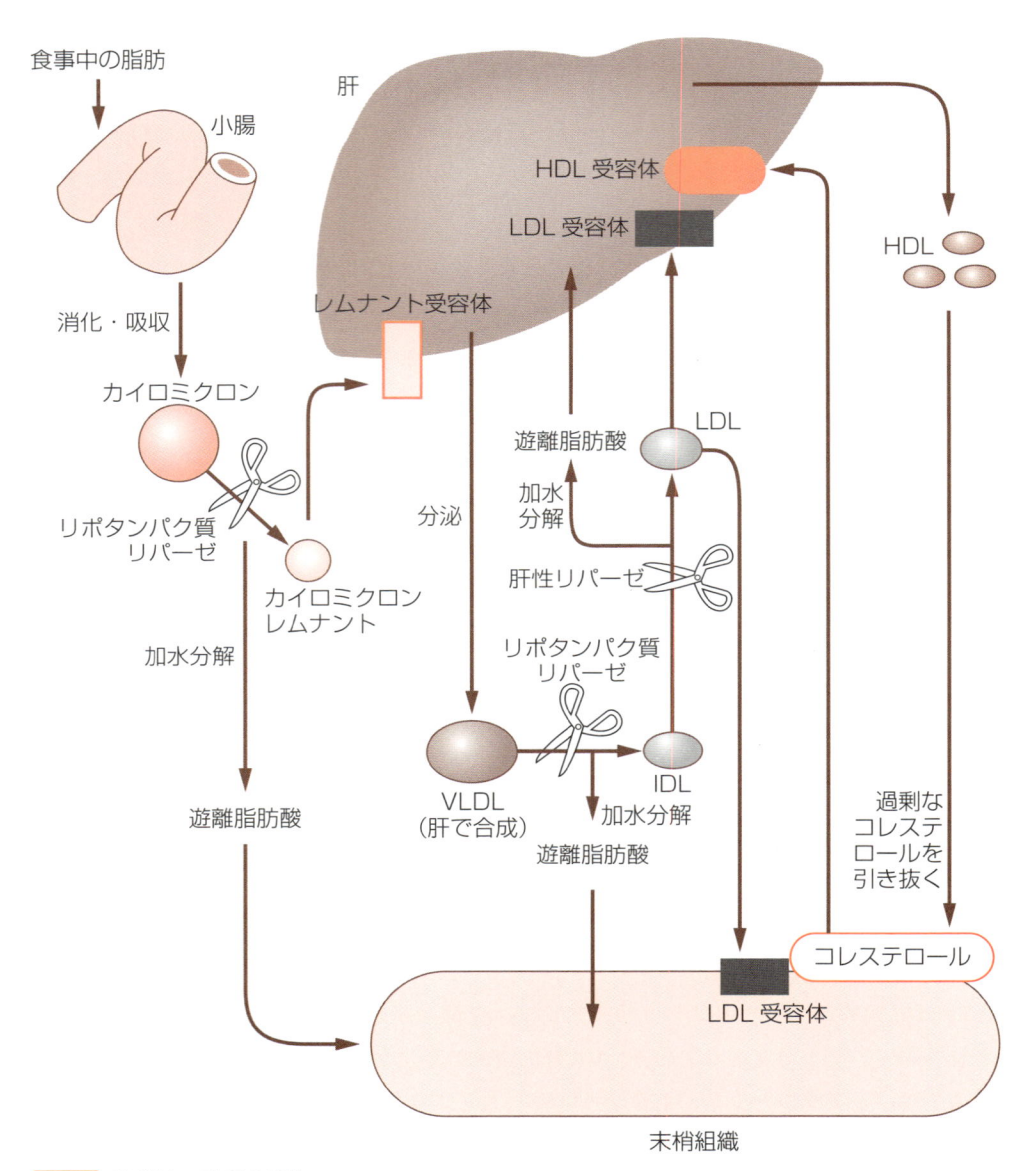

図1-5 リポタンパク質の代謝

4 脂質

1 脂質とは

- □ 脂質とは分子中に長鎖脂肪酸または類似の炭化水素鎖をもち，生体内に存在するか生物に由来する物質である．
- □ 単純脂質と複合脂質に分けられる．単純脂質はC, H, Oよりなるのに対し，複合脂質はP（リン脂質）やNを含む脂質である．
- □ トリグリセリド（中性脂肪）はグリセロール基に3分子の脂肪酸が結合した中性脂肪であり，脂肪組織にエネルギー貯蔵体として存在する．
- □ コレステロールは細胞膜成分やステロイドなどホルモンの原料となる脂質である．
- □ 脂肪酸には飽和脂肪酸と不飽和脂肪酸がある．飽和脂肪酸にはミリスチン酸，パルミチン酸，ステアリン酸などがある．不飽和脂肪酸にはオレイン酸，リノール酸，α-リノレン酸などがある．
- □ 飽和脂肪酸やオレイン酸は食品から摂取されるが，アセチルCoAから体内で合成することもできる．オレイン酸はn-9系不飽和脂肪酸である．
- □ リノール酸とα-リノレン酸は必須脂肪酸であり，体内で合成されないため食物から摂取する必要がある．
- □ リノール酸はn-6系の多価不飽和脂肪酸である．リノール酸からγ-リノレン酸やアラキドン酸が生成される．
- □ α-リノレン酸はn-3系の多価不飽和脂肪酸である．α-リノレン酸からエイコサペンタエン酸（EPA）やドコサヘキサエン酸（DHA）が生成される．
- □ 日本人における脂肪エネルギー比率の目標量（2015年版）は，20〜30%である．また，飽和脂肪酸エネルギー比率の目標量（2015年版）は，7%以下である．

2 脂質の代謝

- □ 血中では脂質はそのままでは溶解しないので，アポタンパク質に包まれたリポタンパク質として存在する（図1-5）．アポタンパク質が細胞膜に接着し，トリグリセリドやコレステロールが細胞内に取り込まれる．
- □ リポタンパク質としてトリグリセリドが最も多いのが，カイロミクロン，ついで超低比重リポタンパク質（VLDL）である．コレステロールが多いのが低密度リポタンパク質（LDL），高密度リポタンパク質（HDL）である．LDLが多いと血管壁へのコレステロールの沈着を促進させるので，LDLコレステロールは悪玉コレステロールといわれる．HDLは血管壁にある余分なコレステロールを取り込み肝臓に移送して処理するので，HDLコレステロールは善玉コレステロールといわれる．
- □ トリグリセリドはグリセロールと脂肪酸に分解される．逆に合成もされる．肝臓ではグリセロールは解糖系に導入され，さらにクエン酸回路（TCA回路）によって代謝され，ATPが生じる．また脂肪酸はミトコンドリア内でβ酸化によりアセチルCoAとなり，さらにTCA回路によって代謝され，ATPが生じる（図1-3参照）．またアセチルCoAは細胞質内で代謝されコレステロールが合成される．
- □ 飢餓時や糖尿病では，過剰なアセチルCoAはケトン体（アセト酢酸，ヒドロキシ酪酸，アセトン）に代謝され，血中に放出される．

5 ビタミンとミネラル

表1-1 ビタミンの種類

	ビタミンの種類	多く含んでいる食品の例
水溶性ビタミン	ビタミンB_1	肉，豆，玄米，チーズ，牛乳，緑黄色野菜
	ビタミンB_2	肉，卵黄，緑黄色野菜
	ビタミンB_6	レバー，肉，卵，乳，魚，豆
	ビタミンB_{12}	レバー，肉，魚，チーズ，卵
	ビタミンC	緑黄色野菜，果物
	ナイアシン	魚介類，肉類，海藻類，種実類
	パントテン酸	レバー，卵黄，豆類
	葉酸	レバー，豆類，葉もの野菜，果物
	ビオチン	レバー，卵黄
脂溶性ビタミン	ビタミンA	レバー，卵，緑黄色野菜
	ビタミンD	肝油，魚，きくらげ，しいたけ
	ビタミンE	胚芽油，大豆，穀類，緑黄色野菜
	ビタミンK	納豆，緑黄色野菜

表1-2 ミネラルの種類

ミネラルの種類	多く含んでいる食品の例
ナトリウム	食塩，しょうゆ
カリウム	果物，野菜，芋，豆類，干物
カルシウム	牛乳・乳製品，小魚，海藻類，大豆製品，緑黄色野菜
マグネシウム	豆類，種実類，海藻類，魚介類
リン	魚介類，牛乳・乳製品，豆類，肉類
クロム	魚介類，肉類，卵，チーズ，穀類，海藻類
マンガン	穀類，豆類，種実類，小魚
鉄	海藻類，貝類，レバー，緑黄色野菜
銅	レバー，魚介類，種実類，豆類，ココア
亜鉛	魚介類，肉類，穀類，種実類
セレン	魚介類，肉類，卵
モリブデン	豆類，穀類，レバー
ヨウ素	海藻類，魚介類

1 ビタミン

- ビタミンは13種類あり，水溶性ビタミンと脂溶性ビタミンに分けられる（表1-1）．
- ビタミンの多くは代謝に必要な酵素の働きを助ける補酵素として作用するか，または補酵素の原料となる．
- 水溶性ビタミンには，ビタミンB_1，ビタミンB_2，ビタミンB_6，ビタミンB_{12}，ビタミンC，ナイアシン，葉酸，ビオチン，パントテン酸がある．
- 脂溶性ビタミンには，ビタミンA，ビタミンD，ビタミンE，ビタミンKがある．
- 水溶性ビタミンの異常症の大部分は欠乏によっておこり，身体症状と血中ビタミン濃度を測定して治療する必要がある．
- ビタミンB_1欠乏症として心不全と末梢神経障害を呈する脚気などがある．ビタミンB_2欠乏症として皮膚炎，口角炎などがある．ビタミンB_6欠乏症として皮膚炎，多発性神経炎などがある．ビタミンB_{12}欠乏症として悪性貧血などがある．ビタミンC欠乏症として壊血病などがある．葉酸欠乏症として神経管欠損症などがある．
- 脂溶性ビタミンの異常症は欠乏および過剰によっておこり，身体症状と血中ビタミン濃度を測定して治療する必要がある．
- ビタミンAの欠乏症として夜盲症などがあり，過剰症では頭痛，嘔吐，脳圧亢進などがある．ビタミンDの欠乏症として小児ではくる病，成人では骨軟化症があり，過剰症として異所性石灰化などがある．ビタミンEの欠乏症として溶血性貧血などがある．ビタミンK欠乏症として出血傾向がある．

2 ミネラル

- ミネラルとして，ナトリウム(Na)，カリウム(K)，カルシウム(Ca)，マグネシウム(Mg)，塩素(Cl)，リン(P)などがある（表1-2）．
- ナトリウムは細胞外液の主要イオンであり，細胞外液浸透圧と細胞外液量の維持に重要である．抗利尿ホルモンやレニン-アンジオテンシン-アルドステロン系により調節されている．
- カリウムは細胞内液の主要イオンであり，細胞内電位の維持に関与している．血清カリウム濃度はインスリン，pHなどの影響を受ける．
- カルシウムは骨の構成成分であり，筋の収縮や細胞情報伝達に重要である．血中カルシウム濃度は副甲状腺ホルモンやビタミンDにより調節されている．
- リンは細胞内のエネルギー産生系と骨の石灰化などに利用される．血中リン濃度は，食事性リン，副甲状腺ホルモン，ビタミンD，線維芽細胞増殖因子23(FGF-23)，さらにインスリン，成長ホルモン，ステロイドホルモンによって調節されている．
- 微量ミネラルとして，鉄(Fe)，亜鉛(Zn)，銅(Cu)，マンガン(Mn)，ヨウ素(I)，コバルト(Co)，クロム(Cr)，セレン(Se)などがある．
- 鉄はヘモグロビン鉄として酸素運搬に関与している．ヨウ素は甲状腺ホルモンの成分である．

セルフアセスメント

問1　栄養素について間違いは？
① 炭水化物，タンパク質，脂質を三大栄養素という
② 炭水化物1gの分解により4kcalのエネルギーを生じる
③ タンパク質1gの分解により4kcalのエネルギーを生じる
④ 脂質1gの分解により4kcalのエネルギーを生じる

問2　炭水化物について正しいのは？
① スクロースはグルコースとフルクトースが結合したものである
② ラクトースはフルクトースとガラクトースが結合したものである
③ セルロースは炭水化物である
④ デンプンはオリゴ糖である

問3　炭水化物の代謝について正しいのは？
① グルコース1分子の代謝により18個のATPが産生される
② 好気的条件ではグルコースから乳酸が産生される
③ 脳では余ったグルコースはグリコーゲンとして貯蔵される
④ グルコースは解糖系とTCA回路によって水と二酸化炭素に代謝される

問4　タンパク質，アミノ酸について正しいのは？
① 必須アミノ酸は9種類である
② ヒスチジンは非必須アミノ酸である
③ タンパク質は24種類のアミノ酸からつくられている
④ タンパク質はD-アミノ酸からつくられている

問5　タンパク質の代謝について正しいのは？
① タンパク質の最終代謝産物はクレアチニンである
② 肝臓の尿素回路によってタンパク質からアンモニアが生成する
③ 肝臓は非必須アミノ酸から必須アミノ酸を合成することができる
④ 肝臓では種々のタンパク質が合成され血中に放出される

問6　脂質について正しいのは？
① トリグリセリドは3分子のグリセロールと脂肪酸が結合したものである
② リノール酸は非必須アミノ酸である
③ EPAはα-リノレン酸から生成される
④ α-リノレン酸は飽和脂肪酸である

問7　脂質の代謝について間違いは？
① カイロミクロンはトリグリセリドが多い
② HDLは血管壁へのコレステロールの沈着を促進する
③ 脂肪酸はアセチルCoAになりTCA回路により代謝される
④ アセト酢酸はケトン体である

問8　ビタミンについて正しいのは？
① ビタミンAは水溶性である
② ビタミンは13種類ある
③ ナイアシンは脂溶性である
④ ビタミンKは水溶性である

問9　ミネラルについて間違いは？
① カリウムは細胞外の主要イオンである
② カルシウムは筋の収縮に関係している
③ 鉄はヘモグロビン鉄として酸素運搬に関係している
④ ヨウ素は甲状腺ホルモンの成分である

問10　ATPとエネルギーについて間違いは？
① ATPの加水分解によりエネルギーが生じる
② 代謝で産生される全エネルギーのうち約45%がATPとして貯蔵される
③ 筋肉ではクレアチニンリン酸が貯蔵エネルギーとして利用される
④ ミトコンドリアの多い細胞はATPの産生が多い

解答　問1：④，問2：①，問3：④，問4：①，問5：④，問6：①，問7：②，問8：②，問9：①，問10：③

第2章

消化と吸収

✓ 到達目標

- [ ] 消化管の構造を説明できる.
- [ ] 口腔と唾液,胃と胃液について説明できる.
- [ ] 十二指腸と膵液,肝臓と胆汁について説明できる.
- [ ] 小腸・大腸と腸液について説明できる.
- [ ] 炭水化物,タンパク質,脂質の吸収について説明できる.
- [ ] ビタミン・ミネラル・水の吸収について説明できる.

第2章 消化と吸収

1 消化器系の構造

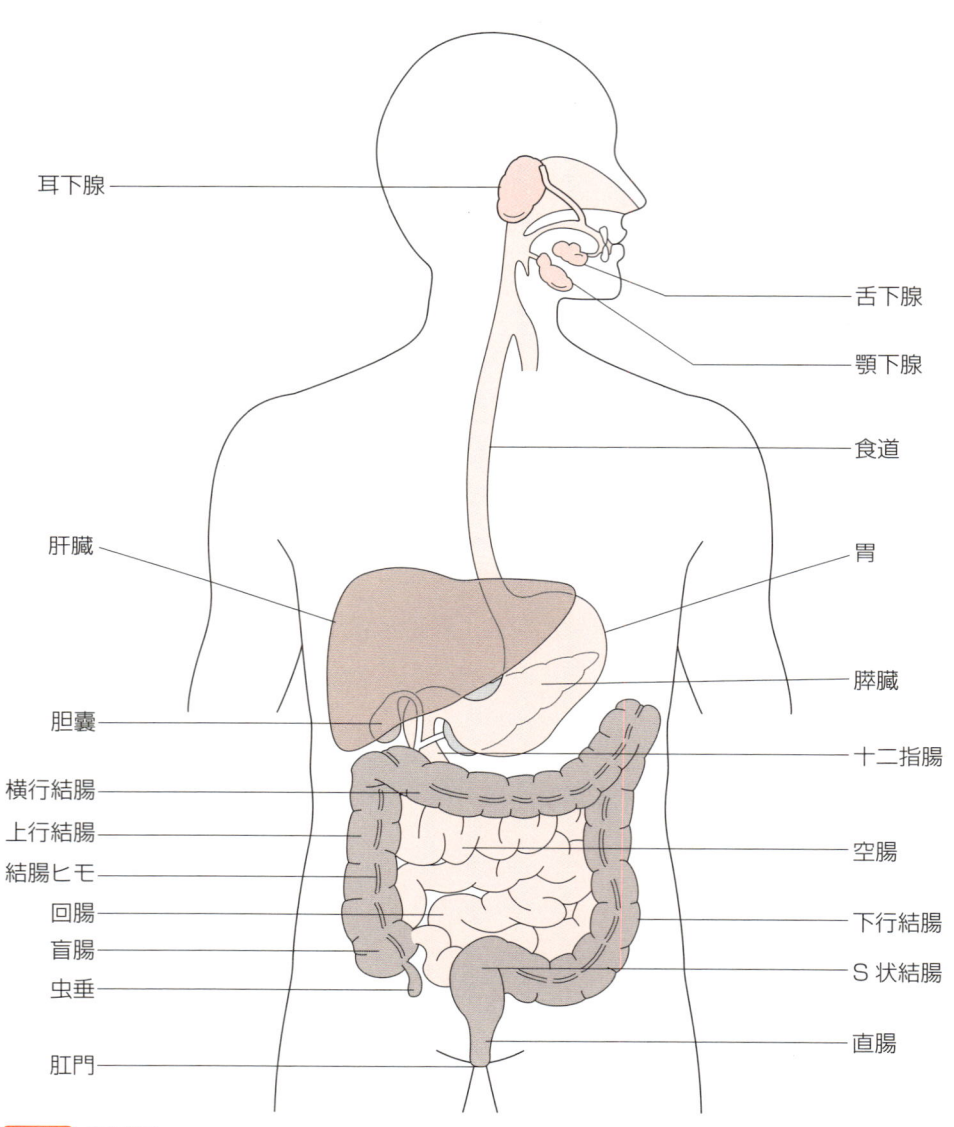

図2-1 消化器系

1　消化器系の構造

- ☐ 消化器系は消化管と消化腺からなる．
- ☐ 消化管は，口腔，咽頭，食道，胃，小腸（十二指腸，空腸，回腸），大腸（盲腸，上行結腸，横行結腸，下行結腸，S状結腸，直腸），肛門からなる（図2-1）．
- ☐ 消化管は中空器官であり，壁は粘膜，筋層，漿膜の3層からなる．
- ☐ 消化腺は唾液腺，肝臓，胆嚢，膵臓からなり，その分泌物は導管によって管腔に分泌されている（図2-1）．
- ☐ 唾液腺は口腔に，肝臓・胆嚢および膵臓は十二指腸につながっている．
- ☐ 唾液腺として耳下腺，舌下腺，顎下腺がある．
- ☐ 食道の上部には上部食道括約筋，下部には下部食道括約筋があり，逆流を防いでいる．
- ☐ 胃は，噴門，胃底部，胃体部，前庭部，幽門からなる．食道とつながる部分が噴門，十二指腸とつながる部分が幽門である．胃粘膜には胃小窩があり，胃腺が開口している．
- ☐ 十二指腸は，上部，下行部，水平部，上行部に分かれる．
- ☐ 総胆管と主膵管は膵臓内で合流し，十二指腸下行部のファーター乳頭（大十二指腸乳頭）に開口し，胆汁と膵液を排出している．
- ☐ 空腸と回腸の明確な境界はみられないが，約40%が空腸，約60%が回腸である．
- ☐ 小腸の粘膜には輪状ヒダがあり，腸絨毛がある．腸絨毛の表面には1層の上皮細胞があり，その表面には微絨毛があり刷子縁を形成している．小腸の粘膜の表面積は広く栄養物の吸収が効率よく行われている．
- ☐ 回腸と盲腸の間には回盲弁があり，逆流を防いでいる．盲腸の後内側には虫垂が出ている．
- ☐ 結腸には数cmおきにヒモで結束したように見えるくびれがあり，そのくびれの間の結腸壁が膨らんだ部分をハウストラ（結腸膨起）という．大腸では水分の吸収が行われる．
- ☐ 肛門には輪状の平滑筋である内肛門括約筋と横紋筋の外肛門括約筋がある．内肛門括約筋は反射的に，外肛門括約筋は随意的に肛門を閉じる機能がある．

Note

第2章 消化と吸収

2 口腔と唾液の役割

口腔相

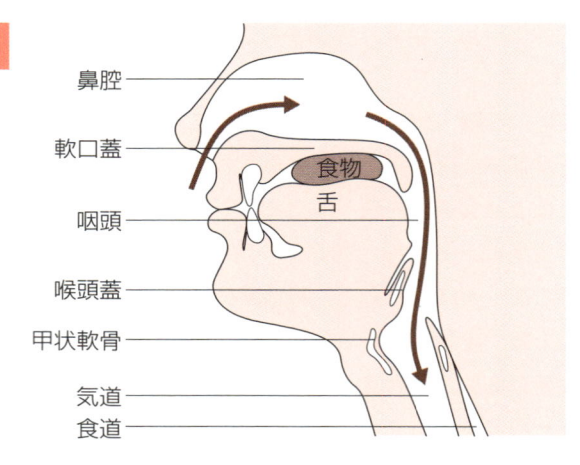

鼻腔
軟口蓋
食物
舌
咽頭
喉頭蓋
甲状軟骨
気道
食道

咽頭相

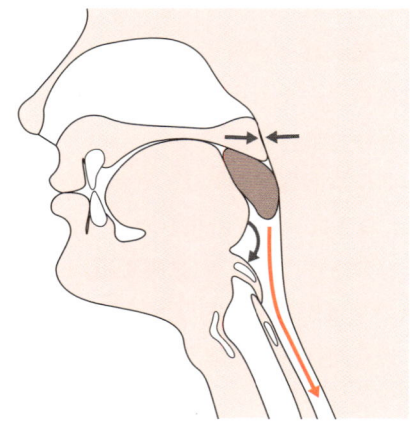

食道相

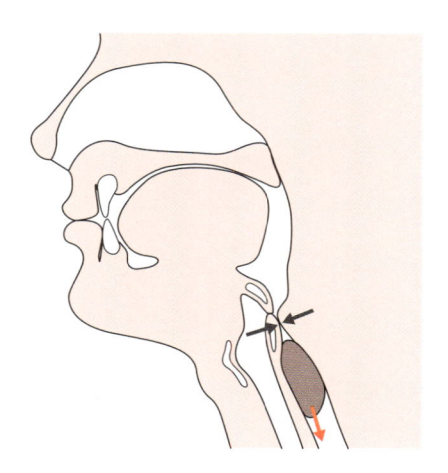

図2-2 嚥下

2 口腔と唾液の役割

- □ 食物は咀嚼によって細かく噛み砕かれる．
- ■ 唾液にはα-アミラーゼが含まれ，デンプンをマルトースまたはデキストリンに分解する．そのほか，ムチン，リゾチーム，ラクトフェリン，IgAなどが唾液に含まれる．ムチンは粘膜を保護し，嚥下を円滑にする．リゾチームは細菌の細胞壁を分解し，ラクトフェリンは細菌の増殖を阻害し，IgAは分泌型の抗体であり，これらのタンパク質は抗菌作用を示す．唾液は1日に約1L分泌される．
- □ 噛み砕かれた食物は唾液と混合し飲みやすい形とし，食塊として嚥下され，口腔から食道を経て，胃に運ばれる．
- ■ 嚥下は，口腔相，咽頭相，食道相からなる（図2-2）．
- □ 口腔相では，随意に条件反射的に食塊が口腔から咽頭に押し込まれる．軟口蓋は下がっており，喉頭蓋は開いているため呼吸は可能である．
- □ 咽頭相では，咽頭に食塊がふれることにより，反射的に軟口蓋が上がり鼻咽頭腔が閉鎖する．また喉頭蓋が下がって声門が閉鎖し，食塊の気道への流入を防ぐ．呼吸は停止している．
- □ 食道相では，嚥下中枢からの迷走神経刺激により，食塊は食道の蠕動運動によって上部から下部に移動し胃に運ばれる．下部食道括約筋は嚥下時には弛緩しているが，食塊が胃に入ると収縮し，胃からの逆流を防いでいる．

Note

3 胃と胃液の役割

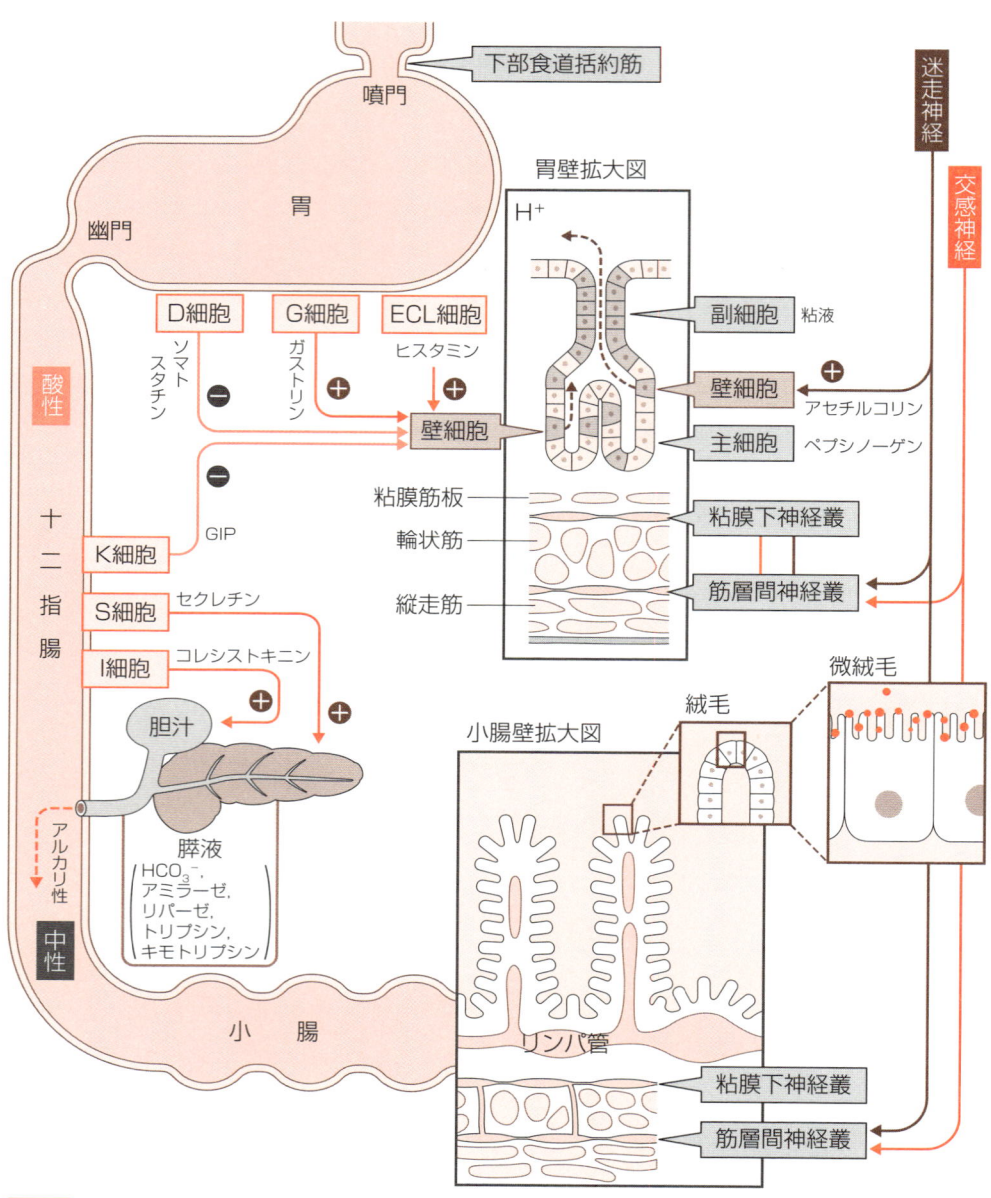

図2-3 胃，十二指腸，小腸の構造と機能

3 胃と胃液の役割

- ☐ 胃は食塊を蠕動運動によって細かく砕き，胃液と混ぜて消化し，十二指腸に運び出す．
- ☐ 胃には多くの胃腺があり，1～2 L/日の胃液が分泌される．胃腺は，胃底腺，噴門腺，幽門腺に分けられる．胃底腺には壁細胞，主細胞，副細胞があり，噴門腺と幽門腺には副細胞がある．
- ☐ 壁細胞は胃酸（塩酸）を分泌し，主細胞はペプシノーゲンを分泌する（図2-3）．
- ☐ 副細胞は粘液（ムチン）を分泌し，胃粘膜が胃酸やペプシンによって傷害されるのを防いでいる．
- ☐ 胃酸はpH 1の強酸であり，殺菌作用を示す．またタンパク質を変性させペプシンの作用を助ける．
- ☐ 胃酸分泌はアセチルコリン，ガストリン，ヒスタミンによって促進される．アセチルコリンは迷走神経の神経伝達物質であり，ガストリンは幽門腺のG細胞から分泌され，ヒスタミンは胃腺近傍のECL細胞から分泌される．
- ☐ ペプシノーゲンは胃酸によってペプシンに変換される．ペプシンはタンパク質を加水分解しポリペプチドとする．
- ☐ 胃液分泌は，頭相，胃相，腸相からなる．
- ☐ 頭相では，食事の嗅覚，視覚，味覚の刺激により，迷走神経を介して胃液分泌が亢進する．
- ☐ 胃相では，胃のなかに食塊が入ることにより，幽門腺のG細胞からのガストリン分泌が促進され胃液分泌が亢進する．
- ☐ 腸相では，胃から排出された粥状液が十二指腸に入ると始まり，K細胞から胃抑制ペプチド（GIP）が分泌され，胃液分泌および胃の運動が抑制される．また胃粘膜のD細胞からソマトスタチンが分泌されガストリン分泌を抑制し，胃酸分泌が抑制される．

Note

4 十二指腸と膵液の役割

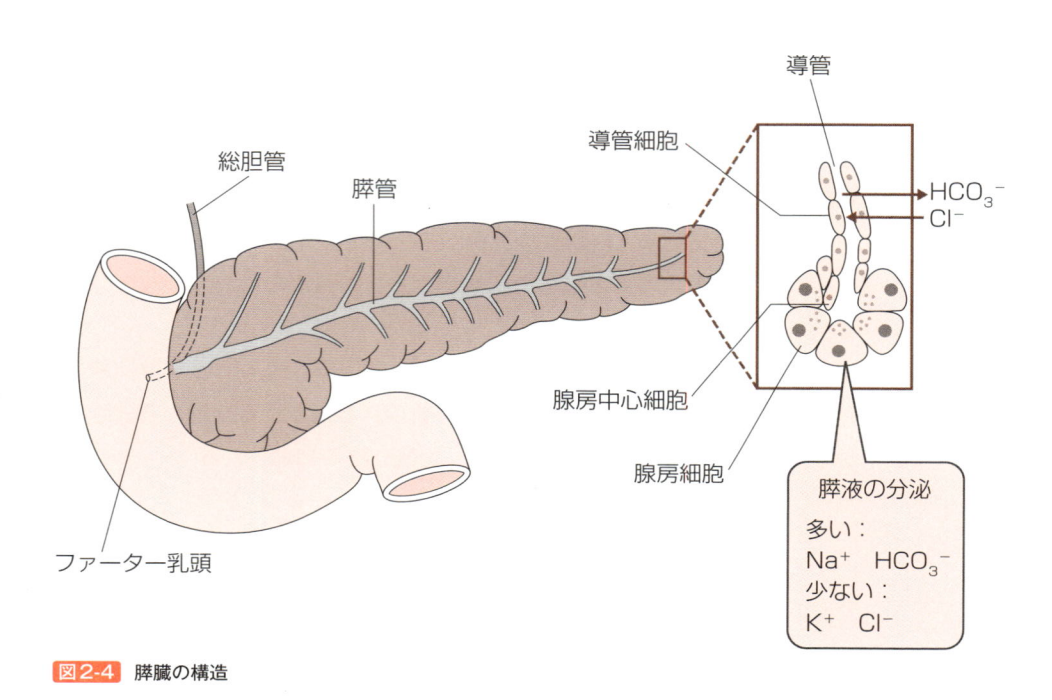

図2-4 膵臓の構造

- ☐ 膵臓の外分泌腺として腺房があり，腺房細胞と導管細胞からなる（図2-4）．
- ☐ 腺房から膵液が分泌され，腺房細胞からは消化酵素が，導管細胞からは重炭酸イオン（HCO_3^-）や塩素イオン（Cl^-）が分泌される．
- ☐ 膵液は重炭酸イオンや塩素イオンを多く含みアルカリ性であり，胃から十二指腸に排出された酸性の粥状液（じゅくじょう）を中和する．
- ☐ 膵液にはα-アミラーゼ，トリプシン，キモトリプシン，エラスターゼ，カルボキシペプチダーゼ，リパーゼなどの消化酵素を含み（図2-3参照），炭水化物，タンパク質，脂質の消化を行う．
- ☐ α-アミラーゼはデンプンやグリコーゲンなどの多糖類を二糖類やオリゴ糖に分解する．
- ☐ トリプシン，キモトリプシン，エラスターゼ，カルボキシペプチダーゼは膵液中では前駆体（ぜんく・たい）として分泌され，エンテロキナーゼにより十二指腸内で活性型に変換される．これらはポリペプチドをオリゴペプチドやアミノ酸に分解する．
- ☐ リパーゼは，脂質を分解するが，そのためには胆汁酸による脂質の乳化とミセル形成が必要である．
- ☐ 胃からの粥状液が十二指腸に達するとセクレチン，コレシストキニン（CCK）が小腸粘膜から分泌される．
- ☐ セクレチンは重炭酸イオンを多く含む膵液の分泌を促進する．またコレシストキニンの効果を高め，G細胞からのガストリン分泌を抑制し，胃酸分泌を抑制する（図2-3参照）．
- ☐ コレシストキニンは胆嚢を収縮させ，同時にオッディ括約筋（胆膵管膨大部括約筋）を弛緩して，胆汁を十二指腸に放出する．また消化酵素に富んだ膵液の分泌を促進する（図2-5参照）．

Note

5 肝臓と胆汁の役割

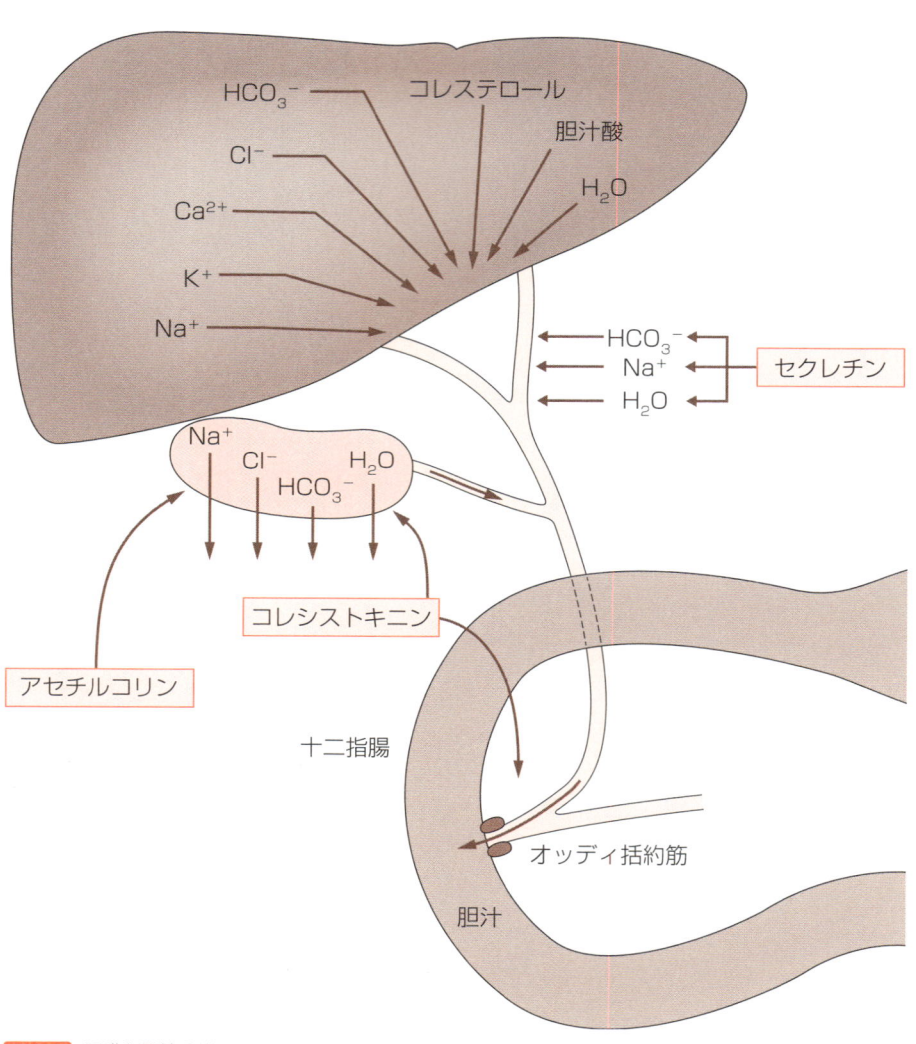

図2-5 肝臓と胆汁分泌

- 肝臓には代謝機能，解毒・排泄機能，胆汁産生機能，貯蔵機能，血液浄化機能などがある．
- **代謝機能**としては，糖代謝（グリコーゲンの合成と分解に伴うグルコースの取り込みと放出），タンパク質代謝（多くの血漿タンパク質の合成），脂質代謝（脂質の合成），ホルモン代謝（ホルモンの不活化）などがある．
- **解毒・排泄機能**としては，脂溶性有害物質を毒性の低い物質に変え，血液から尿中に，または胆汁として腸管内に排泄する．
- **貯蔵機能**として，ビタミン類，鉄，血液などを貯蔵する．
- **血液浄化機能**としては，老化した赤血球や異物を貪食する．
- 胆汁は肝細胞から分泌され，胆嚢に貯留され濃縮される（図2-5）．
- 胆汁には胆汁酸，コレステロール，レシチン，胆汁色素，電解質などが含まれる．
- **胆汁酸**としてはコール酸，キノデオキシコール酸，デオキシコール酸，リトコール酸などがある．
- 胆汁酸は脂質を乳化し，**リパーゼ**の作用を受けやすくする．また脂質と小さな粒子である**ミセル**を形成して，小腸粘膜から吸収されやすくする．
- 胆汁酸は細胞内に取り込まれずミセルの形成を繰り返してから，回腸で吸収され再利用される（**胆汁酸の腸肝循環**）．

Note

6 小腸・大腸と腸液の役割

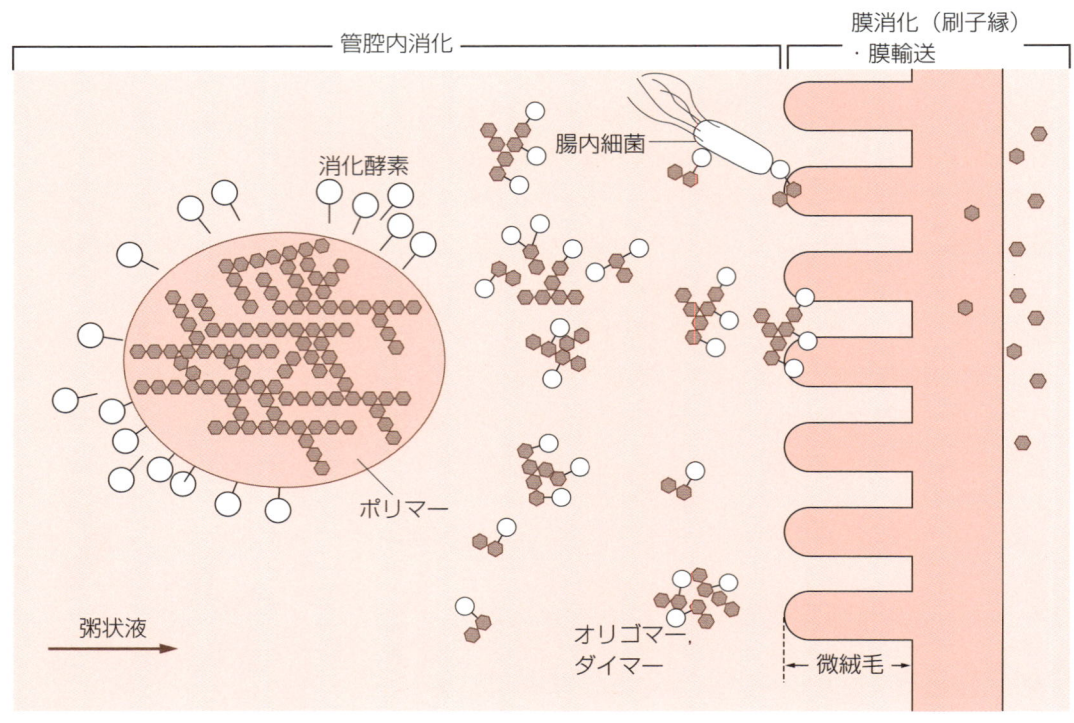

図2-6 管腔内消化と終末消化（膜消化）

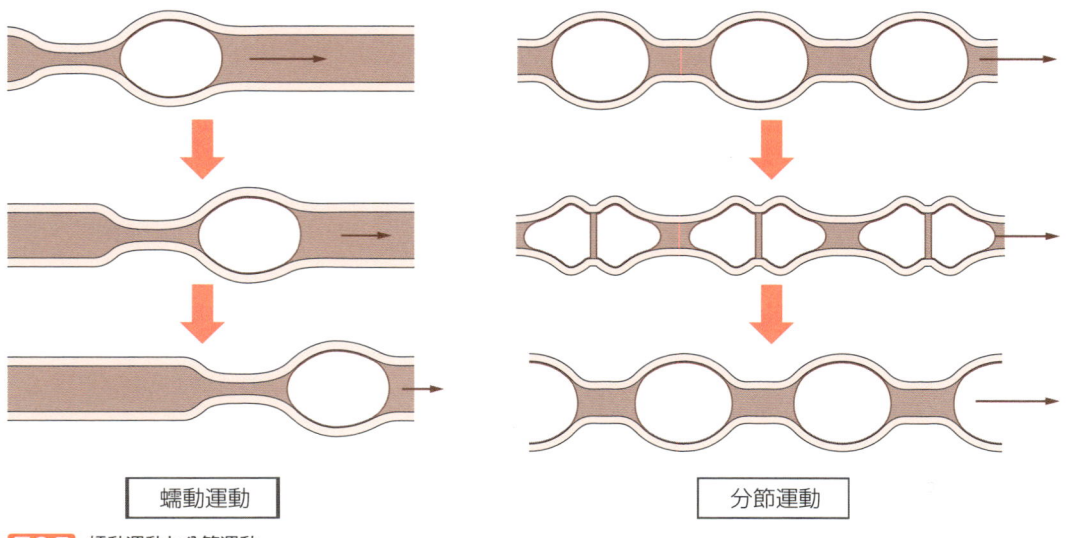

図2-7 蠕動運動と分節運動

6 小腸・大腸と腸液の役割

- ☐ 腸液は小腸および大腸の腸陰窩から分泌される．腸液は等張性のNaClからなり，消化吸収を助け，粥状液や糞便の腸内での移動を円滑にしている．
- ☐ 小腸では粥状液中の炭水化物，タンパク質，脂質の消化と吸収が行われる．
- ☐ 小腸での消化は管腔内消化および終末消化がある（図2-6）．
- ☐ 管腔内消化は膵液，胃液，唾液に含まれる消化酵素によって行われる消化で，オリゴマーやダイマーなどまでに分解される（中間消化）．
- ☐ 終末消化は小腸上皮細胞の細胞膜の刷子縁あるいは細胞内に存在する消化酵素によってモノマーまでに分解される（膜消化）．
- ☐ 小腸における栄養素の吸収は能動輸送，受動輸送，促通拡散などによって行われる．能動輸送は，輸送体を介して濃度の低い方から高い方に物質が移動することである．受動輸送は，濃度の高い方から低い方に物質が移動（拡散）することである．促通拡散は，輸送体を介して濃度の高い方から低い方に物質が移動することである．
- ☐ 大腸では粥状液の水分を吸収して糞便を形成して貯留し，排便する．
- ☐ 大腸では約1.5 L/日の粥状液が入り，蠕動運動と分節運動（図2-7）により肛門側に運び，その間に水分を吸収し，固形の糞便を形成する．
- ☐ 横行結腸以下では1日に1～2回の総蠕動（大蠕動）がおこり，下行結腸やS状結腸に貯留していた糞便を一挙に直腸に運ぶ．
- ☐ 直腸に糞便が貯留して直腸壁が伸展すると，骨盤内臓神経の求心路を通って興奮がS2-S4の排便中枢に入り，骨盤内臓神経の遠心路に伝わり，直腸の蠕動運動を亢進させ，内肛門括約筋を弛緩させる．大脳皮質からの指令で，外肛門括約筋を収縮させて排便が抑制される（排便反射）．
- ☐ 排便が可能な状態では，中枢からの情報が陰部神経に伝わり，外肛門括約筋の収縮が解除され，排便がおきる（随意性排便）．

Note

7 炭水化物の吸収

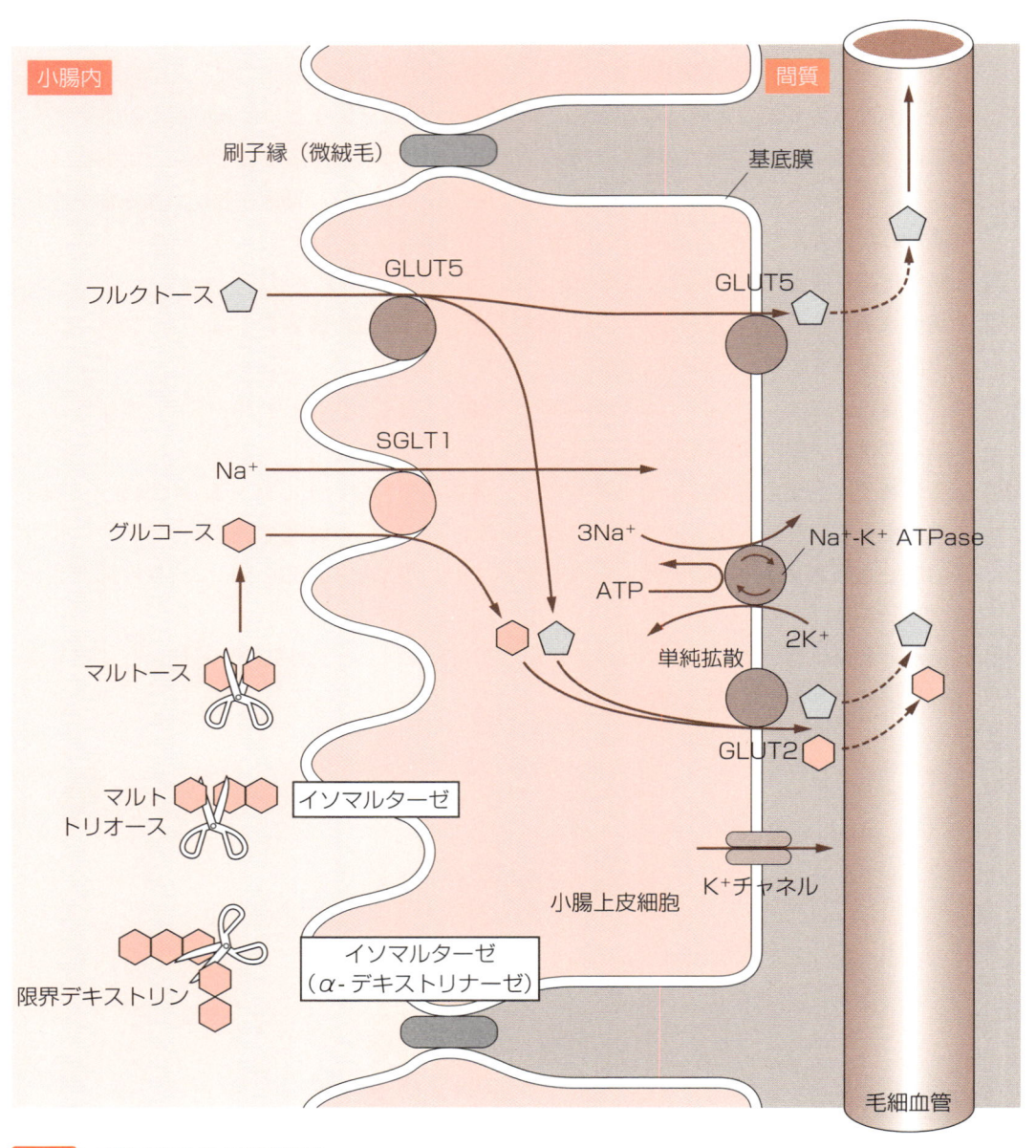

図2-8 小腸における炭水化物の吸収

7 炭水化物の吸収

- 食物中のデンプンなどの炭水化物は唾液および膵液のα-アミラーゼによってデキストリン，マルトトリオース，イソマルトース，マルトースなどのオリゴ糖類にまで分解される（管腔内消化）．
- 管腔内消化によって生成したオリゴ糖は，食物中のラクトースやスクロースなどの二糖類とともに小腸上皮細胞の刷子縁膜に存在するイソマルターゼ，グルコアミラーゼ，ラクターゼ，スクラーゼ，トレハラーゼなどのオリゴ糖分解酵素によってグルコース，ガラクトース，フルクトースなどの単糖に分解される（終末消化）．
- 刷子縁膜での単糖のトランスポーターはNa$^+$依存性グルコース輸送体（SGLT1）とグルコース輸送体（GLUT5）の2種類ある（図2-8）．SGLT1はグルコースとガラクトースの細胞内への輸送を行い，GLUT5はフルクトースの細胞内への輸送を行う．
- 細胞内のグルコース，ガラクトース，フルクトースは基底膜のGLUT2により間質に輸送され血管に入る．細胞内のフルクトースの一部は基底膜のGLUT5により間質に輸送され血管に入る．

8 タンパク質の吸収

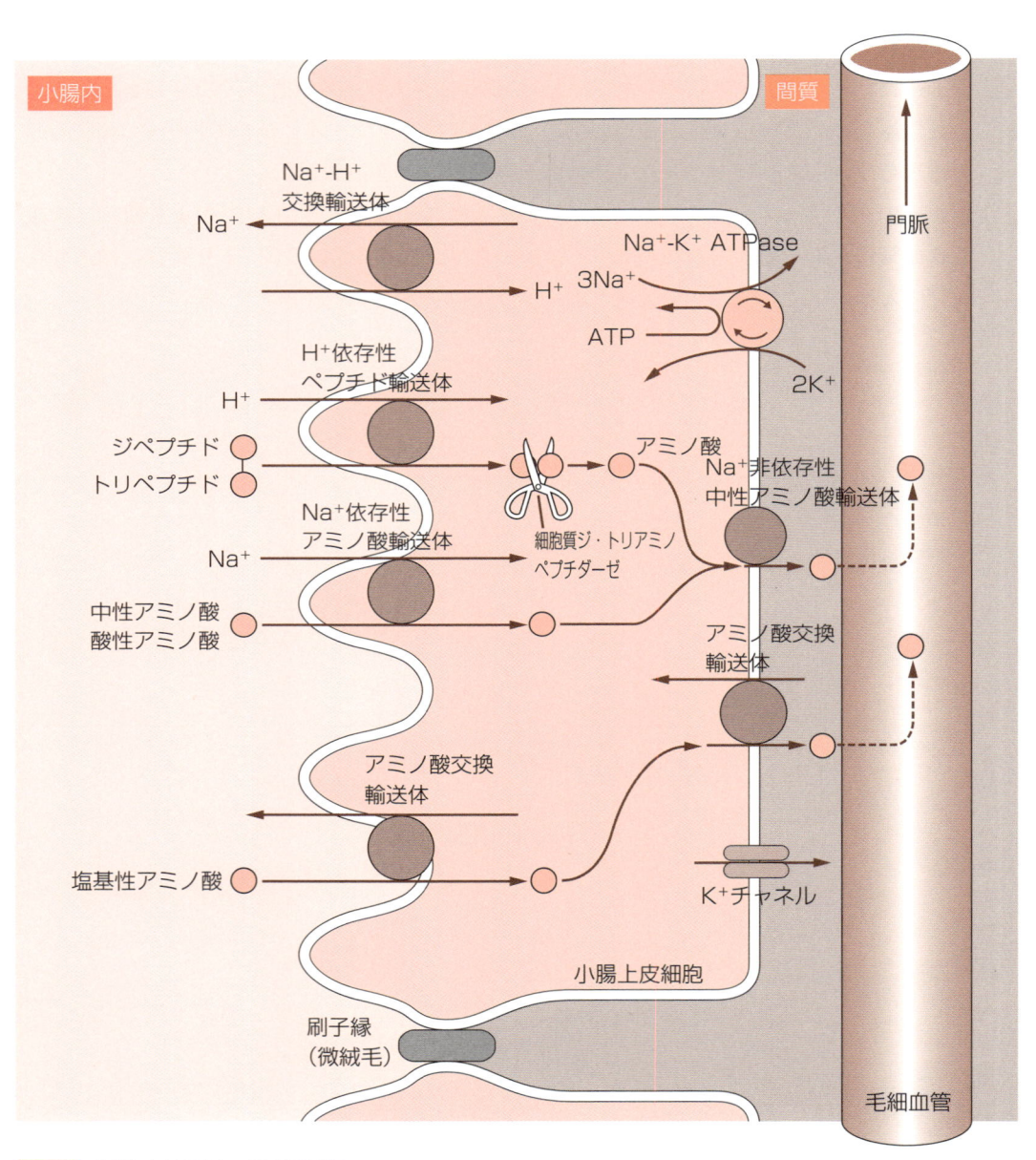

図2-9 小腸におけるタンパク質の吸収

8 タンパク質の吸収

- ☐ 食物中のタンパク質は胃液のペプシンでわずかに消化される．
- ☐ 十二指腸では膵液のトリプシン，キモトリプシン，エラスターゼ，カルボキシペプチダーゼにより，アミノ酸やオリゴペプチドに分解される（管腔内消化）．
- ☐ オリゴペプチドは小腸上皮細胞の刷子縁膜のカルボキシペプチダーゼ，アミノペプチダーゼによってアミノ酸，ジペプチド，トリペプチドにまで分解される（終末消化）．
- ☐ アミノ酸はNa^+依存性アミノ酸輸送体およびNa^+非依存性アミノ酸輸送体により細胞内に取り込まれる（図2-9）．
- ☐ ジペプチダーゼやトリペプチダーゼはH^+依存性ペプチド輸送体（PEPT1）によって細胞内に取り込まれ，細胞内のジアミノペプチダーゼやトリペプチダーゼによってアミノ酸に分解される（細胞内消化）．
- ☐ 細胞内のアミノ酸は基底膜にあるNa^+依存性アミノ酸輸送体およびNa^+非依存性アミノ酸輸送体を介して間質に輸送され血管に入る．

Note

9 脂質の吸収

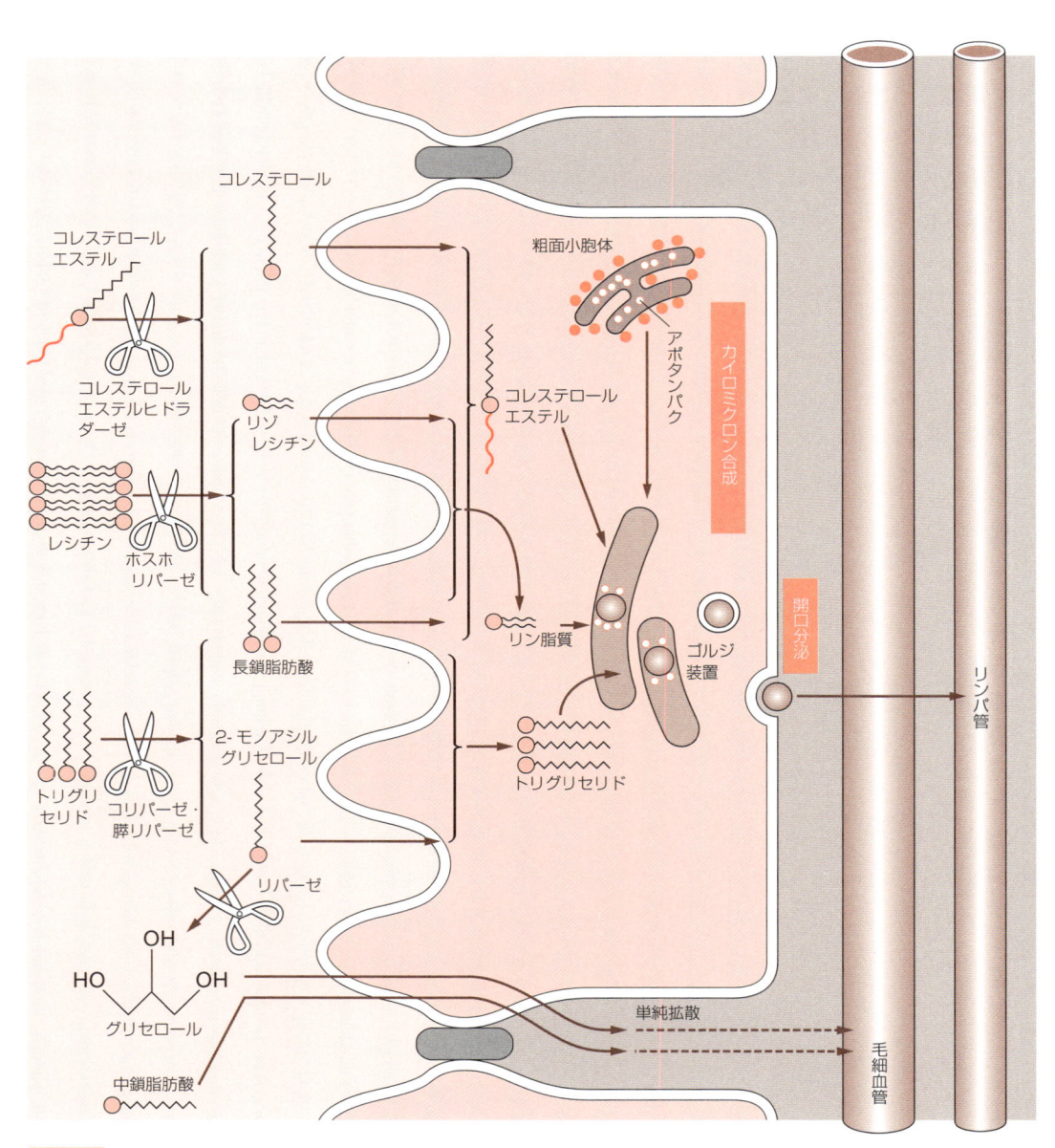

図2-10 小腸における脂質の吸収

9 脂質の吸収

- ☐ 食物中の脂質は水に溶けない脂肪滴となり，十二指腸で膵液のリパーゼ，胆汁中の胆汁酸の作用によって乳化される．
- ☐ さらに膵液のリパーゼ，ホスホリパーゼA_2，コレステロールエステラーゼによって，それぞれトリグリセリド，リン脂質，コレステロールエステルが分解され，胆汁酸によって水に溶けるミセルを形成する．
- ☐ ミセルはモノグリセリドと脂肪酸，リン脂質，コレステロール，脂溶性ビタミンなどを含み，小腸上皮細胞に到達し，そこから脂質が細胞内に吸収される．
- ☐ 細胞内の滑面小胞体でモノグリセリドと脂肪酸からトリグリセリドが合成され，またリン脂質，コレステロールとともに油滴が形成され，ゴルジ装置に運ばれる（図2-10）．
- ☐ 細胞内の粗面小胞体でつくられたアポタンパク質と油滴から，ゴルジ装置でカイロミクロンが合成される．
- ☐ 細胞内のカイロミクロンは基底側膜からエクソサイトーシス（開口分泌）によって間質に分泌されてリンパ管に流入し，最終的に血液に入る．

Note

10 ビタミン・ミネラル・水の吸収

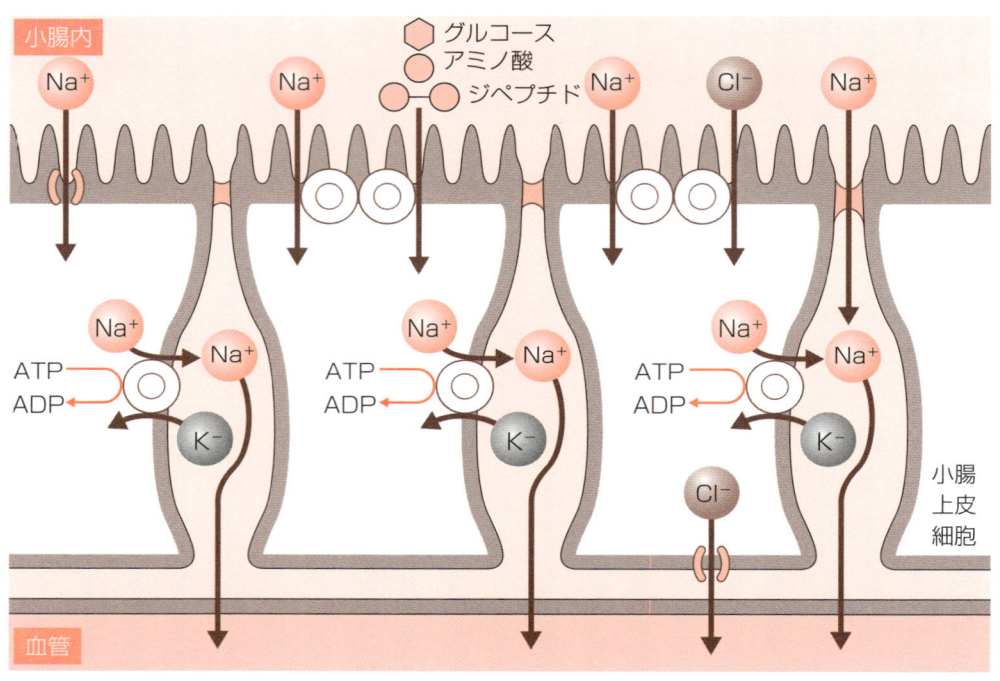

図2-11 腸におけるミネラルの吸収

10 ビタミン・ミネラル・水の吸収

- ■ ビタミンは水溶性ビタミン（9種類：B₁, B₂, B₆, B₁₂, C, ナイアシン, 葉酸, ビオチン, パントテン酸）と脂溶性ビタミン（4種類：A, D, E, K）に分けられ，腸管からの吸収は両群で異なっている．
- □ 水溶性ビタミンは，小腸上皮細胞にそれぞれ特異的な輸送体によって吸収される．とくに，ビタミンB₁₂は胃から分泌される内因子と結合して小腸で吸収される．したがって，胃切除があるとビタミンB₁₂の欠乏がおこり，悪性貧血(巨赤芽球性貧血)をきたす．
- ■ 脂溶性ビタミンは，他の脂質と同様にミセルとなって吸収されリンパ管を介して血液中に流入する．したがって，脂質の吸収障害は脂溶性ビタミンの欠乏症を伴う．
- □ ミネラルとして，ナトリウム(Na)，カリウム(K)，カルシウム(Ca)，マグネシウム(Mg)，塩素(Cl)，リン(P)があり，微量ミネラルとして，鉄(Fe)，亜鉛(Zn)，銅(Cu)，マンガン(Mn)，ヨウ素(I)，コバルト(Co)，クロム(Cr)，セレン(Se)がある．
- ■ 食物中のナトリウムと塩素は大部分が小腸および大腸で吸収され，わずかに便中に排泄される（図2-11）．小腸ではグルコースやアミノ酸の吸収と連結してナトリウムが吸収される．ナトリウムの吸収はその浸透圧効果によって水分の吸収を伴う．
- □ カリウムはおもに小腸で吸収される．食物中のカリウムの10～20%は便中へ排泄される．
- □ カルシウムやマグネシウムは一部吸収されるが，大部分は便中へ排泄される．活性型ビタミンDはカルシウムの小腸からの吸収を促進する．
- ■ 食物中の鉄は一部が小腸から吸収される．鉄はヘムかイオンとして吸収される．胃酸により鉄はイオン化されやすいので，胃酸分泌が減少すると鉄の吸収は低下する．Fe^{3+}よりFe^{2+}のほうが吸収されやすいので，ビタミンCなどの還元剤は鉄の吸収効率を高める．
- □ 消化管内に入る水分は8～10 L／日であり，このうち食物，水分として摂取した水は1.5～2 L／日であり，残りは消化液である．水分の多くは吸収され（小腸で約85%，大腸で約15%），便中には数百mL／日以下である．水分の吸収はナトリウムの吸収に伴う浸透圧効果，さらにはグルコースやアミノ酸などの吸収に伴う浸透圧効果によっておきる．

セルフアセスメント

問1　消化管の構造として間違いは？
① 小腸は十二指腸，空腸，回腸からなる
② 大腸は盲腸，上行結腸，横行結腸，S状結腸，直腸からなる
③ 十二指腸は，上部，下行部，水平部，上行部からなる
④ 総胆管と主膵管は膵臓内で合流してファーター乳頭に開口する

問2　口腔と唾液の役割について正しいのは？
① 唾液にはアミラーゼがあり，タンパク質を分解する
② 唾液にはリボソームがある
③ 唾液にはIgAが含まれる
④ 嚥下は口腔相，喉頭相，食道相からなる

問3　胃と胃液について正しいのは？
① 胃腺は副細胞，主細胞からなる
② 主細胞は塩酸を分泌する
③ ペプシノーゲンは塩酸によりペプシンとなる
④ ガストリンは胃液分泌を抑制する

問4　十二指腸と膵液について正しいのは？
① 膵臓の導管細胞からは消化酵素が分泌される
② 膵液にはリパーゼは含まれない
③ 膵液は酸性である
④ セクレチンは膵液の分泌を亢進する

問5　肝臓と胆汁について正しいのは？
① 肝臓は血漿タンパク質を産生する
② 肝臓には解毒作用がない
③ 胆汁はタンパク質の消化吸収を助ける
④ 胆汁酸は吸収されず，再利用されない

問6　小腸・大腸と腸液について正しいのは？
① 腸液はファーター乳頭から分泌される
② 小腸の上皮細胞の刷子縁膜では中間消化が行われる
③ 大腸では水分の吸収が行われる
④ 内肛門括約筋の弛緩は陰部神経により行われる

問7　炭水化物の吸収について正しいのは？
① オリゴ糖はオリゴ糖分解酵素によって単糖に分解される
② オリゴ糖分解酵素は小腸の管腔内にある
③ グルコースの小腸上皮細胞への取り込みは受動輸送である
④ デンプンの分解はスクラーゼによって行われる

問8　タンパク質の吸収について正しいのは？
① タンパク質は大部分がペプシンによって消化される
② カルボキシペプチダーゼは小腸上皮細胞の刷子縁膜にある
③ アミノ酸は拡散によって小腸上皮細胞内に取り込まれる
④ ペプチドは小腸上皮細胞内でアミノ酸にまで分解されない

問9　脂質の吸収について正しいのは？
① 脂質はリパーゼや胆汁酸によって乳化される
② ミセルは脂質の吸収には関与しない
③ 小腸上皮細胞内のゴルジ装置でトリグリセリドが合成される
④ 細胞内のカイロミクロンは直接，血管内に入る

問10　ビタミン，ミネラル，水の吸収について正しいのは？
① ビタミンB_6の吸収には内因子が関与する
② カルシウムの吸収は活性型ビタミンDによって抑制される
③ 鉄の吸収はビタミンCによって抑制される
④ 水の吸収はNaClなどの吸収による浸透圧効果によっておきる

解答　問1：②，問2：③，問3：③，問4：④，問5：①，問6：③，問7：①，問8：②，問9：①，問10：④

第3章
体液・血液

✓ 到達目標
- 細胞内液，細胞外液，血液について説明できる．
- 浸透圧，酸塩基平衡について説明できる．
- 赤血球，白血球，リンパ球と免疫について説明できる．
- 血小板，凝固・線溶系について説明できる．
- 血液型について説明できる．

第3章 体液・血液

1 体液と血液

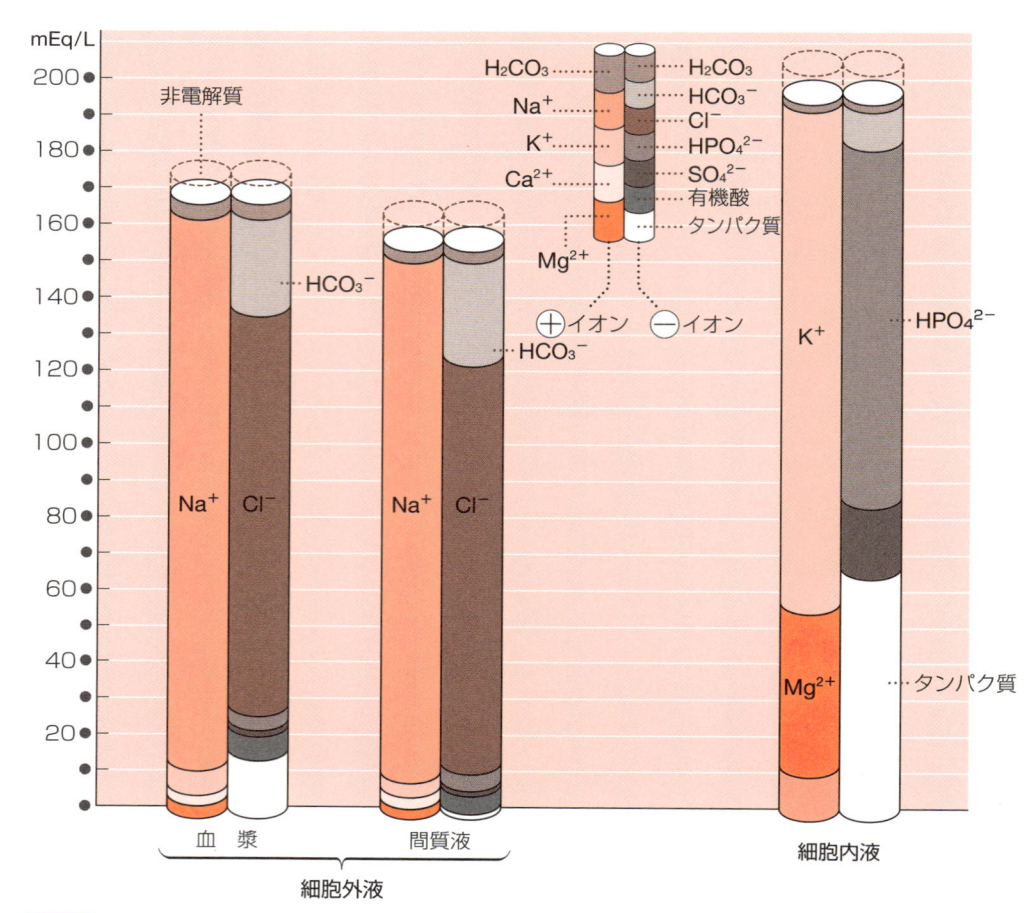

図3-1 細胞内液・細胞外液の組成

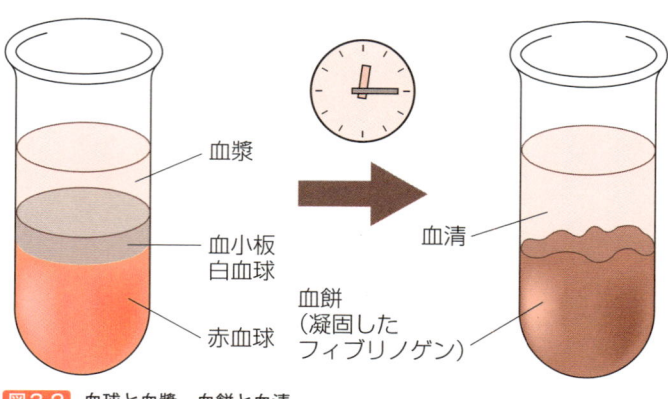

図3-2 血球と血漿，血餅と血清

1 体液と血液

1 細胞内液と細胞外液

- 体重の約60%は水分(全体液)であり，そのうち細胞内液は約40%，細胞外液は約20%である．細胞外液のうち血漿は約5%，間質液は約15%である．
- 細胞内液は陽イオンとしてはカリウムイオン(K^+)が多く，陰イオンとしてはリン酸イオン(HPO_4^{2-})とタンパク質が多い(図3-1)．細胞内液のpHは7.0である．
- 細胞外液である血漿および間質液では陽イオンとしてはナトリウムイオン(Na^+)が多く，陰イオンとしては塩化物イオン(Cl^-)が多い．細胞外液のpHは7.4である．
- 細胞外液である血漿と間質液は毛細血管の血管内皮細胞で隔てられているが，間隙を介して水分の交換が行われているため電解質濃度はほぼ同じである．しかし，タンパク質は通過できないため，血漿のタンパク質濃度は高く，間質液では低い．
- 細胞膜にはNa^+をくみ出し，K^+をくみ入れている輸送ポンプがある．

2 血液

- 血液は体重の約8%をしめ，血球と血漿からなる．採血後放置すると凝固し，遠心分離して得られる上清を血清，沈殿物を血餅という(図3-2)．血漿は凝固成分を含んでいるが，血清はほとんど含んでいない．
- 血液の約45%は血球で，赤血球，白血球，血小板からなる．赤血球が最も多く，赤血球の全血液量に対する比をヘマトクリットといい，約45%である．
- 血液の約55%は血漿からなり，水分，電解質(Na^+，K^+，Cl^-，Ca^{2+}，HCO_3^-など)，栄養素(グルコース，アミノ酸，脂質など)，代謝老廃物(尿素，クレアチニンなど)，血漿タンパク質(アルブミン，グロブリン，フィブリノゲンなど)，微量のホルモンなどが含まれている．
- 凝固中にフィブリノゲンはフィブリンとして析出するので，血清にはフィブリノゲンは含まれていない．
- 血漿や血清の電解質組成は間質液とほぼ同じである．Na^+とCl^-は浸透圧の維持に，K^+やCa^{2+}は神経や筋肉の興奮性の維持に，HCO_3^-は血液のpH(7.4)の維持などに重要な役割を果たしている．
- 血漿タンパク質は約6〜8 g/Lで，そのうちアルブミンは約60%を，グロブリンは約40%を占める．アルブミンは膠質浸透圧の維持，種々の物質の結合・運搬などに重要である．
- グロブリンは電気泳動上でα_1，α_2，β，γの分画に分けられるタンパク質の総称である．α_1，α_2，βグロブリンにはホルモンやビタミンと結合し運搬する担体タンパク質が含まれる．γグロブリンには免疫グロブリン(IgG，IgA，IgM，IgD，IgE)という抗体が含まれ，生体防御作用を示す．

2 浸透圧

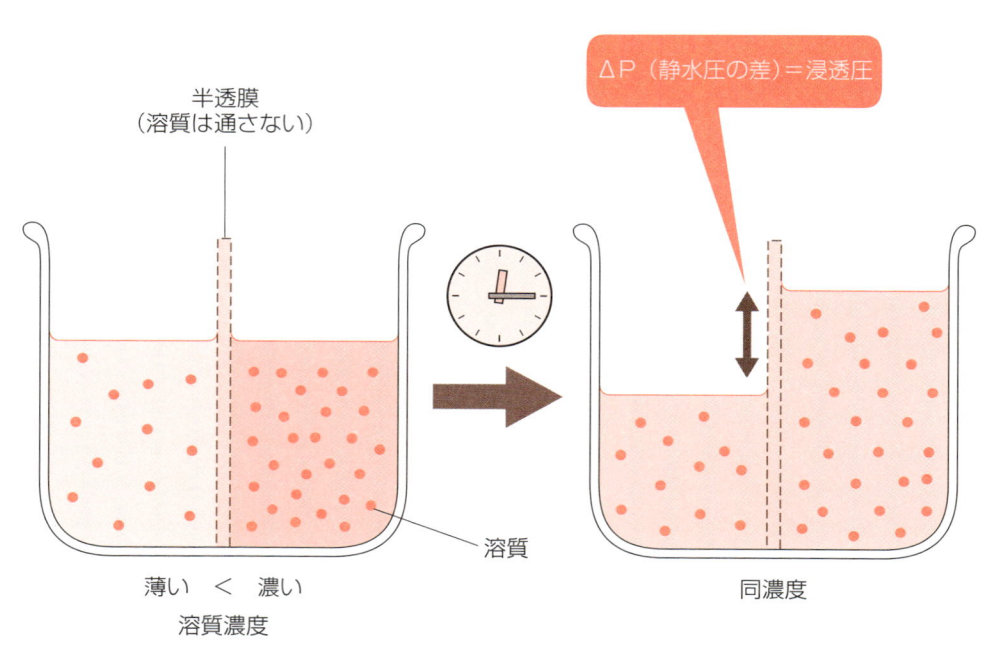

図3-3 浸透圧

- 溶媒を自由に通すが溶質を通さない半透膜を固定し，その一方に溶液，他方に純溶媒（水）をおくと，溶媒の一部が膜を通って溶液中に浸透して平衡に達する．温度一定の条件でこのときの両側の圧力の差を溶液の浸透圧という（岩波書店『理化学辞典』）（図3-3）．

- 浸透圧は溶質の粒子数（モル濃度）に比例し，1モル濃度（mol/LまたはM）の浸透圧を1オスモル（Osm/kgH$_2$O）といい，その1/1,000を1ミリオスモル（mOsm/kgH$_2$O）という．1 mOsm/kgH$_2$Oは19.3 mmHgに換算される．

- 1ミリモル濃度のグルコースの浸透圧は1 mOsm/kgH$_2$Oであり，非電解質ではモル濃度とオスモルは等しい．しかし，電解質の浸透圧はモル濃度より大きくなる．例えば，NaClは水溶液ではNa$^+$とCl$^-$に分かれるので，水中の粒子としては2倍になる．したがって，1ミリモル濃度のNaClの浸透圧は2 mOsm/kgH$_2$Oである．

- グルコースの分子量は180であるので，グルコースの1モルは180 g，1ミリモルは180 mgである．グルコース180 mgを1 Lの水に溶かすと1ミリモル濃度となり，1 mOsm/kgH$_2$Oとなる．

- Naの分子量は23であり，Clの分子量は35.5であるので，NaClの1モルは58.5 g，1ミリモルは58.5 mgである．NaCl 58.5 mgを1 Lの水に溶かすと1ミリモル濃度となり，2 mOsm/kgH$_2$Oとなる．

- 血漿の浸透圧は約290 mOsm/kgH$_2$Oであり，その大部分は電解質によって維持されている．これと等しい浸透圧の溶液を等張液といい，0.9%食塩液（生理食塩水）や5%グルコース液は等張液である．これより高い浸透圧の液を高張液，低い浸透圧の液を低張液という．

- 血漿タンパク質による浸透圧を膠質浸透圧といい，約28 mmHgである．アルブミンなどのタンパク質は血漿内に多くあり膠質浸透圧を高め，血管内に水分を保持している．血漿のアルブミンが低下すると膠質浸透圧が低下し，血管内の水分が間質に移動して浮腫が生じる．

第3章 体液・血液

3 酸塩基平衡

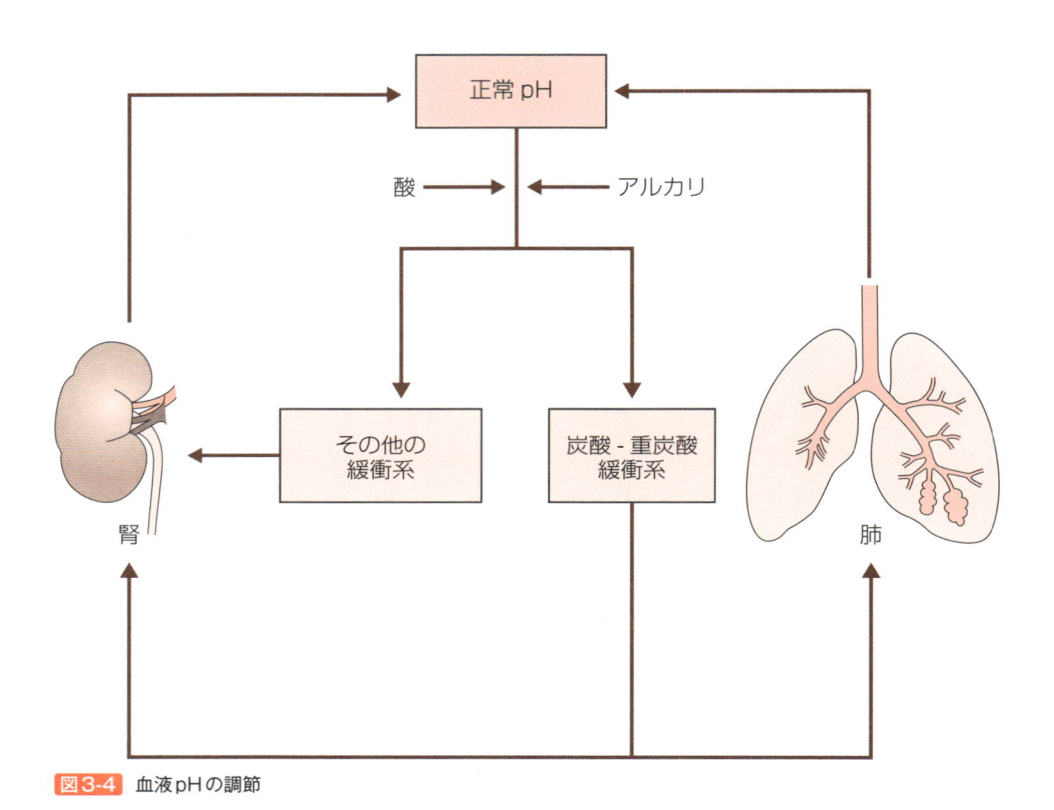

図3-4 血液pHの調節

3 酸塩基平衡

- 血液のpHは7.40 ± 0.05である．この範囲よりも酸性であるとアシドーシスといい，アルカリ性であるとアルカローシスという．
- pH= − log[H$^+$]の関係にあり，水素イオン(H^+)濃度が高いとアシドーシス，低いとアルカローシスとなる．
- 酸は水素イオン(H^+)を放出することができる物質であり，塩基は水素イオン(H^+)を結合することができる物質である．
  HB $\rightleftarrows$ H$^+$ + B$^-$ （酸：HB，塩基：B$^-$）
- 水素イオンの変動を少なくする緩衝系として，炭酸-重炭酸系，血漿タンパク質系，ヘモグロビン系，リン酸系がある．とくに，重要なのが炭酸-重炭酸系である．
- 細胞呼吸によって二酸化炭素(CO_2)が産生され，水(H_2O)と反応し炭酸(H_2CO_3)となり，これが解離し，重炭酸イオン(HCO_3^-)と水素イオン(H^+)ができる．
  $CO_2 + H_2O \rightleftarrows H_2CO_3 \rightleftarrows HCO_3^- + H^+$
- また代謝産物として不揮発性のリン酸，硫酸，乳酸などができる．
- 二酸化炭素は肺から呼気中に排泄され，不揮発性の酸は腎臓から尿中に排泄されている．したがって，酸塩基平衡の調節には肺と腎臓が重要な役割を果たしている（図3-4）．腎・泌尿器(p.74)，呼吸器(p.120)も参照のこと．

Note

4 赤血球

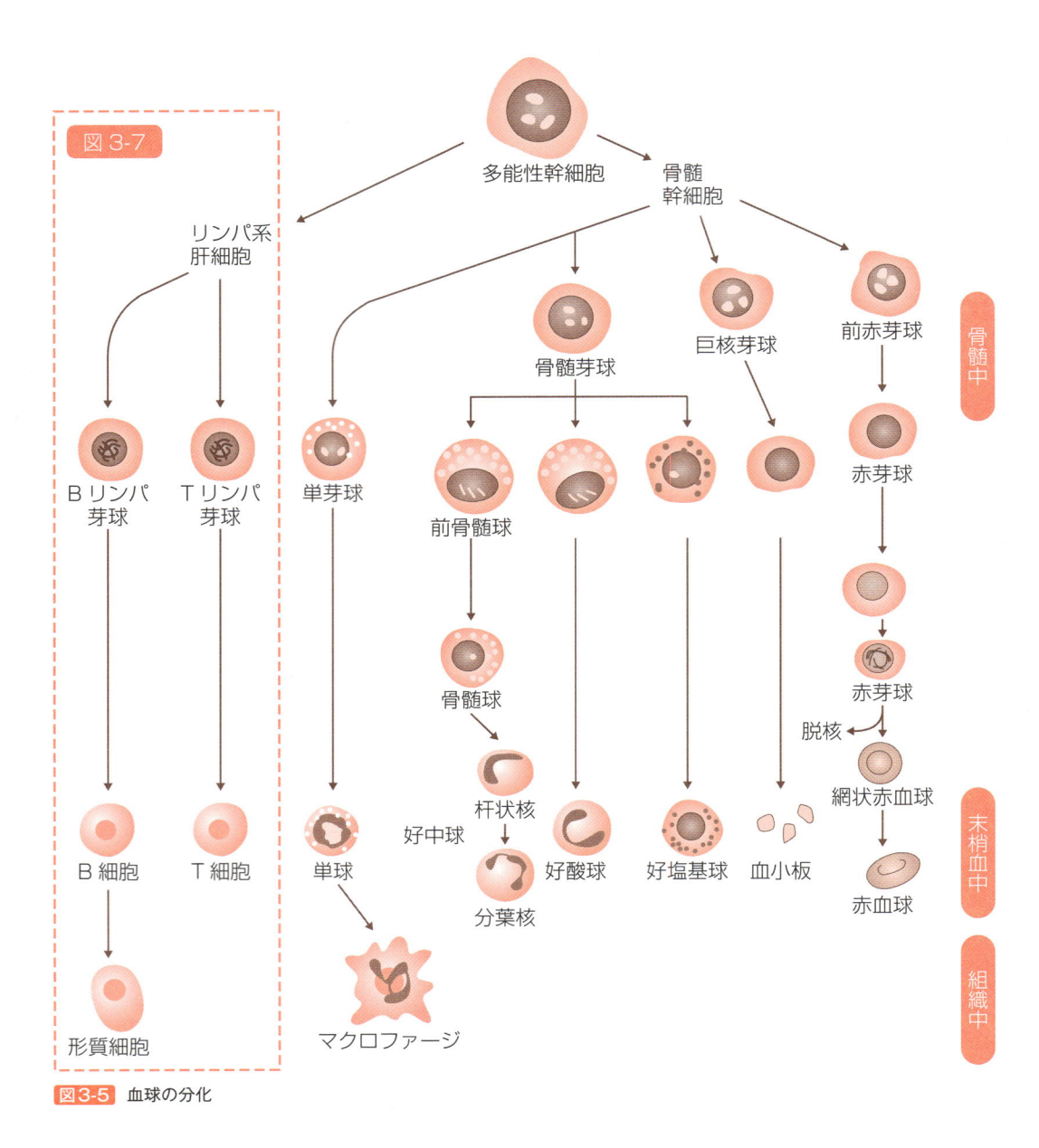

図3-5 血球の分化

- 赤血球はヘモグロビンを含み，酸素を肺から末梢組織に運ぶ．さらに赤血球は二酸化炭素の末梢組織から肺への運搬および酸塩基平衡にも関与している．
- 血液中の赤血球は男性で約500万個/μL，女性で約450万個/μLであり，ヘモグロビンは男性で約16 g/dL，女性で約14 g/dLである．
- 腎臓から分泌されるエリスロポエチンが骨髄にある赤血球コロニー形成細胞（CFU-E）に作用して赤血球が産生される（図3-5）．赤芽球から核が抜け落ちて，できたばかりの若い赤血球を網状赤血球という．赤血球の寿命は約120日であり，脾臓で壊される．
- 赤血球は直径約8 μm，厚さ2 μmの中央が凹んだ円盤状細胞である．赤血球膜は柔軟性があり，狭い毛細血管内を変形しながら通過することができる．
- 赤血球には核やミトコンドリアなどの細胞小器官がなく，嫌気的解糖系によりエネルギーであるアデノシン三リン酸（ATP）を産生している．嫌気的解糖系の中間代謝産物であるジホスホグリセレート(2,3-DPG)はヘモグロビンの酸素親和性を低下させ，末梢組織での酸素の放出を促進する．
- ヘモグロビンは4本のグロビン（α鎖2本とβ鎖2本）に4分子のヘムがくみこまれたものである．酸素はヘムの中心にある鉄に結合する．ヘモグロビン1分子は最大4分子の酸素と結合できる．酸素が結合したヘモグロビンはオキシヘモグロビンで鮮紅色を示し，酸素と結合していないヘモグロビンはデオキシヘモグロビンで暗赤色を示す．
- 赤血球が少なくなると貧血となる．鉄やビタミンB_1，葉酸の欠乏，骨髄機能の低下，腎臓によるエリスロポエチン産生の低下，赤血球寿命の短縮などにより貧血になる．

Note

5 白血球

表3-1 白血球の種類と機能

顆粒球	好中球	50〜70%	細菌を貪食し，酵素で分解する（図3-6参照）
	好酸球	1〜5%	遊走能，抗寄生虫作用・抗ヒスタミン作用
	好塩基球	1%未満	炎症時にヒスタミンやヘパリンを放出する
リンパ球	Tリンパ球	20〜40%	細胞性免疫（次項参照）
	Bリンパ球		液性免疫，抗体産生（次項参照）
単球		2〜6%	遊走能，貪食能，血管外でマクロファージになる

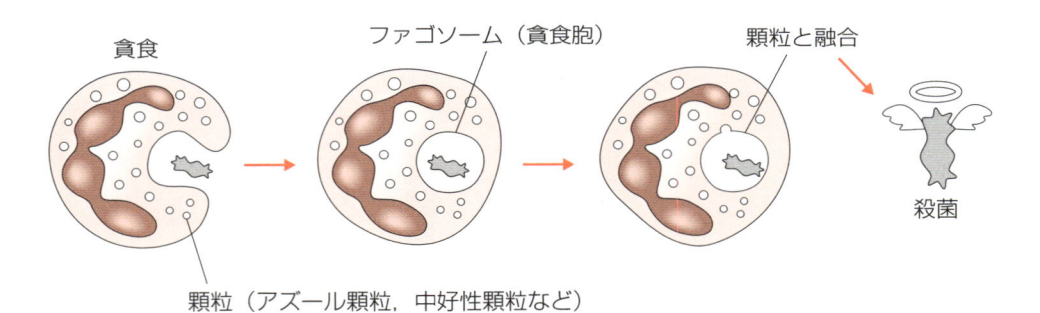

図3-6 好中球による貪食と殺菌

5　白血球

- ☐ 白血球は細菌などの異物から生体を防御する役割を有する．白血球には遊走能がある．
- ☐ 血液中の白血球は約5,000〜8,000個/μLある．
- ☐ 白血球は好中球，好酸球，好塩基球，リンパ球，単球からなる（図3-5参照）．白血球の分画では好中球が最も多く，ついでリンパ球である（表3-1）．
- ☐ 好中球，好酸球，好塩基球を顆粒球という．
- ☐ 好中球は分葉状の核と細胞質に中好性の顆粒を有する．好中球は血管外に出て，炎症部位に集まり，細菌や異物を貪食し，活性酸素や顆粒内の酵素によって殺菌し分解する（図3-6）．
- ☐ 好酸球は2つに分葉した核と細胞質に酸好性の顆粒を有する．遊走能や弱い貪食作用を示す．抗寄生虫作用や抗ヒスタミン作用を示す．
- ☐ 好塩基球は細胞質に塩基好性顆粒を有する．細胞膜に抗IgE受容体があり，これにIgEが結合しさらに抗原が結合すると，ヒスタミンなどが放出され炎症を引きおこす．重症ではアナフィラキシーを引きおこす．
- ☐ リンパ球はT細胞（Tリンパ球），B細胞（Bリンパ球），ナチュラルキラー（NK）細胞に分けられる（次項参照）．
- ☐ 単球は活発な遊走能と貪食能を有し，血管外に出て組織でマクロファージになる．

Note

第3章 体液・血液

6 リンパ球と免疫

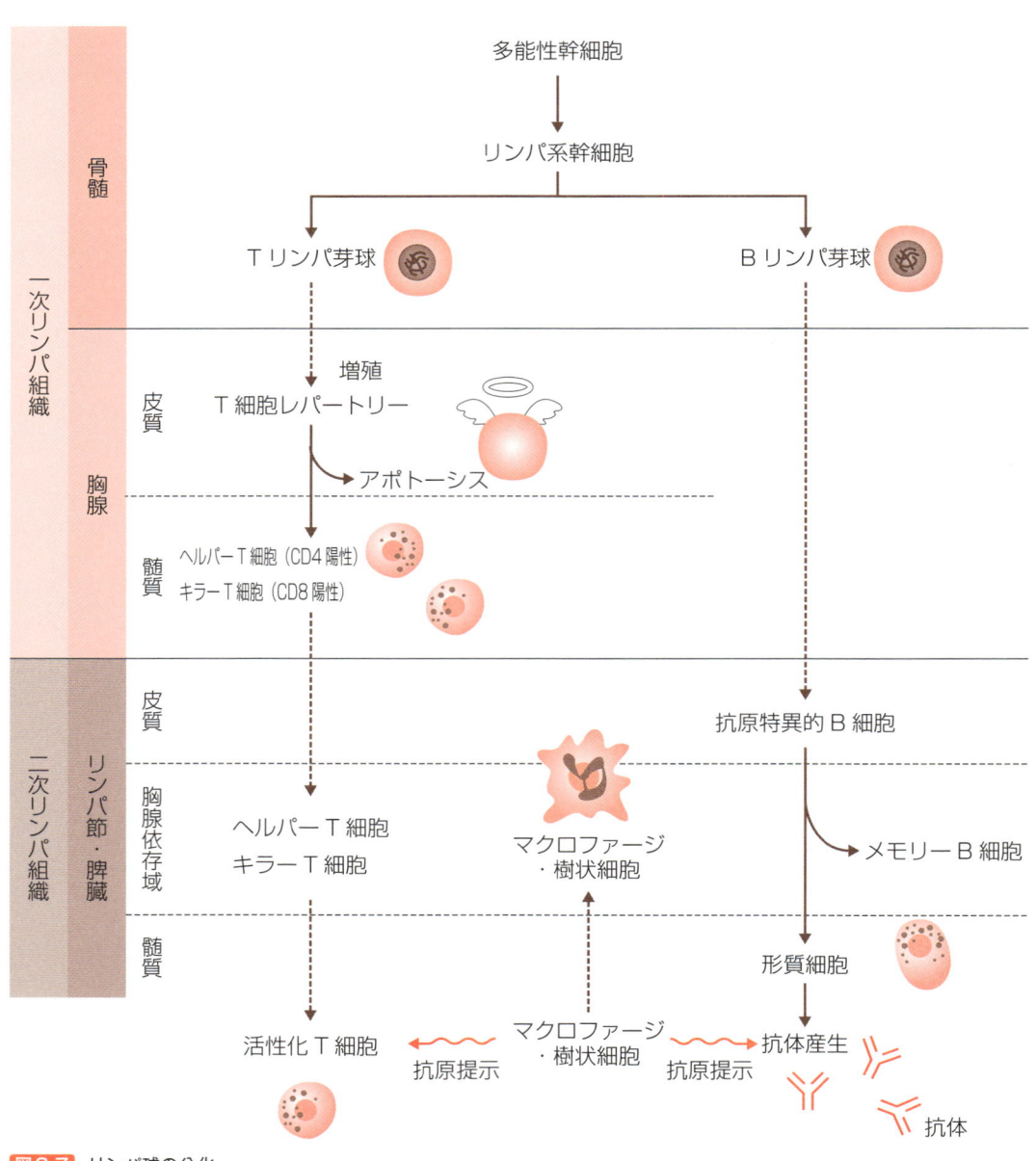

図3-7 リンパ球の分化

- □ リンパ球は自己と非自己を認識し，非自己を排除する免疫応答を担っている．
- ■ 免疫応答には，細胞が主役となる細胞性免疫と，抗体が主役となる液性免疫があり，協同して感染防御を行っている．T細胞は細胞性免疫に，B細胞は液性免疫に関与している．免疫反応をおこすものを抗原といい，個々のリンパ球は1種類の抗原にしか応答しない．
- □ 骨髄のリンパ系幹細胞はプレT細胞（Tリンパ芽球）とプレB細胞（Bリンパ芽球）に分化し，さらにT細胞，B細胞となる（図3-7）．プレT細胞は胸腺において増殖してT細胞レパートリーが産生されるが，アポトーシスにより不要な細胞が選別除去され，ヘルパーT細胞（CD4陽性）やキラーT細胞（CD8陽性）に分化する．その後リンパ節に移行する．
- ■ ヘルパーT細胞は，産生するサイトカインの種類によってTh1細胞とTh2細胞に分化する．マクロファージや樹状細胞などの抗原提示細胞から提示された抗原を認識すると活性化する．活性化ヘルパーT細胞（Th1細胞）はマクロファージの貪食能を亢進させ，さらにキラーT細胞の細胞活性を高めて抗原を排除する反応を細胞性免疫という．
- ■ プレB細胞は骨髄で成熟し，B細胞となって血液を介してリンパ組織に移行する．B細胞は，抗原提示細胞と活性化ヘルパーT細胞（Th2細胞）によって形質細胞に誘導され抗体を産生する．一部はメモリーB細胞となり，次に同じ抗原が侵入したときに速やかに抗体を産生する役割を担っている．抗体が抗原抗体反応を誘導して抗原を排除する反応を液性免疫という．補体は，抗体による異物細胞の破壊を助ける．
- □ ナチュラルキラー（NK）細胞（CD4やCD8の発現はない）は大型のリンパ球で，抗原を認識する受容体を細胞表面にもたず，ウイルス感染細胞やがん細胞に対して細胞傷害性に働く．
- □ 自己に傷害性に働く免疫反応をアレルギーという．アレルギーにはⅠ～Ⅳ型まで4種類ある．Ⅰ型アレルギーでは抗原（アレルゲン）がIgEと結合すると肥満細胞や好塩基球からヒスタミンが放出され，血管透過性亢進，末梢血管拡張，平滑筋収縮などの反応を引きおこす．気管支喘息，アレルギー性鼻炎などをおこし，重症ではアナフィラキシーとなる．

Note

7 止血

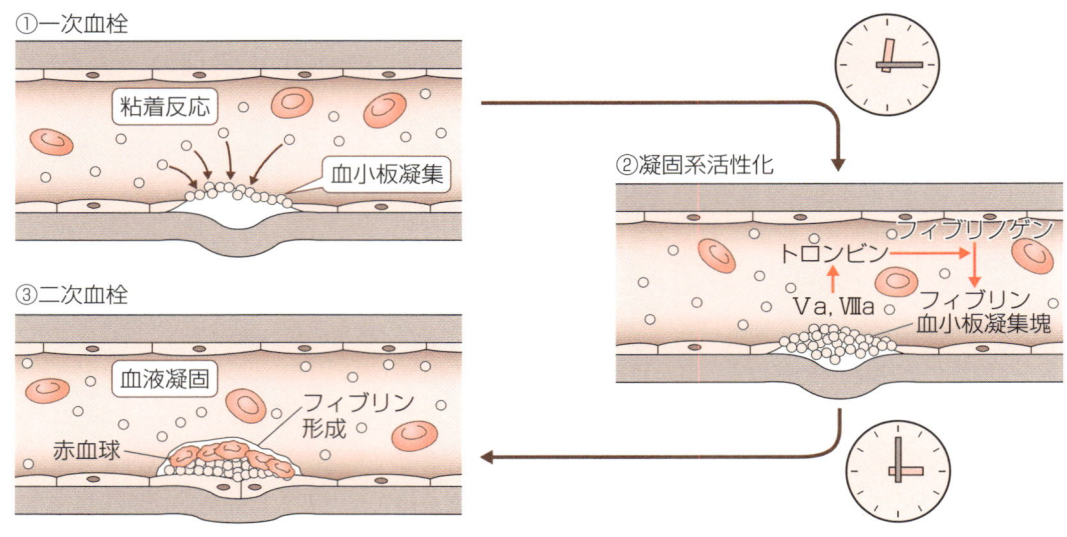

① 一次血栓

粘着反応
血小板凝集

② 凝固系活性化

フィブリノゲン
トロンビン
Ⅴa, Ⅷa
フィブリン
血小板凝集塊

③ 二次血栓

血液凝固
フィブリン形成
赤血球

図3-8 血栓の形成

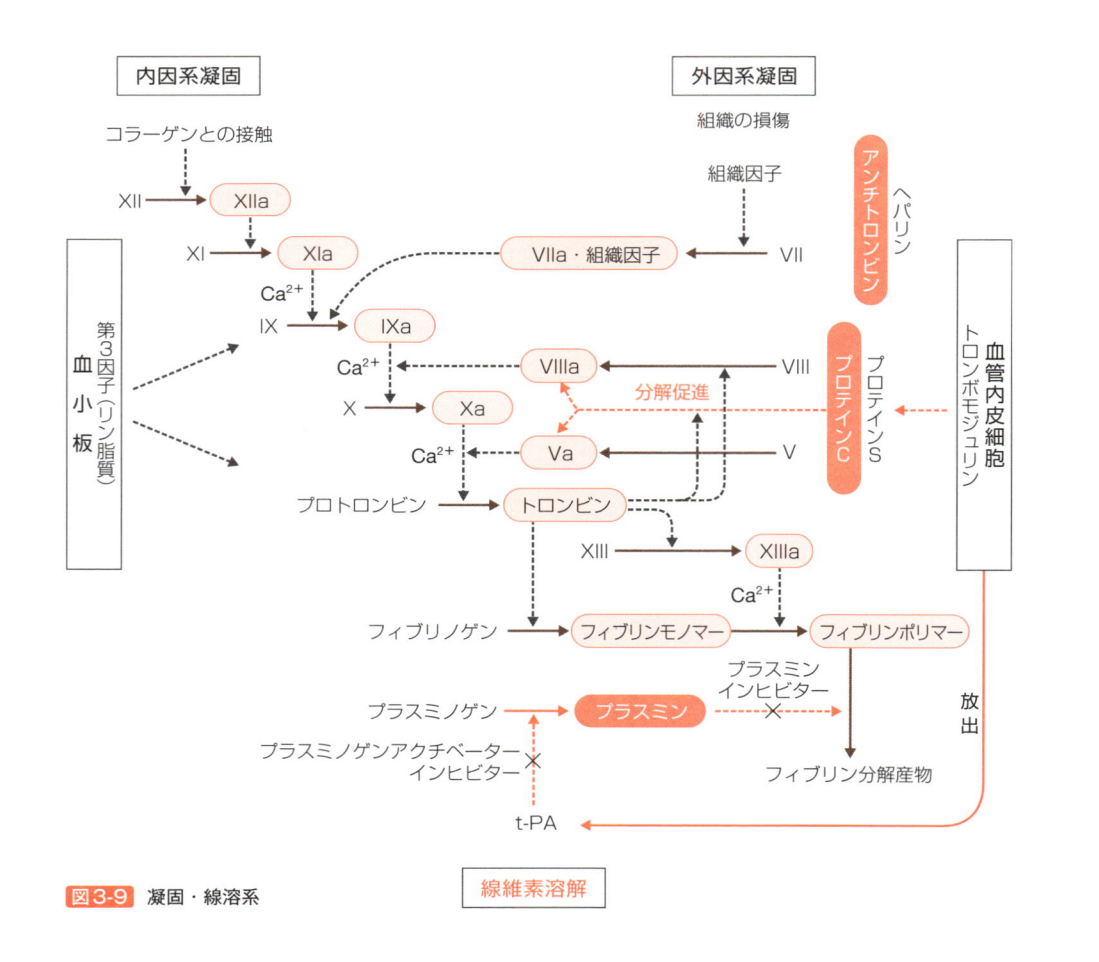

凝固・線溶系

内因系凝固
コラーゲンとの接触
ⅩⅡ → ⅩⅡa
ⅩⅠ → ⅩⅠa
Ca²⁺
ⅠⅩ → ⅠⅩa

外因系凝固
組織の損傷
組織因子
Ⅶa・組織因子 ← Ⅶ

アンチトロンビン
ヘパリン

第3因子（リン脂質）
血小板

Ca²⁺
Ⅷa ← Ⅷ
Ⅹ → Ⅹa
分解促進
Ca²⁺
Ⅴa ← Ⅴ

プロテインC
プロテインS

血管内皮細胞
トロンボモジュリン

プロトロンビン → トロンビン
ⅩⅢ → ⅩⅢa
Ca²⁺
フィブリノゲン → フィブリンモノマー → フィブリンポリマー

プラスミノゲン → プラスミン
プラスミンインヒビター ×
プラスミノゲンアクチベーターインヒビター ×
t-PA
放出
フィブリン分解産物

図3-9 凝固・線溶系

線維素溶解

7 止血

1 血小板
- 血小板の役割は止血である．血小板には粘着能，凝集能がある．
- 血管壁が障害をうけると，血管収縮→血小板の凝集→血液凝固により止血する．
- 血小板は骨髄において巨核球が断片化してできた小体であり，核はないが分泌顆粒を含んでいる．血小板は約30万個/μLある．
- 血小板はコラーゲン線維に接触すると粘着し活性化され，分泌顆粒からアデノシン二リン酸（ADP）やセロトニンなどが放出されて凝集し，血小板血栓（一次血栓）を形成する（図3-8）．トロンボキサンA_2が産生され，血小板の活性化，血小板の凝集，血管収縮を促進する．

2 凝固・線溶系（凝固系）
- 凝固系は止血機序の1つであり，血液を凝固させて出血を阻止する生理的な反応である．凝固に関与する因子を凝固因子といい，多くは肝臓で生成される．凝固にはカルシウムイオン，リン脂質が必要である．
- 血管内でおきる内因系凝固と血管外でおきる外因系凝固があるが，プロトロンビンをトロンビンに変える反応は共通である（図3-9）．トロンビンはフィブリノゲンをフィブリンモノマーに変換し，XIIIを活性化しXIIIaとする．XIIIaはフィブリンモノマーを，架橋結合したフィブリンポリマーとし強固なフィブリン塊である凝固血栓（二次血栓）を形成する．
- 内因系凝固は，血管内で血液がコラーゲンと接触すると，血液中の第XII因子が活性化されて進行する．
- 外因系凝固は，血管外に出血すると，血液中の第VII因子が，損傷組織に存在する組織因子と結合して進行する．
- 血友病では第VIII因子や第IX因子が遺伝的に欠乏して出血傾向を示すので，第VIII因子や第IX因子が出血を防ぐために用いられる．
- 血管内の過剰な凝固を抑制する因子として，トロンビン活性を阻害するアンチトロンビンがある．ヘパリンはアンチトロンビン活性を増強する．またトロンビンは血管内皮細胞のトロンボモジュリンと結合し，プロテインCを活性化し，VIIIaおよびVaの分解を促進し，凝固系を抑制する．

3 凝固・線溶系（線溶系）
- 凝固した血液を放置すると再び液体になる現象を線溶という．
- 線溶系は血栓の主成分であるフィブリンを分解し，血栓を溶解する生理的な反応である．
- プラスミンがフィブリンを分解して可溶化する．プラスミノゲンは組織性プラスミノゲンアクチベーター（t-PA）によりプラスミンになる．t-PAは血栓溶解薬として脳梗塞や心筋梗塞の治療薬として用いられている．
- 血栓形成は凝固と線溶のバランスによって制御されている．

8 血液型

表3-2 ABO血液型

表現型	A型	B型	AB型	O型
遺伝子型	AA，AO	BB，BO	AB	OO
赤血球の抗原（凝集原）	A	B	A，B	－
血清中の抗体（凝集素）	抗B	抗A	－	抗A，抗B
日本人における割合	40%	20%	10%	30%

Note

1 ABO血液型

- 赤血球膜上には多くの赤血球抗原があるが，輸血に重要なのはABO血液型とRh血液型である．
- ABO血液型を決定する抗原としては，A抗原とB抗原があり，血液型としてはA型，B型，AB型，O型の4種類に分かれる(表3-2)．日本人では，A型(40％)，B型(20％)，AB型(10％)，O型(30％)の割合である．
- 赤血球膜の抗原(凝集原)としては，A型ではA抗原があり，B型ではB抗原があり，AB型ではA抗原とB抗原の両方があり，O型ではA抗原もB抗原も存在しない．
- 血清中の抗体(凝集素)は自然抗体として存在する．A型では抗B抗体があり，B型では抗A抗体があり，AB型では抗A抗体も抗B抗体も存在せず，O型では抗A抗体と抗B抗体の両方がある．
- ABO血液型の抗体はIgM抗体であり，胎盤は通過しないので，母親と胎児の血液型が異なっていてもとくに大きな問題ではない．
- 遺伝子型としては，A型ではAAまたはAOであり，B型ではBBまたはBOであり，AB型ではABであり，O型ではOOである．
- 輸血は同じ血液型どうしで行う．
- 輸血時には交差適合試験(クロスマッチ)を毎回行う．供血者(ドナー)の血球と受血者(レシピエント)の血漿を混和する主試験，また受血者の血球と供血者の血漿を混和する副試験を行い，主試験と副試験の両方とも凝集がおこらないことを確認してから輸血する．
- ABO血液型不適合輸血により赤血球が凝集し，細血管の閉塞や溶血がおきる．

2 Rh血液型

- アカゲザル(Rhesus monkey)と同じ血液型抗原がヒトにある．
- Rh血液型にはC，D，E，c，d，eの抗原があるが，このうちD抗原がもっとも強い抗原性をもつ．D抗原を赤血球膜にもつ人をRh陽性，D抗原をもたない人をRh陰性という．日本人ではRh陽性が99.5％，Rh陰性が約0.5％である．
- 抗Rh抗体はIgG抗体であり，胎盤を通過する．抗Rh抗体は自然抗体としては存在せず，Rh陽性の赤血球によって感作されて産生される．
- Rh陰性の人にRh陽性の赤血球が入ると，初めての場合，血液型不適合輸血反応はおきないが，抗Rh抗体は産生される．しかし，二回目以降では抗Rh抗体があるので，Rh陽性の赤血球が入ると不適合輸血反応がおきる．
- 同様なことがRh陰性の母親がRh陽性の胎児を妊娠した場合でもおきる．一度目の妊娠では異常はおこらないが，抗Rh抗体は産生される．二度目以降の妊娠では母体の抗Rh抗体が胎盤を介して胎児血液中に移行し，胎児の赤血球の溶血をおこす．その結果，胎児の流産や胎児赤芽球症をおこす．

セルフアセスメント

問1　細胞内液・細胞外液・血液について間違いは？
① 細胞内にはカリウムイオンが多い
② 細胞外にはナトリウムイオンが多い
③ 細胞内液は体重の約20%である
④ 血漿は体重の約5%である

問2　血液成分について正しいのは？
① 血漿にはフィブリノゲンは含まれていない
② 血漿は間質液よりナトリウムイオン濃度が低い
③ 重炭酸イオンは血液のpHの維持に重要である
④ グロブリンは浸透圧の維持に重要である

問3　浸透圧について正しいのは？
① グルコース180 mg/Lの浸透圧は1 mOsm/kgH$_2$Oである
② NaCl 58.5 mg/Lの浸透圧は1 mOsm/kgH$_2$Oである
③ 血漿の浸透圧は約190 mOsm/kgH$_2$Oである
④ 0.9% NaCl液は高張液である

問4　酸塩基平衡について間違いは？
① 血液のpHは約7.4である
② 血液のpHの調節は腎臓と肺が重要な役割を果たしている
③ 血液のpHが7.4より低いとアルカローシスという
④ 水素イオンを放出する物質を酸という

問5　赤血球について正しいのは？
① 赤血球にはミトコンドリアがある
② ヘモグロビンは2本のグロビンと2分子のヘムからなる
③ 網状赤血球の核は網状である
④ 赤血球の寿命は約120日である

問6　白血球について正しいのは？
① 好中球，好酸球，好塩基球を顆粒球という
② 好酸球はヒスタミンを放出する
③ 単球とマクロファージは全く別の細胞である
④ 好中球は血管外には出ない

問7　リンパ系について正しいのは？
① T細胞は液性免疫に関与する
② B細胞は形質細胞になる
③ ヘルパーT細胞はCD8陽性である
④ B細胞は胸腺で成熟する

問8　血小板について間違いは？
① 血小板には核がある
② 血小板はADPにより凝集する
③ 血小板には分泌顆粒がある
④ 血小板の役割は止血である

問9　凝固・線溶について間違いは？
① 凝固にはカルシウムイオンが必要である
② トロンビンはフィブリノゲンをフィブリンに変える
③ プラスミンはフィブリンを分解して溶解する
④ ヘパリンはアンチトロンビン活性を抑制する

問10　血液型について正しいのは？
① ABO血液型の抗体はIgGであり胎盤を通過できる
② A型の人の血清には抗B抗体が自然抗体としてある
③ Rh陰性の人の血清には抗Rh抗体が自然抗体としてある
④ Rh陰性の人がRh陽性の胎児を二度目に妊娠しても問題ない

解答　問1：③，問2：③，問3：①，問4：③，問5：④，問6：①，問7：②，問8：①，問9：④，問10：②

第4章 循環器

✓ 到達目標

- [ ] 体循環と肺循環を説明できる.
- [ ] 心臓と心電図について説明できる.
- [ ] 血圧について説明できる.
- [ ] 動脈,静脈,毛細血管,リンパ管について説明できる.

第4章　循環器

1 心臓と循環

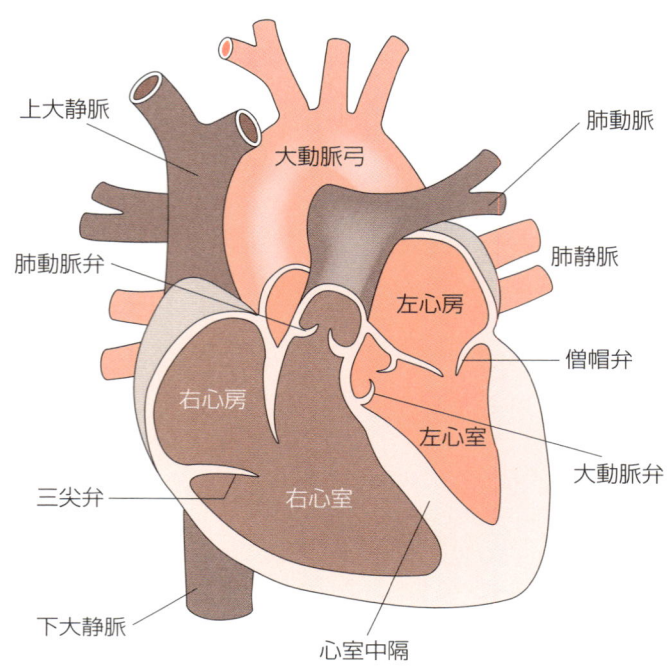

図4-1　心臓の構造

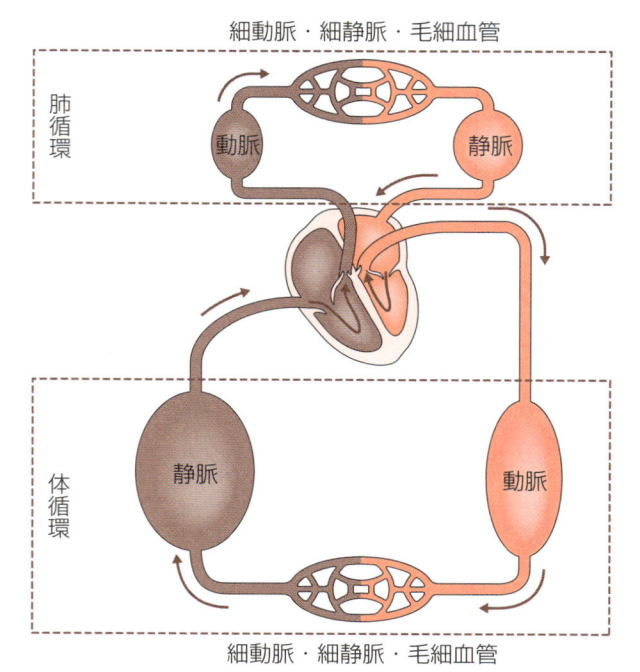

図4-2　体循環と肺循環

1 心臓の構造と機能

- 心臓は，左右の**心房**（左心房，右心房）と**心室**（左心室，右心室）の4つの部屋からなる（図4-1）．左右の心房は**心房中隔**によって分けられ，左右の心室は**心室中隔**によって分けられる．
- 右心房と右心室の間には**三尖弁**，左心房と左心室の間には**僧帽弁**，右心室の出口には**肺動脈弁**，左心室の出口には**大動脈弁**がある．三尖弁と僧帽弁を合わせて**房室弁**，肺動脈弁と大動脈弁を合わせて**半月弁**という．三尖弁，肺動脈弁，大動脈弁は3枚の**弁尖**からなっているが，僧帽弁は2枚の弁尖からなっている．
- 心臓壁は**心内膜**，**心筋層**，**心外膜**からなる．心臓は血液を送り出す**ポンプ機能**をもつ．左心室からは大動脈へ，右心室からは肺動脈へ血液が駆出される．
- **静脈還流**が増えるほど，拡張期の心室がより伸展し，収縮力が増強されて**心拍出量**が増加する．これを**スターリングの法則**という．
- 心臓の酸素と栄養を供給しているのは**冠状動脈**であり，大動脈起始部から分枝している．冠状動脈は，左冠状動脈と右冠状動脈に分枝し，左冠状動脈は**回旋枝**と**前下行枝**に分かれている．
- 心臓は交感神経と副交感神経（**迷走神経**）によって二重支配されている．交感神経からは**ノルアドレナリン**が放出され，心筋収縮力の増加，心拍数の増加，興奮伝導速度の増加をきたす．副交感神経は**アセチルコリン**を放出し，心拍数の低下，興奮伝導速度の低下をもたらす．

2 体循環と肺循環

- 心臓の左心室から拍出された血液は，全身の組織に酸素や栄養を供給し，右心房に戻る．左心室から右心房までを**体循環**（大循環）という（図4-2）．
- 心臓の右心室から流れた血液は，肺で酸素の取り込みと二酸化炭素の排出という**ガス交換**が行われ，左心房に戻る．右心室から左心房までを**肺循環**（小循環）という．
- 血液は，**左心室→大動脈弁→大動脈→**全身**→大静脈→右心房→三尖弁→右心室→肺動脈弁→肺動脈→**肺**→肺静脈→左心房→僧帽弁→左心室**と流れている．
- 安静時に左心室から拍出される血液量は約 5 L/分である．このうち約20％は**腎臓**，約15％が**脳**，約5％が**心臓**と，重要臓器に多くの血流が流れており，また，消化器25％，骨格筋20％，皮膚5％，その他10％である．
- 肺循環は体循環に比較して，**血管抵抗**が低いため，血圧が低く毛細血管圧も低い．

Note

2 心筋と電気的興奮

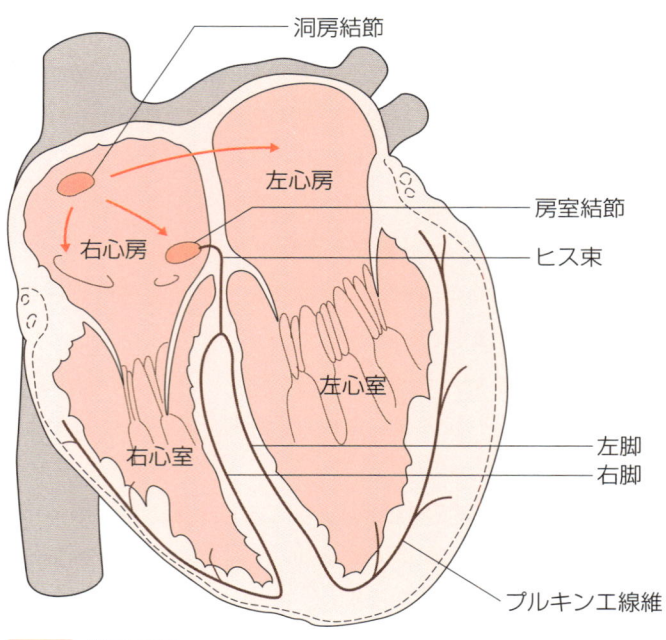

図4-3 刺激伝導系

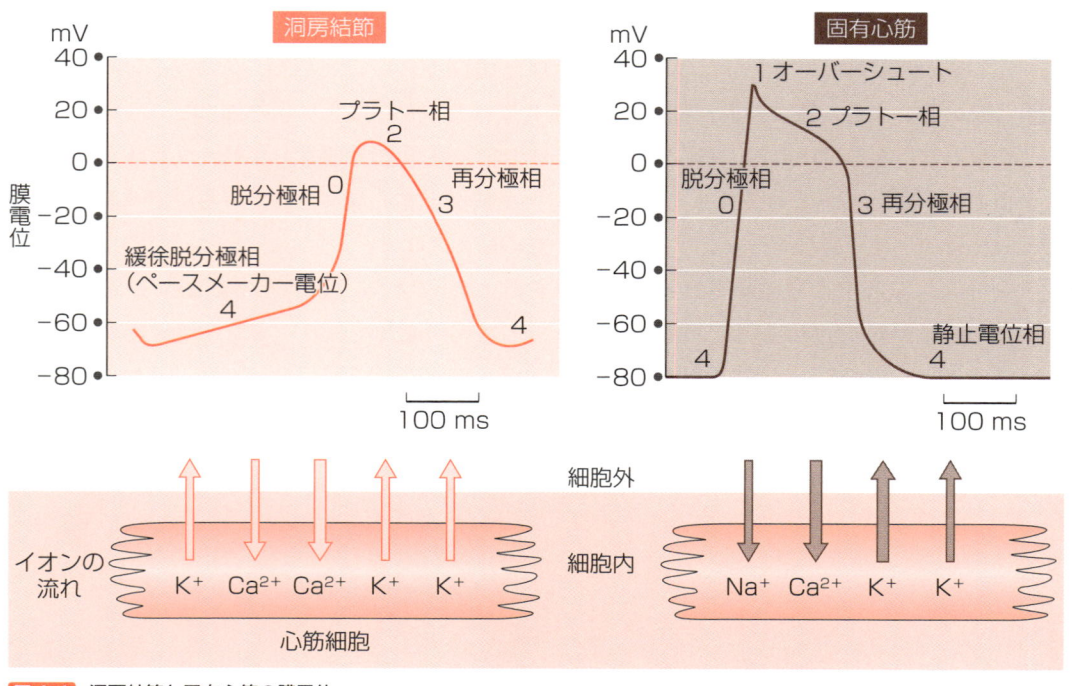

図4-4 洞房結節と固有心筋の膜電位

1 特殊心筋と刺激伝導系

- 心筋は特殊心筋と固有心筋からなる．
- 特殊心筋は，洞房結節，房室結節，ヒス束，プルキンエ線維（右脚，左脚）からなる刺激伝導系を構成する（図4-3）．電気的興奮は洞房結節→房室結節→ヒス束→プルキンエ線維（右脚，左脚）→心室筋に伝わる．
- 刺激伝導系の細胞はいずれも自ら興奮する自動能を有しているが，洞房結節の興奮頻度が60〜90回/分と最も高いので心臓拍動リズムを形成している．洞房結節で生じた興奮は左右の心房に伝わるとともに房室結節に伝わる．
- 洞房結節の最大拡張期電位は約−60 mVと浅く，その後ゆるやかに脱分極し（歩調取り電位），閾膜電位に達すると脱分極が進行する（図4-4）．この活動電位の立ち上がりがゆるやかである．
- 房室結節の伝導速度は遅いため，心房筋が収縮してから心室筋が興奮するまで0.12〜0.18秒遅れる（房室遅延）．心房筋の収縮により血液が心室に充満するまでに時間を要するためである．
- 房室結節の興奮頻度は交感神経で速くなり，副交感神経で抑制される．しかし，ある一定頻度以上の興奮は心室に伝導されない．
- プルキンエ線維の興奮伝導速度は心筋の興奮伝導速度より速く，左右の心室をほぼ同時に興奮させて収縮させる．

2 固有心筋

- 固有心筋は，横紋筋であり，アクチンとミオシンが規則正しく配列している．しかし，骨格筋と異なり，固有心筋は不随意筋であり，単核細胞がギャップ結合をもつ介在板を介して接合し，電気的興奮が遅滞なく伝わる機能的合胞体である．
- 固有心筋は−80〜−90 mVの静止膜電位をもち，興奮すると持続が長い活動電位（プラトー相）を生じる（図4-4）．

Note

3 心電図

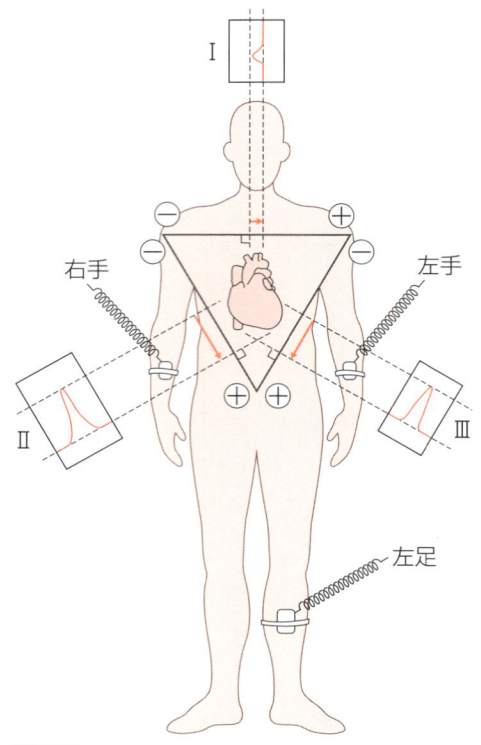

図4-5 標準肢誘導とアイントーベンの三角形

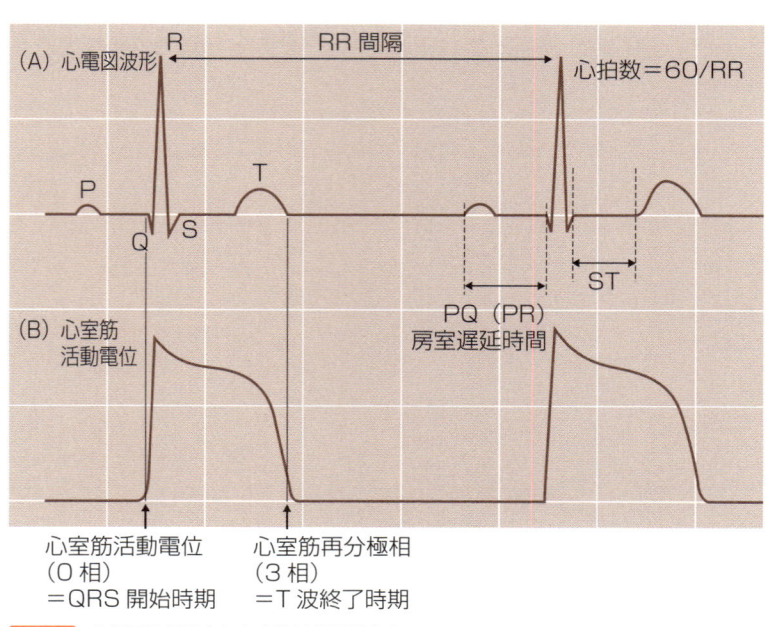

図4-6 心電図波形(A)と心室筋活動電位(B)

3 心電図

- 体表に電極をつけて，心臓の電気的興奮を記録したものが心電図（ECG）である．心電図は心筋細胞の電気活動の総和として記録される．
- 標準肢誘導と単極誘導（単極肢誘導，単極胸部誘導）がある．
- 標準肢誘導は左右の手首および左足首のいずれか2点から記録する方法である．右足の電極は通常アースに導かれている．左手から右手を引いた電位差を記録する第Ⅰ誘導，左足から右手を引いた電位差を記録する第Ⅱ誘導，左足から左手を引いた電位差を記録する第Ⅲ誘導がある．右手・左手・左足を頂点とする正三角形（アイントーベンの三角形）の中心に心起電力の中心があり，Ⅱ＝Ⅰ＋Ⅲの関係が成立する（図4-5）．
- 単極誘導は，一方の極に心起電力の影響を受けない不関電極を用いる．左右の手と左足からの電極に一定の抵抗をつけて集めたゼロ電位電極（ウイルソンの中心電極）を不関電極として用いる．単極肢誘導は，右手（aV_R），左手（aV_L），左足（aV_F）と不関電極との電位差を記録する．単極胸部誘導は，胸壁上に6点の電極をおき，不関電極との電位差を記録する．
- 典型的な心電図では，P波，QRS波，T波からなる（図4-6）．P波は心房筋の脱分極により生じる．QRS波は心室筋の脱分極により生じる．T波は心室筋の再分極により生じる．PQ（PR）時間はP波の始まりからQRS波の始まりまでの時間で，房室伝導に要する時間であり房室遅延時間を表す．QRS幅はQ波の始まりからS波の終わりまでの時間で心室内伝導時間を表す．ST部分はQRSの終わりからT波の始まりまでの部分で，すべての心室筋が脱分極し電流は流れないので電位はゼロとなる．QT時間はQRSの始まりからT波の終わりまでの部分で，心室の脱分極開始から再分極終了までの時間を表す．
- 心電図の測定により，種々の不整脈，狭心症，心筋梗塞などの診断ができる．

ECG：electrocardiogram（心電図）

4 血圧

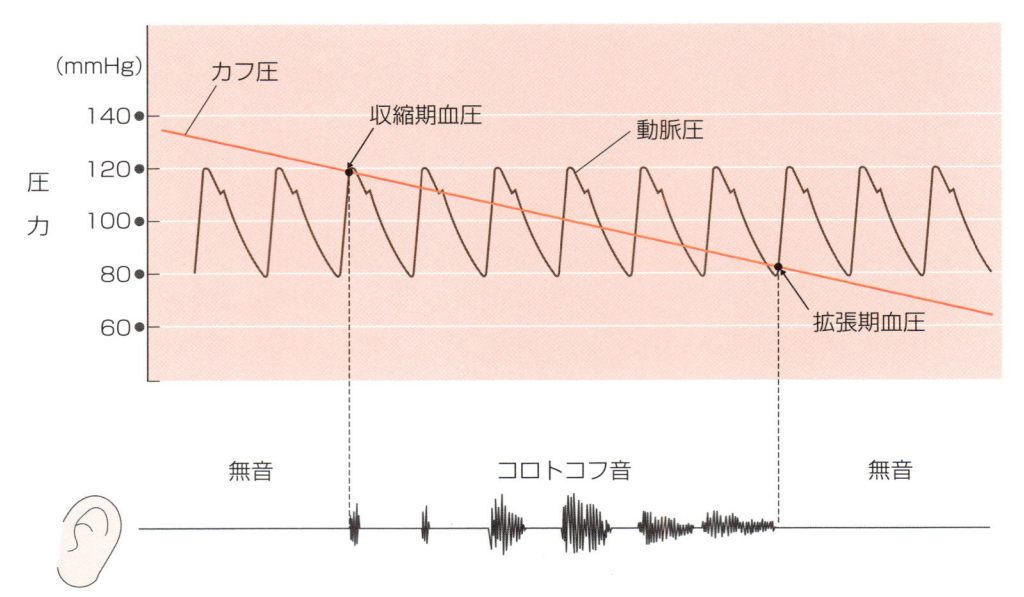

図4-7 聴診法による血圧測定

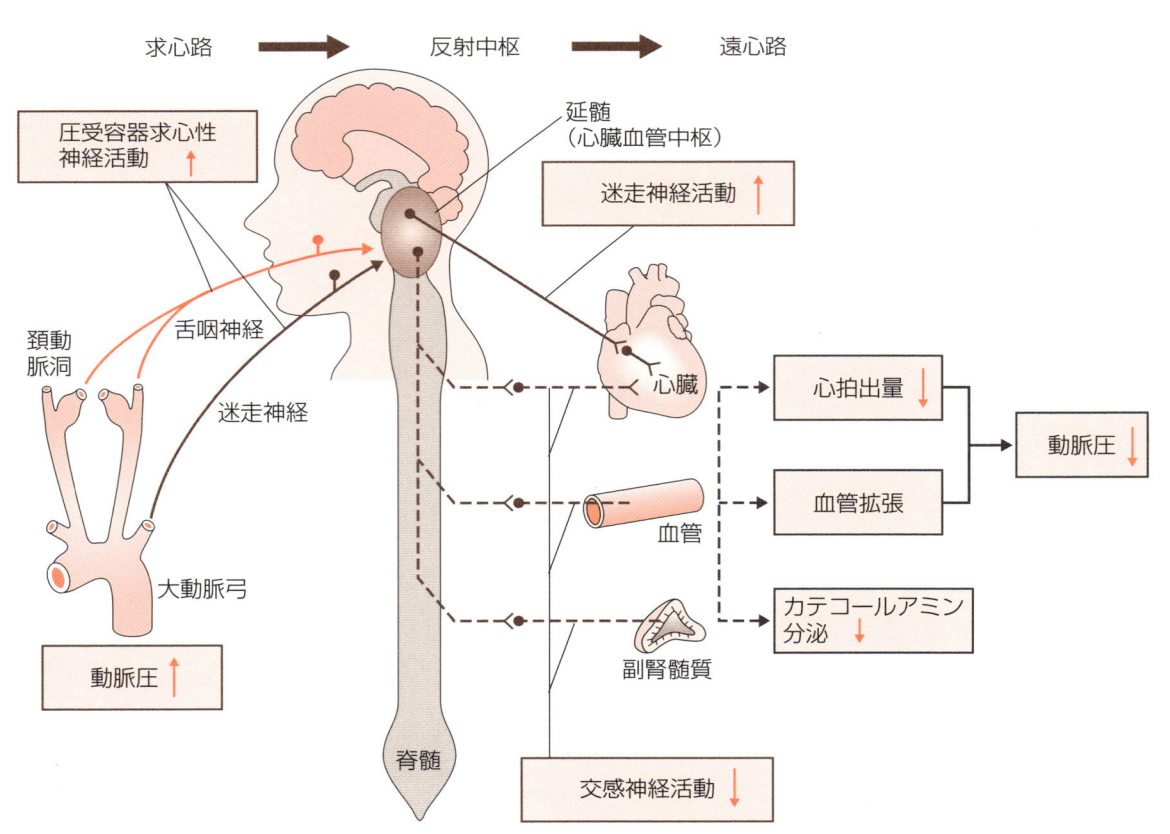

図4-8 圧受容器反射による血圧調節

1 血圧の測定

- 血圧は，血液が血管壁にあたえる圧力で，通常は聴診法で簡便に測定できる上腕動脈圧をいう．
- 動脈をマンシェットで締め付けて動脈が狭くなり血流が流れにくくなるとコロトコフ音が発生する．動脈の血流が滑らかであれば音は発生しないし，血流が完全に遮断されても音は発生しない．血圧は心周期に伴って変動し，コロトコフ音の発生したときの圧を収縮期血圧または最高血圧といい，コロトコフ音の消失したときの圧を拡張期血圧または最低血圧という（図4-7）．
- 収縮期血圧140mmHg以上または拡張期血圧90mmHg以上を高血圧という．
- 収縮期血圧と拡張期血圧との差を脈圧という．拡張期血圧に脈圧の1/3を加えたものが平均血圧である．

　　脈圧＝収縮期血圧－拡張期血圧
　　平均血圧＝拡張期血圧＋脈圧／3

- 心臓の収縮期では駆出された血液により大動脈は伸展し，拡張期では弾性により元に戻る．心臓の拍動による動脈内圧の上昇と動脈壁の伸展は末梢に伝わり，これを脈波という．脈波伝播速度は実際の血流速度より速い．脈波伝播速度は，加齢や動脈硬化により速くなり，動脈硬化の診断に用いられる．

2 血圧の調節

- 血圧は心拍出量と総末梢血管抵抗の積で規定される．

　　血圧［mmHg］＝心拍出量［L／分］×総末梢血管抵抗［mmHg／（L／分）］

- 心拍出量は心拍数と1回拍出量の積で決まる．血圧は心拍出量が多いほど，抵抗血管が収縮するほど高くなる．
- 血圧の調節は神経性調節，液性調節，腎による体液量調節で行われる．
- 神経性調節は数秒～分単位の反射性の調節機構で，圧受容器反射，化学受容器反射，中枢神経系虚血反応などによる．頸動脈洞や大動脈弓にある圧受容器は血圧の変化を感知し血圧を元に戻す（図4-8）．頸動脈小体，大動脈小体にある化学受容器はおもに動脈血Po_2の変化を感知し，Po_2が低下すると呼吸中枢を刺激して呼吸を促進するが，さらに循環中枢も刺激し交感神経を興奮させ血圧を高くする．血圧が低下し中枢神経の虚血がおきると，交感神経が興奮し心拍出量が多くなり抵抗血管は収縮して血圧は高くなる．
- 液性調節は中長期的な調節機構で，レニン-アンジオテンシン-アルドステロン系，副腎髄質由来のカテコールアミン（カテコラミン），脳下垂体後葉由来の抗利尿ホルモン（ADH，バソプレッシン），心房性ナトリウム利尿ペプチド（ANP）などのホルモンが血管収縮および循環血液量に影響を与え，血圧調節に関与している．
- 腎臓は尿排泄量を介して循環血液量を調節し，心拍出量に影響を与え，長期的な血圧調節に関与している．

　　ADH：antidiuretic hormone（抗利尿ホルモン），ANP：atrial natriuretic peptide（心房性ナトリウム利尿ペプチド）

5 動脈と静脈

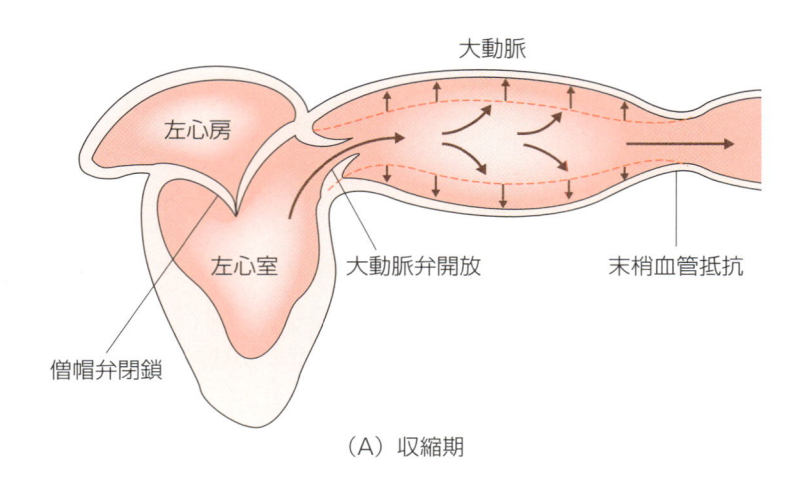

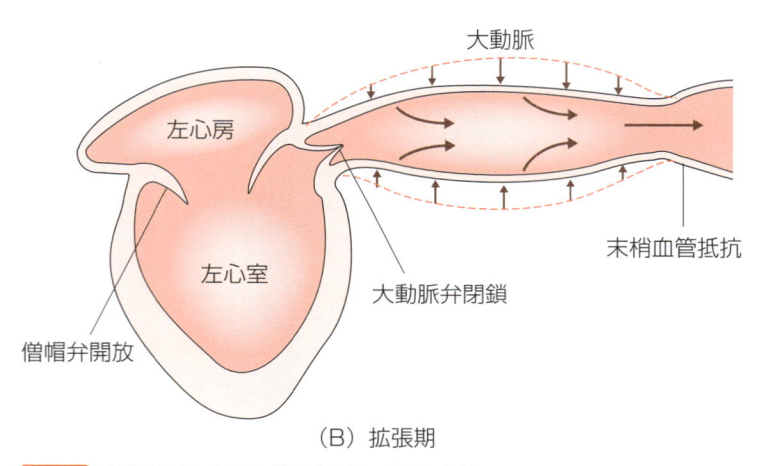

(A) 収縮期

(B) 拡張期

図4-9 心臓の収縮・拡張に伴う大動脈の伸展・収縮

1 動　脈

- 動脈系は，大動脈から始まり，動脈，細動脈となって毛細血管につながる．
- 動脈壁は内膜，中膜，外膜からなり，その間は内弾性板と外弾性板で仕切られている．内膜は1層の内皮細胞が基底膜の上にあり，基底膜の下にはコラーゲン線維の多い薄い支持組織がある．中膜は，平滑筋細胞，膠原線維，弾性線維，その他のマトリックスからなる．大動脈では弾性線維が非常に多くその間に平滑筋細胞と膠原線維があり，動脈では平滑筋細胞が主体となり，細動脈では1層から数層の平滑筋細胞からなる．外膜は，血管の栄養血管，神経，線維芽細胞，膠原線維，弾性線維からなる．
- 大動脈の弾力性は高く，心室が収縮すると血液は大動脈へ駆出され，大動脈壁は伸展する（図4-9）．心室が拡張する間，血液は大動脈へ駆出されないが，伸展していた大動脈がその弾力により元に戻ろうとし，大動脈内の血液は末梢側へ送り出される．大動脈の弾力性により血液はとぎれることなく，末梢側に送り出される．

2 静　脈

- 静脈系は毛細血管につながる細静脈，中静脈，大静脈からなる．
- 静脈壁は内膜，中膜，外膜からなる．内膜は1層の内皮細胞，基底膜からなる．中膜は平滑筋からなる．動脈に比較して，弾性線維組織を欠き平滑筋が少ない．静脈の多くには静脈弁がついており，逆流を防いでいる．静脈系の血管壁は薄く伸展性が高いため，内腔は扁平から円状に変化し，多くの血液を保持することができる．静脈系は循環血液量の60〜75％の血液を保持しており，心臓に戻る静脈還流量を調節している．
- 静脈還流量は，交感神経調節，筋肉運動，重力，呼吸運動により調節されている．
- 交感神経の緊張により血管平滑筋は収縮し静脈壁が緊張して静脈内腔が狭くなり，静脈還流量が増加する．
- 運動すると静脈還流量は増加する．四肢の筋肉が収縮し静脈が圧迫されると弁があるため血液は末梢より心臓側に送り出される．
- 立位では重力の影響で下肢の静脈系に多くの血液が保持されるため，静脈還流量は低下する．逆に，仰臥位で下肢を挙上すると，重力の影響で静脈還流量は増加する．
- 吸息時には胸腔内圧は低下し，横隔膜は下降するため腹腔内圧は上昇し，静脈還流量は増加する．逆に呼息時には静脈還流量は低下する．

6 毛細血管とリンパ管

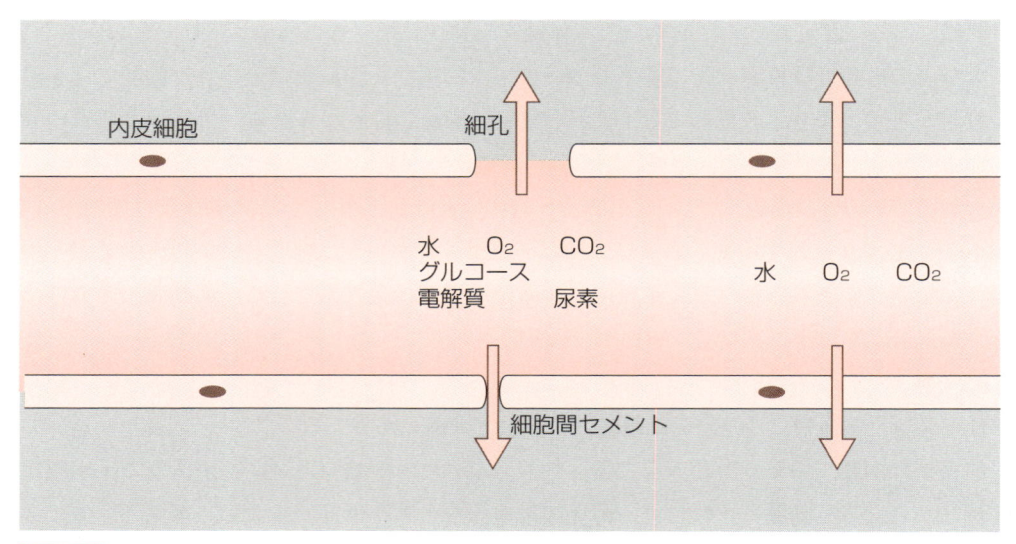

図4-10 毛細血管壁における物質の通過経路

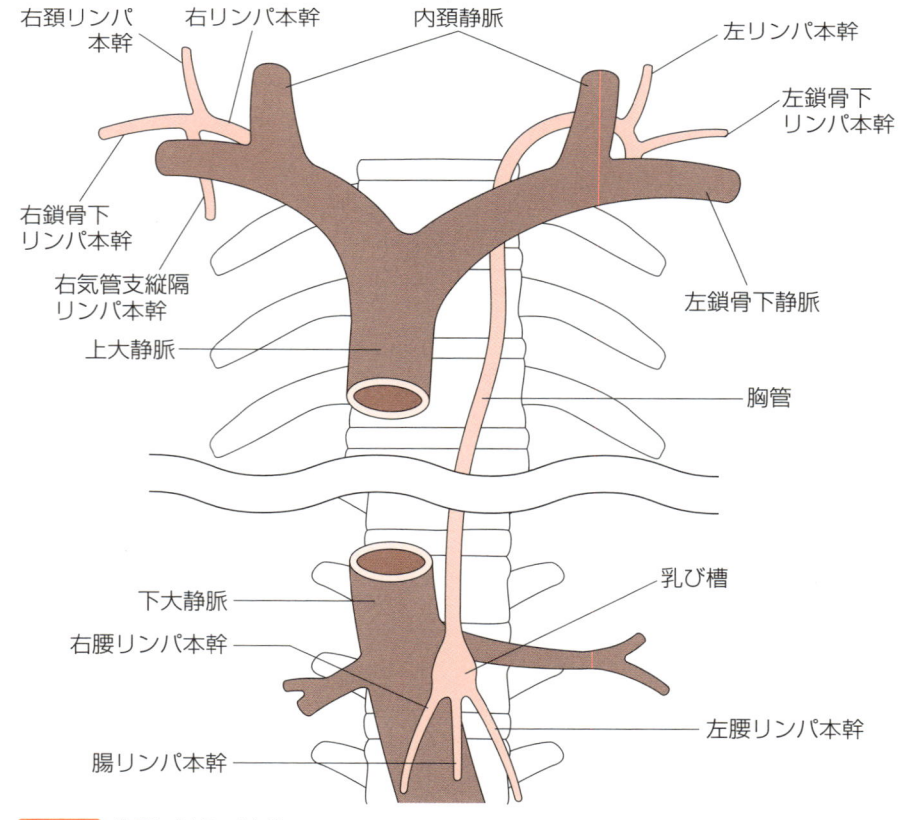

図4-11 胸管と右リンパ本幹

1 毛細血管

- 毛細血管は1層の内皮細胞と基底膜からなる．全身の組織に網目状に分布し，断面積は非常に大きい．内径は約8μmであり，壁の厚さは約0.5μmと薄く透過性が高い．内皮細胞と内皮細胞の間には細胞間隙（細孔）がある．

- 毛細血管では，血液と組織との間で，酸素，二酸化炭素，栄養素，代謝産物などの物質交換が行われる（図4-10）．

- 物質交換の原理は，拡散と濾過である．酸素や二酸化炭素などの脂溶性物質は内皮細胞の細胞膜を自由に通過して拡散することができる．水溶性物質は細孔を通過して拡散することができるが，分子の大きさによって制限される．タンパク質など大きな分子は通常は通過できない．

- 水分の移動は，血管の内から外へは濾過といい，血管の外から内へは再吸収という．毛細血管の細動脈側では濾過によって水分が間質へ流出し，毛細血管の細静脈側では再吸収される．全体でみると約20 L／日が毛細血管の細動脈側で濾過され，そのうち約16〜18 L／日が毛細血管の静脈側で再吸収され，残りの約2〜4 L／日がリンパ系に入って回収される．

- 水分の移動は，毛細血管内と間質液の静水圧と膠質浸透圧のバランスによって決まる．これをスターリングの仮説という．

$$F = K[(P_i - P_o) - (\pi_i - \pi_o)]$$

F：水分移動速度，K：毛細血管の濾過係数，P_i：毛細血管圧，P_o：間質液圧，π_i：血漿膠質浸透圧，π_o：間質膠質浸透圧

- Fが正の場合，濾過がおこり，負の場合，再吸収がおきる．

2 リンパ管

- 毛細血管を通過した体液は大部分が再吸収されて血管内に戻るが，一部はリンパ管を通って静脈に戻る．リンパ系は毛細リンパ管から，集合リンパ管，主幹リンパ管，リンパ本幹となる．下肢，左上半身，腹部のリンパは胸管となり左静脈角（左内頸静脈と左鎖骨下静脈の接合部）に入る（図4-11）．右上半身のリンパは右リンパ本幹となり，右静脈角（右内頸静脈と右鎖骨下静脈の接合部）に入る．リンパ管には弁があり，静脈側の一方向へ流れる．

- 毛細リンパ管は，1層の内皮細胞と基底膜からなる．集合リンパ管，主幹リンパ管には内皮細胞，基底膜を取り囲んで平滑筋細胞やコラーゲン線維がある．

- リンパ流量は約2〜4 L／日である．リンパ系は毛細血管内に戻れないタンパク質の血液への回収経路として重要である．リンパ液の輸送は，筋肉運動，呼吸運動，消化管運動，血管拍動などの受動的リンパ輸送とリンパ管平滑筋の収縮による能動的リンパ輸送が関与している．リンパ管がうっ滞すると浮腫が生じる．

- 集合リンパ管，主幹リンパ管にはリンパ節が存在し，細菌，毒素などの異物を細網内皮系細胞が貪食し，これらが血管内に入らないようにしている．がん細胞はリンパ系管を通って転移しやすい．

セルフアセスメント

問1　循環について正しいのは？
① 安静時の心拍出量は約3L/分である
② 安静時の心拍出量の約10%が腎臓に流れる
③ 肺でガス交換が行われるのは大循環である
④ 組織に酸素や栄養を供給するのは体循環である

問2　心臓について正しいのは？
① 僧帽弁は3枚の弁尖からなる
② 冠状動脈は大動脈弓部から分枝している
③ 心臓は交感神経と副交感神経の二重支配をうけている
④ 左心房と左心室の間には三尖弁がある

問3　心筋と電気的興奮について間違いは？
① 房室結節の伝導速度は遅い
② 正常では洞房結節の興奮頻度が最も高い
③ 心筋には固有心筋と特殊心筋がある
④ 固有心筋は平滑筋である

問4　心電図について正しいのは？
① T波は心室筋の再分極により生じる
② P波は心室筋の脱分極により生じる
③ QRS波は心房筋の脱分極により生じる
④ 標準肢誘導では左右の手, 右足に電極を付ける

問5　血圧について正しいのは？
① 平均血圧は拡張期圧に脈圧の1/2を加えたものである
② 収縮期血圧と拡張期血圧との差を脈圧という
③ コロトコフ音の発生した時の圧を拡張期血圧という
④ 脈波伝播速度は実際の血流速度より遅い

問6　血圧調節について間違いは？
① 血圧は心拍出量と総末梢血管抵抗の和で規定される
② 圧受容器は頚動脈洞や大動脈弓に存在する
③ レニン-アンジオテンシン-アルドステロン系によって血圧が調節される
④ 中枢神経の虚血反応によって血圧が調節される

問7　動脈について間違いは？
① 動脈壁は内膜, 中膜, 外膜からなる
② 大動脈では弾性線維が多い
③ 大動脈の弾性は高い
④ 中膜では内皮細胞からなる

問8　静脈について正しいのは？
① 静脈弁が逆流を防いでいる
② 静脈還流は筋肉運動により低下する
③ 静脈還流は吸息時に低下する
④ 静脈還流は立位で増加する

問9　毛細血管について正しいのは？
① ガスは濾過によって移動する
② 水分は拡散によって移動する
③ 毛細血管の内皮細胞間には細孔がある
④ 毛細血管の内径は約100μmである

問10　リンパ管について正しいのは？
① リンパ流量は約5L/日である
② 右上半身のリンパ液は胸管に入る
③ リンパ節では細菌などの異物を細網内皮系細胞が貪食し除去している
④ 筋肉運動によってリンパ流量が低下する

解答　問1：④, 問2：③, 問3：④, 問4：①, 問5：②, 問6：①, 問7：④, 問8：①, 問9：③, 問10：③

第5章

腎・泌尿器

✓ 到達目標

- ☐ 腎臓の糸球体・尿細管の機能について説明できる.
- ☐ クリアランスについて説明できる.
- ☐ 腎臓の内分泌機能について説明できる.
- ☐ 尿路,排尿について説明できる.

1 腎臓の構造と機能

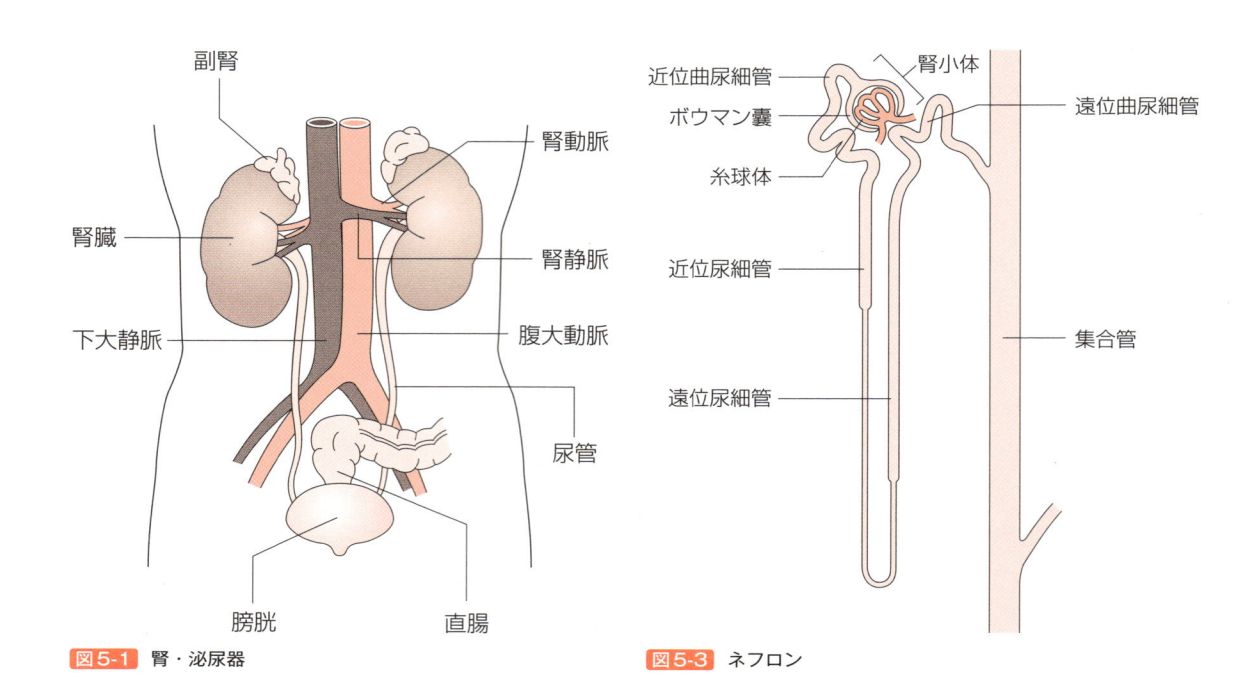

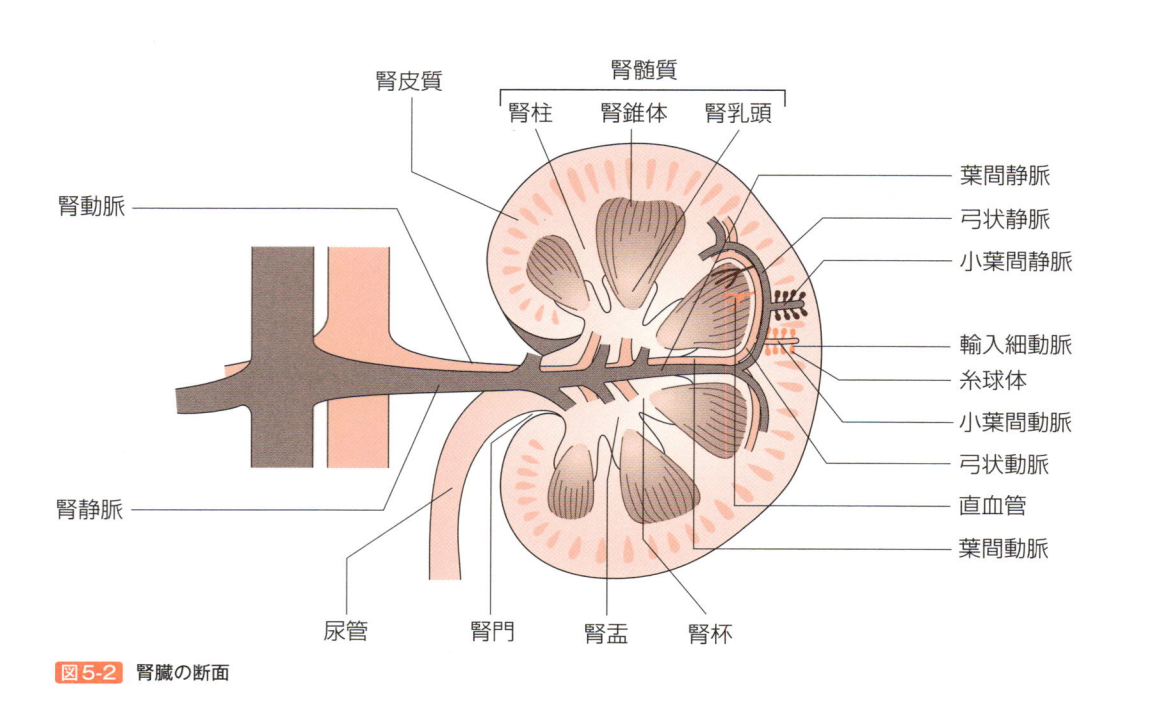

図5-1 腎・泌尿器

図5-3 ネフロン

図5-2 腎臓の断面

1 構造

- ☐ 泌尿器は，腎臓，尿管，膀胱，尿道からなる(図5-1)．
- ☐ 腎臓でつくられた尿は，尿管を通り，一時的に膀胱で貯められた後，尿道から体外に排泄される．
- ☐ 腎臓は左右一対のソラマメ状の臓器で腹腔内の背側で後腹膜に覆われている．
- ☐ 腎臓には心拍出量（5 L/分）の約20％にあたる1 L/分の血液が流れる．腎動脈は，腎内で枝分かれし輸入細動脈となり，糸球体毛細血管に分かれた後，輸出細動脈となり，その後，尿細管毛細血管網を形成し，さらに腎静脈となる．
- ☐ 腎動脈，腎静脈，尿管が出入りしている部分を腎門という．腎臓の割面をみると，表面に近い皮質と，内側の髄質に区別できる．髄質はいくつかの腎錐体を形成し，その先端を腎乳頭といい，腎錐体の間を腎柱という．腎乳頭は腎杯に突出し，腎杯は腎盂を形成し，尿管につながる(図5-2)．
- ☐ 腎臓にはそれぞれ約100万個(両方で約200万個)のネフロンがある．
- ☐ ネフロンは腎小体と尿細管からなる．腎小体は糸球体とそれを覆うボウマン嚢からなる．尿細管は，近位尿細管，ヘンレループ，遠位尿細管からなる．遠位尿細管は集合管に集まり，集合管は腎乳頭に開口し，腎杯，腎盂へとつながる(図5-3)．

2 機能

- ☐ 腎臓の機能は，①尿生成と排泄，②内分泌機能に分けられる．
- ☐ 血液中の水分，電解質，代謝産物を濾過，再吸収，分泌し，尿を生成する．尿の生成により，老廃物を排泄し，水・電解質・酸塩基平衡の調節など体液の量と組成を一定に調節している．
- ☐ 血液が糸球体で濾過され，原尿が得られる．原尿は，尿細管でイオン，アミノ酸，グルコース，代謝産物の再吸収，分泌が行われ，濃縮され，尿が生成される．
- ☐ 内分泌機能としては，血圧調節，赤血球産生，骨代謝などである．
- ☐ 腎臓がつくるホルモンとしてレニン，エリスロポエチン，活性型ビタミンD_3があり，腎臓に働くホルモンとして抗利尿ホルモン（ADH，バソプレッシン），アルドステロン，心房性ナトリウム利尿ペプチド（ANP）などがある．

ADH：antidiuretic hormone（抗利尿ホルモン），ANP：atrial natriuretic peptide（心房性ナトリウム利尿ペプチド）

Note

2 糸球体

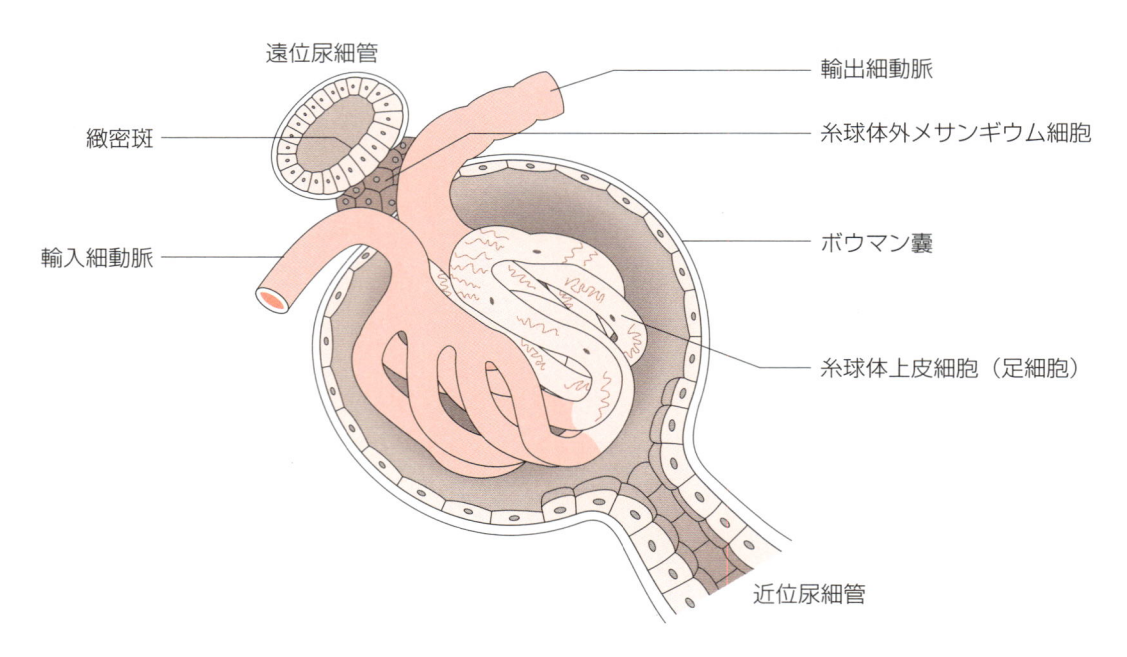

図5-4 腎小体

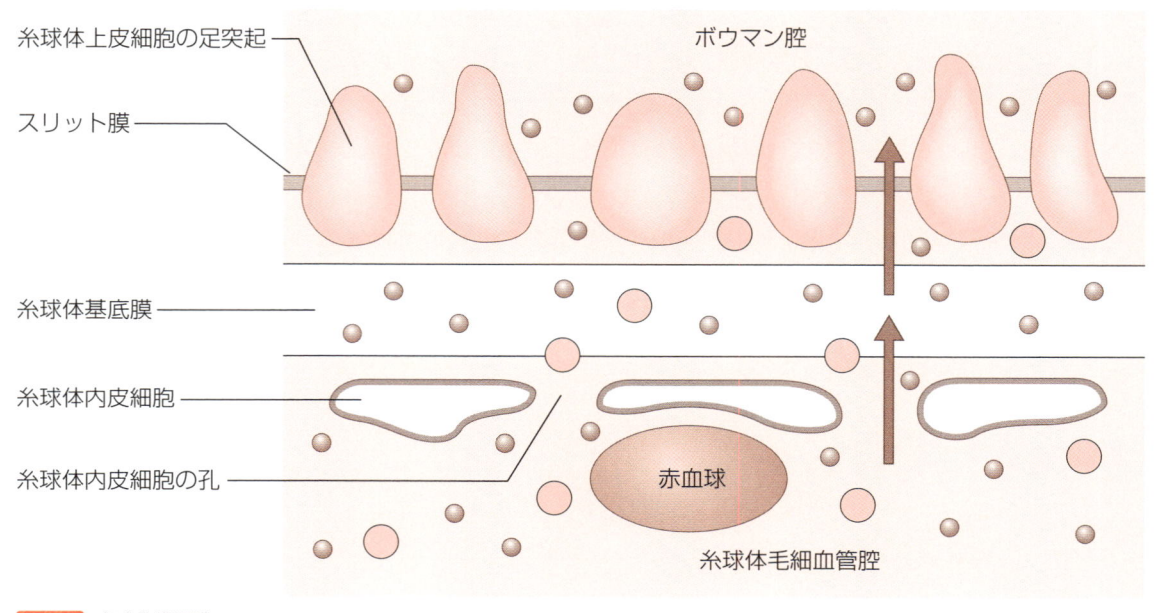

（ラベル：遠位尿細管、輸出細動脈、糸球体外メサンギウム細胞、緻密斑、ボウマン嚢、糸球体上皮細胞（足細胞）、輸入細動脈、近位尿細管）

図5-5 糸球体濾過膜

（ラベル：糸球体上皮細胞の足突起、ボウマン腔、スリット膜、糸球体基底膜、糸球体内皮細胞、糸球体内皮細胞の孔、赤血球、糸球体毛細血管腔）

2 糸球体

- ☐ **糸球体**で血液の**濾過**が行われる．
- ☐ 糸球体は**毛細血管**の塊であり，**メサンギウム**細胞が毛細血管を支えて糸球体を形づくっている．**ボウマン嚢**が糸球体を包んでいる（図5-4）．
- ☐ 糸球体では，糸球体**内皮**細胞，糸球体**基底**膜，糸球体**上皮**細胞（**足**細胞）が濾過膜となって血液の濾過が行われ，**原尿**がつくられる（図5-5）．
- ☐ 糸球体**内皮**細胞には直径約 100 nm の大きな孔があいている．糸球体**基底膜**は**プロテオグリカン**と**膠原線維**からなる．糸球体**上皮**細胞の足突起間のスリット膜には濾過膜の最小の孔があいている．糸球体内皮細胞と糸球体基底膜は**陰性**に荷電しているため，**アルブミン**など陰性タンパク質の通過を妨げている．
- ☐ 糸球体では，**水**，**電解質**，**グルコース**，**老廃物**などの小分子や，分子量が6万以下の分子は濾過されるが，より大きな**アルブミン**などのタンパク質は濾過されない．
- ☐ **糸球体濾過量**（**GFR**）は1分間に濾過されて生成する**原尿**の量であり，正常値は約 **100** mL/分である．
- ☐ GFRは，**腎血流量**，**濾過圧**，**メサンギウム**細胞の収縮によって影響を受ける．
- ☐ 糸球体濾過圧＝**糸球体毛細血管圧－ボウマン嚢内圧－血漿膠質浸透圧** であらわされる．
- ☐ 糸球体毛細血管圧は，**輸入**細動脈，**輸出**細動脈の収縮状況によって変動する．輸入細動脈が収縮すると糸球体毛細血管圧は**低下**し，輸出細動脈が収縮すると糸球体毛細血管圧は**上昇**する．

GFR：glomerular filtration rate（糸球体濾過量）

Note

3 尿細管

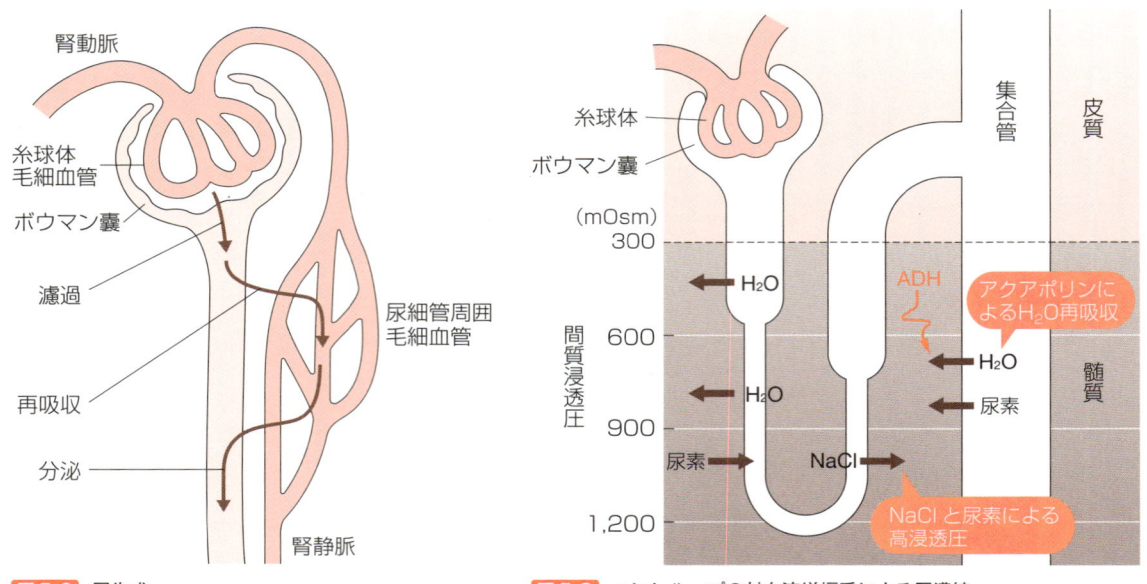

図5-6 尿生成

図5-8 ヘンレループの対向流増幅系による尿濃縮

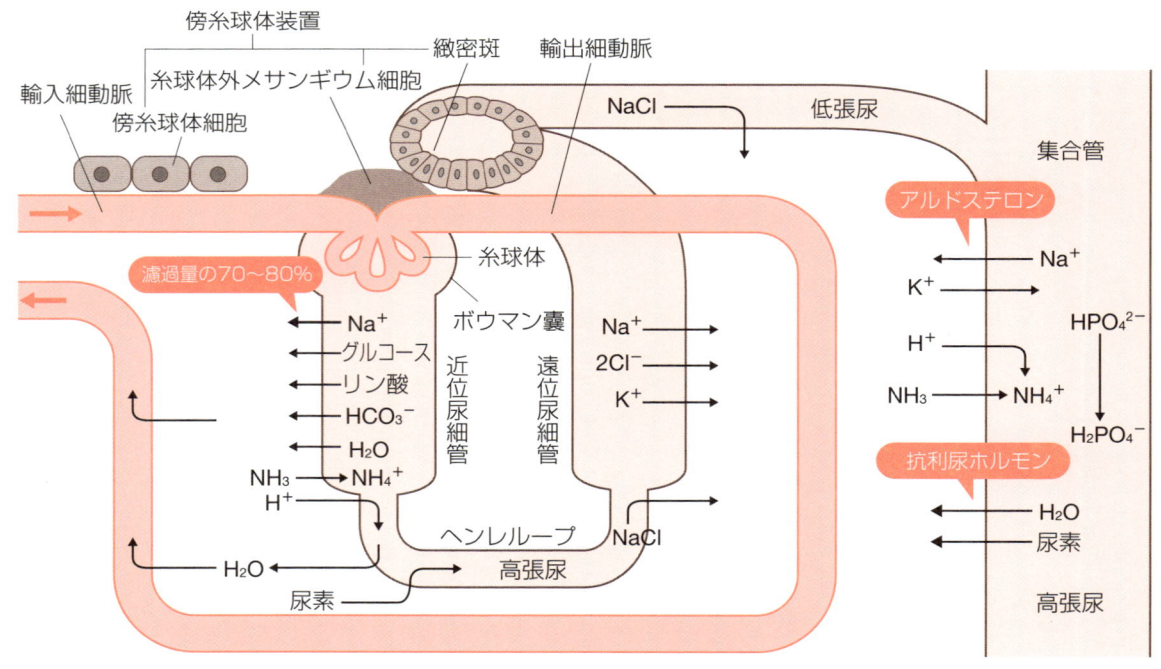

図5-7 尿細管・集合管における再吸収・分泌

- 糸球体では血漿成分が1日に約150 L濾過され，その濾液（原尿）は近位尿細管，ヘンレループ，遠位尿細管，集合管を通過する間に，約99％の水分と必要な成分が再吸収され，不要な成分が分泌され，1日約1.5 Lの尿が排泄される（図5-6）．
- 近位尿細管は，皮質から下行し髄質でUターンして上行するヘンレループ（下行脚，細い上行脚，太い上行脚）を形成し，遠位尿細管へとつながる．
- 近位尿細管は管腔側の細胞膜が刷子縁という微絨毛となっており細胞膜表面積を大きくしている．
- 近位尿細管では，原尿中の水，Na^+，K^+，Cl^-，リン酸などの70〜80％が再吸収され，さらにグルコース，アミノ酸，ペプチド，ビタミンが100％再吸収され，H^+，アンモニアなどが分泌される（図5-7）．H^+の分泌により，原尿中のHCO_3^-はCO_2に変換され，再吸収される．
- ヘンレループの下行脚では水が約20％再吸収され，上行脚と遠位尿細管ではNa^+が再吸収される．
- 遠位尿細管は，元の糸球体に戻ってその血管極に接し，緻密斑を形成する．緻密斑は，糸球体外メサンギウム細胞，傍糸球体細胞（顆粒細胞）とともに傍糸球体装置を形成し，糸球体濾過量（GFR）を調節している．
- 緻密斑は，原尿中のCl^-濃度を感知し，低下すると輸入細動脈の傍糸球体細胞を刺激してレニンを分泌させ，血圧を上昇させることで糸球体濾過量を増加させる．
- 尿濃縮は髄質における高い浸透圧によって行われ，その浸透圧勾配はヘンレループの対向流増幅系によって維持されている（図5-8）．
- 下行脚は水の透過性がよく，髄質における高い浸透圧にしたがって，水が間質へさらには直細血管へと移動し，尿は高張となる．
- 上行脚では水の透過性が低く，Na^+，K^+，Cl^-が再吸収され，尿は低張となる．
- 遠位尿細管では約5％の水分が再吸収される．
- 集合管ではアルドステロンの影響を受け，Na^+を再吸収し，K^+を分泌する．また抗利尿ホルモン（ADH）の影響を受け，水を再吸収する．
- 髄質の高い浸透圧（最高1,200 mOsm/L）は，尿素（600 mOsm/L）とNaCl（600 mOsm/L）により形成される．

GFR：glomerular filtration rate（糸球体濾過量），ADH：antidiuretic hormone（抗利尿ホルモン）

4 水・電解質・酸塩基平衡の調節

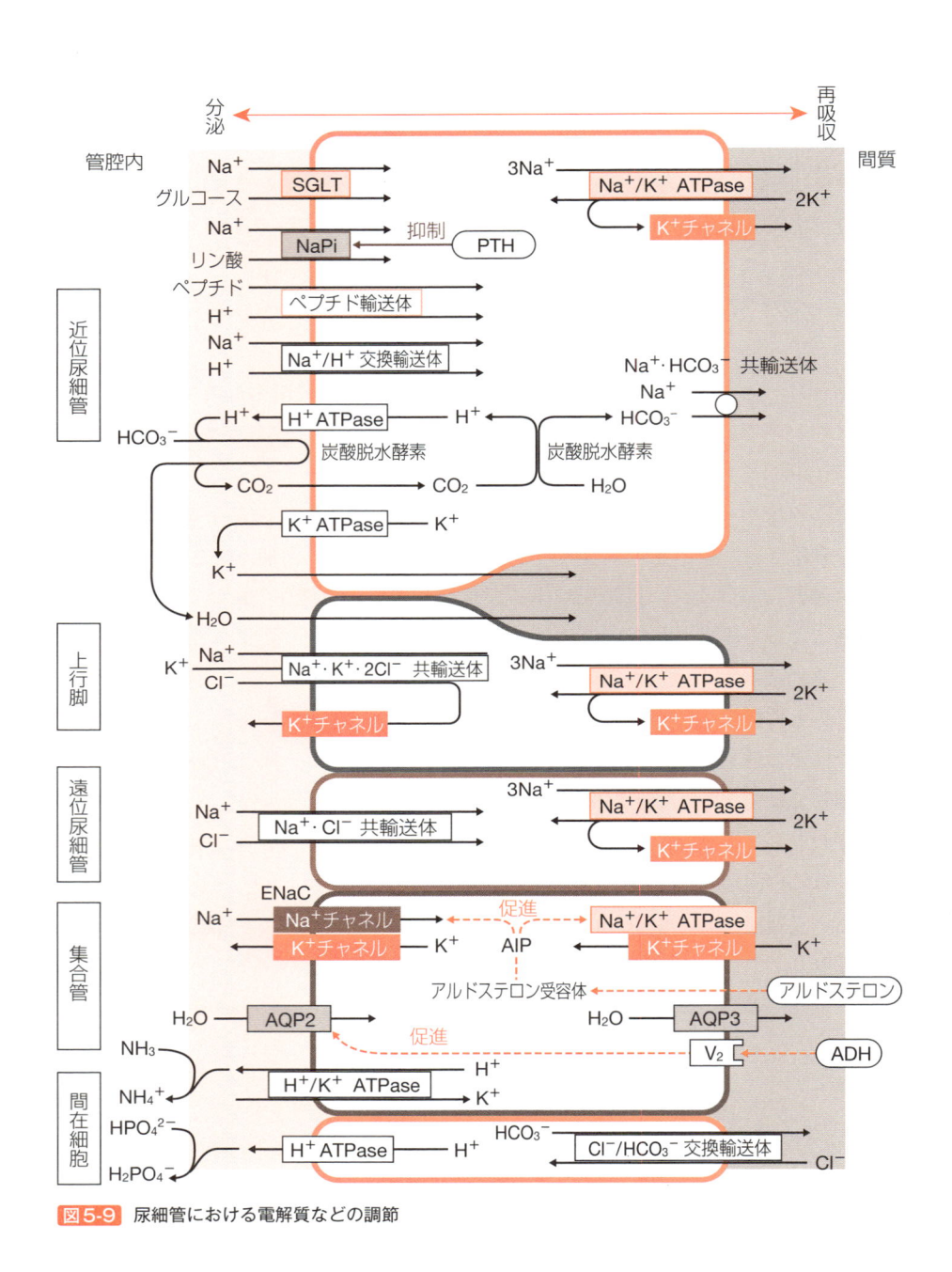

図5-9 尿細管における電解質などの調節

1 水の調節

- 水分が減少し血漿浸透圧が増加すると，下垂体後葉から抗利尿ホルモン（ADH）が分泌される．ADHは集合管に作用し，アクアポリン（AQP）を介する水の再吸収を促進して尿量を減らし，血漿浸透圧を低下させる（図5-9）．

2 電解質の調節

(1) Na^+ 再吸収

- 近位尿細管では Na^+-グルコース共輸送（SGLT），Na^+/H^+ 交換輸送によって再吸収される（図5-9）．ヘンレループの上行脚では Na^+-K^+-$2Cl^-$ 共輸送により再吸収される．
- 遠位尿細管では Na^+-Cl^- 共輸送によって再吸収される．集合管では Na^+ チャネルによって再吸収され，アルドステロンによって調節されている．
- グルコースは近位尿細管細胞内で Na^+-グルコース共輸送（SGLT）によって再吸収され，グルコース輸送体（GLUT）により細胞外（血中）へ放出される．

(2) HCO_3^- 再吸収

- 糸球体で濾過された HCO_3^- は，Na^+/H^+ 交換輸送によって管腔に排出された H^+ と反応し，炭酸脱水酵素により CO_2 と H_2O になる．CO_2 と H_2O は尿細管細胞内に拡散し，細胞内の炭酸脱水酵素により HCO_3^- と H^+ になる．細胞内の HCO_3^- は，Na^+-HCO_3^- 共輸送体で，集合管（間在細胞）では Cl^-/HCO_3^- 交換輸送体で血管側に輸送されることにより再吸収される．

$$HCO_3^- + H^+ \rightleftarrows H_2CO_3 \rightleftarrows CO_2 + H_2O$$

(3) H^+ 分泌とアンモニア排泄

- 遠位尿細管，集合管では管腔膜にある H^+ ATPase により管腔内に H^+ を分泌している．
- NH_3 は近位尿細管細胞でグルタミンから生成され，管腔側に拡散し，尿細管から分泌された H^+ と反応してアンモニウム（NH_4^+）となり尿中に排泄される．

3 酸塩基平衡の調節

- 血液のpHは HCO_3^-，H^+，P_{CO_2} によって調節されている．
- 血液中 HCO_3^- と H^+ の異常によって代謝性アシドーシス，または代謝性アルカローシスがおきる．代謝性アシドーシスおよび代謝性アルカローシスでは，呼吸による CO_2 の排泄を調節して血液pHの異常を代償する．
- 腎不全では，血中 HCO_3^- の低下および H^+ の増加により血液pHが低下し，代謝性アシドーシスを示す．代謝性アシドーシスでは，代償的に呼吸を増やし CO_2 の排泄を促進して血液pHの低下を抑制する．
- 血液中の P_{CO_2} の異常によって呼吸性アシドーシス，または呼吸性アルカローシスが起きる．呼吸性アシドーシスおよび呼吸性アルカローシスでは腎臓における HCO_3^- と H^+ の排泄を調節して血液pHの異常を代償する．

ADH：antidiuretic hormone（抗利尿ホルモン），AQP：aquaporin（アクアポリン），SGLT：sodium-glucose co-transporter（ナトリウム－グルコース共運送体），GLUT：glucose transporter（グルコース輸送体），AIP：aldosterone-induced protein（アルドステロン誘導タンパク質），ENaC：epithelial sodium channel（上皮型ナトリウムチャネル）

5 クリアランス

A

$P_{in} \times GFR$

$U_{in} \times V$
濾過量＝排泄量
$P_{in} \times GFR = U_{in} \times V$

$$GFR = \frac{U_{in} \times V}{P_{in}} = C_{in}$$

B

$P_{PAH} \times RDF$

$U_{PAH} \times V$
入力＝出力
$P_{PAH} \times RDF = U_{PAH} \times V$

$$RPF = \frac{U_{PAH} \times V}{P_{PAH}} = C_{PAH}$$

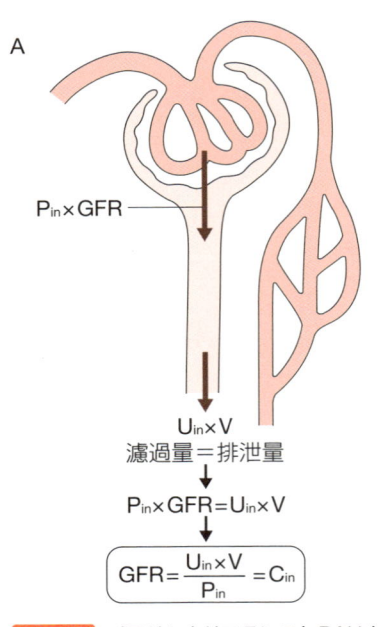

図5-10 イヌリンクリアランスとPAHクリアランス

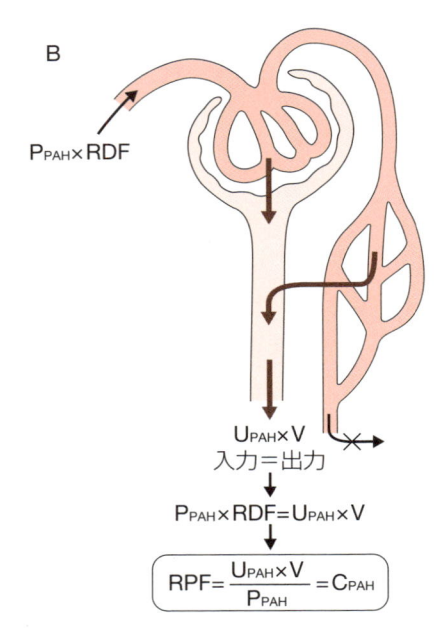

5 クリアランス

- ある物質の1分間あたりの尿中排泄量をもたらすために必要な，1分間あたりの血漿流量をクリアランスという．
- 物質の血漿濃度をP，クリアランスをC，尿中濃度をU，1分間あたりの尿量をVとすると，P×C＝U×Vであり，C＝(U×V)/P となる．
- 糸球体で自由に濾過され，尿細管で再吸収も分泌もされない物質であるイヌリンのクリアランスは糸球体濾過量(GFR)を表す(図5-10A)．GFRは正常人で約100 mL/分である．

    GFR = $(U_{in} × V)/P_{in} = C_{in}$

    C_{in}：イヌリンクリアランス(mL/分)，U_{in}：尿中イヌリン濃度(mg/dL)，P_{in}：血漿中イヌリン濃度(mg/dL)

- イヌリンは静脈内に投与する必要があるので，内因性クレアチニンをその代わりに用い，クレアチニンクリアランスからGFRを簡易的に求めることができる．クレアチニンクリアランスはGFRが低下するにつれて実際よりも高くなる傾向がある．

    GFR ≒ $(U_{cr} × V)/P_{cr} = C_{cr}$

    C_{cr}：クレアチニンクリアランス(mL/分)，U_{cr}：尿中クレアチニン濃度(mg/dL)，P_{cr}：血漿中クレアチニン濃度(mg/dL)

- 糸球体で自由に濾過され，濾過されなかった残りがすべて尿細管から分泌される物質であるパラアミノ馬尿酸(PAH)のクリアランスは腎血漿流量(RPF)を表す(図5-10B)．RPFは正常人で約500 mL/分である．

    RPF = $(U_{PAH} × V)/P_{PAH} = C_{PAH}$

    C_{PAH}：PAHクリアランス(mL/分)，U_{PAH}：尿中PAH濃度(mg/dL)，P_{PAH}：血漿中PAH濃度(mg/dL)

- 腎血流量(RBF)を求めるには，ヘマトクリット(Ht)から次式を用いて求めることができる．

    RBF = RPF/(1 − Ht/100)

    RBF：腎血流量(mL/分)，RPF：腎血漿流量(mL/分)，Ht：ヘマトクリット(％)

- 腎臓を流れる血漿のうち，糸球体で濾過されるものの割合を濾過比(FF)といい，次式で求めることができる．正常では約0.2である．

    FF = C_{in}/C_{PAH}

    GFR：glomerular filtration rate (糸球体濾過量)，PAH：para-aminohippuric acid (パラアミノ馬尿酸)，RPF：renal plasma flow (腎血漿流量)，RBF：renal blood flow (腎血流量)，FF：filtration fraction (濾過比)

第5章　腎・泌尿器

6 腎とホルモン

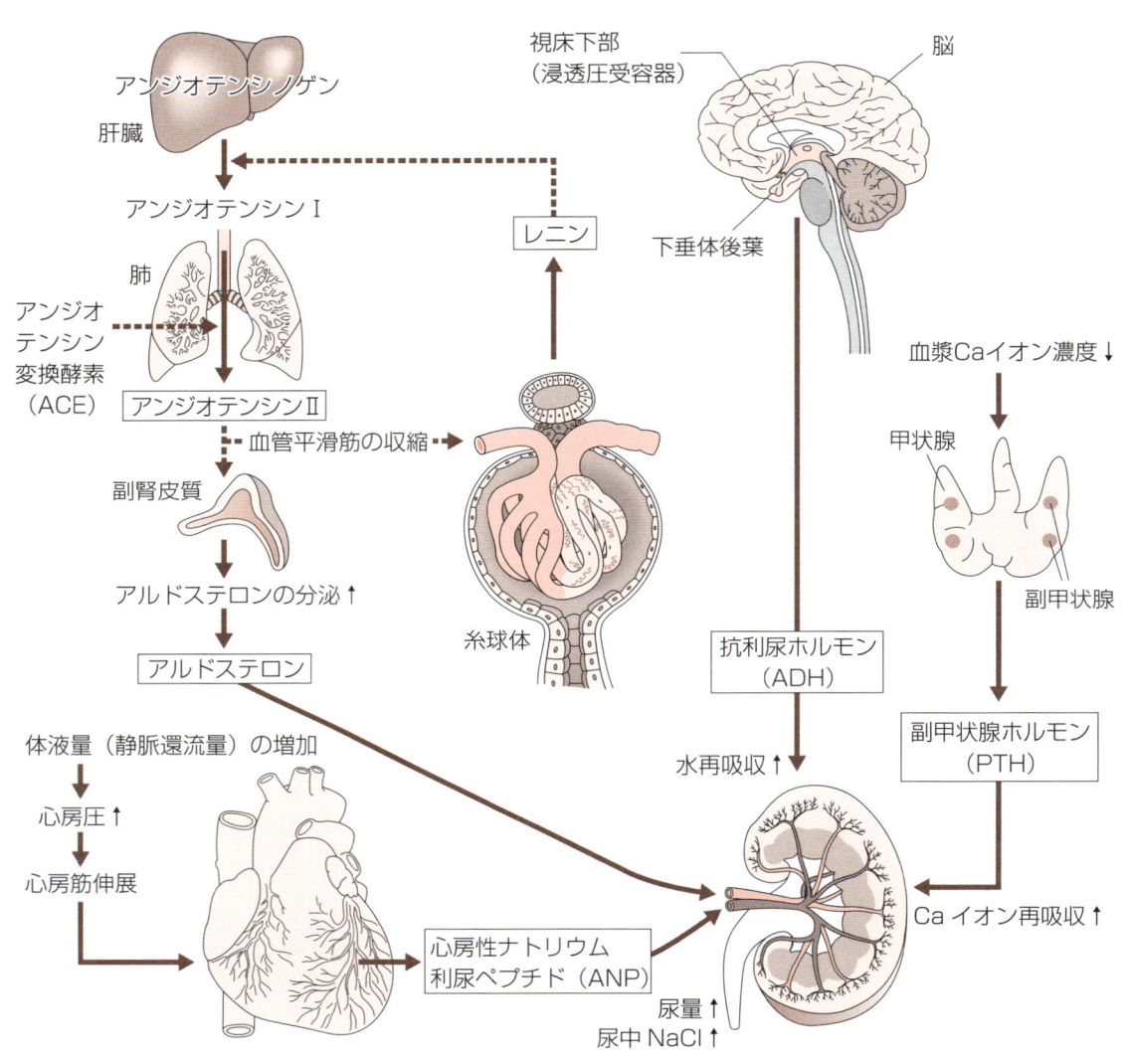

図5-11 腎臓とホルモン
ACE：angiotesin converting enzyme（アンジオテンシン変換酵素），PTH：parathyroid hormone（副甲状腺ホルモン），
ADH：antidiuretic hormone（抗利尿ホルモン），ANP：atrial natriuretic peptide（心房性ナトリウム利尿ペプチド）

1 腎臓が産生するホルモン

(1) レニン-アンジオテンシン-アルドステロン系
- 血圧と体液量の調節に働く．
- レニンは傍糸球体細胞から分泌され，輸入細動脈中に放出される．レニン分泌は輸入細動脈圧の低下，遠位尿細管の濾液量の低下，交感神経刺激により促進される．
- 肝臓から放出された血中のアンジオテンシノゲンはレニンによってアンジオテンシンⅠに変換され，肺毛細血管にあるアンジオテンシン変換酵素（ACE）によってアンジオテンシンⅡに変換される（図5-11）．アンジオテンシンⅡは副腎皮質からのアルドステロンの分泌を促進する．
- アンジオテンシンⅡは血管収縮作用によって血圧を上昇させる．
- アルドステロンは，集合管におけるNa^+の再吸収とK^+の分泌を促進する．その結果，水分の再吸収が増加し，体液量が増加する．

(2) エリスロポエチン
- 貧血や慢性肺障害などで組織の酸素分圧が低下すると，腎臓（尿細管周囲の線維芽細胞）でエリスロポエチンが産生され，骨髄の造血幹細胞，とくにCFU-E（後期赤血球系前駆細胞）に作用し，赤血球産生を促進する．
- エリスロポエチンの約85％が腎臓で産生され，約15％が肝臓で産生される．

(3) 活性型ビタミンD_3
- ビタミンD_3は肝臓で水酸化されて25-ヒドロキシビタミンD_3となり，さらに腎臓の近位尿細管で水酸化されて活性型の1,25-ジヒドロキシビタミンD_3となる．
- 副甲状腺ホルモン（PTH）は腎臓での1,25-ジヒドロキシビタミンD_3の産生を促進する．
- 1,25-ジヒドロキシビタミンD_3は，腸管におけるCa^{2+}の吸収および腎臓でのCa^{2+}の再吸収を促進する．

2 腎臓に作用するホルモン（図5-11）

(1) 副甲状腺ホルモン（PTH）
- 血漿Ca^{2+}濃度が低下すると，副甲状腺よりPTHが放出される．
- PTHは，骨からのCa^{2+}の遊離，尿細管でのCa^{2+}の再吸収，活性型ビタミンD_3の産生を促進して腸管でのCa^{2+}の吸収を増加させる．

(2) 抗利尿ホルモン（ADH，バソプレッシン）
- 体液の浸透圧の調節に働く．体液の浸透圧が上昇すると視床下部の浸透圧受容器が感知し，下垂体後葉からADHが分泌される．
- ADHは集合管に作用し，水の再吸収を促進して，尿を濃縮し，体液の浸透圧を低下させる．

(3) 心房性ナトリウム利尿ペプチド（ANP）
- ANPは，体液量の増加により心房が伸展されることにより，心房から放出される．
- ANPは利尿作用，降圧作用を示す．ANPは，血管平滑筋弛緩により腎血流量を増大させ，輸入細動脈の弛緩によりGFRを増加させ，また集合管に作用してNa^+再吸収を抑制し，さらに視床下部に作用してADH分泌を抑制することにより，尿量を増加させる．

7 尿　路

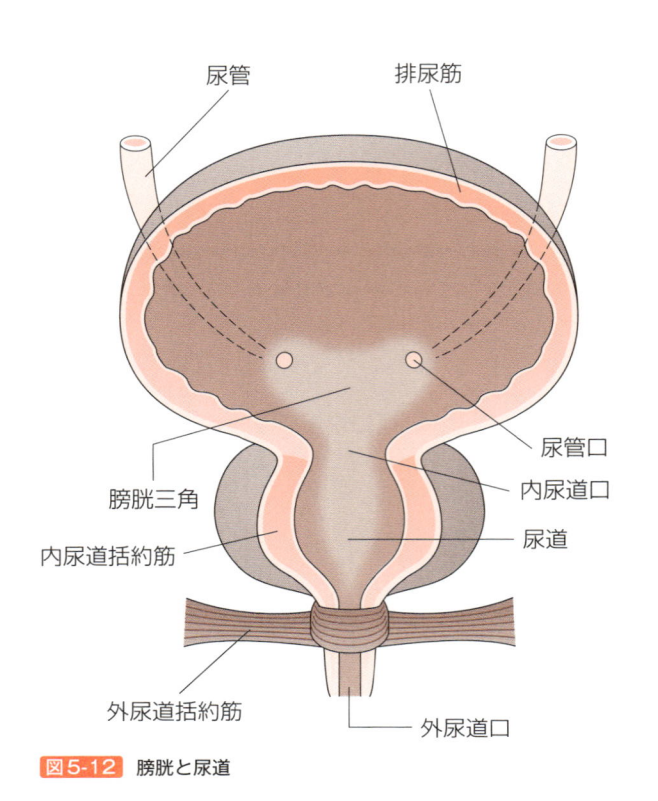

図5-12 膀胱と尿道

- 尿管
- 排尿筋
- 尿管口
- 膀胱三角
- 内尿道口
- 内尿道括約筋
- 尿道
- 外尿道括約筋
- 外尿道口

図5-13 排尿の神経調節

③大脳皮質からの中枢抑制解除
尿意
④排尿中枢の興奮伝達
骨盤神経 T11〜L2
交感神経系 下腹神経
S2〜S4
②刺激の伝達
骨盤神経
陰部神経
①尿の蓄積（膀胱内）
膀胱
⑤排尿筋収縮・内尿道括約筋弛緩
尿道
外尿道括約筋
⑥外尿道括約筋弛緩

7 尿 路

- ☐ 尿路は尿管，膀胱，尿道からなる．
- ☐ 腎臓で産生された尿は，蠕動運動によって尿管から膀胱へ移動する．尿管は膀胱壁に対して斜めに貫通しているので，膀胱に尿がたまると貫通部が圧迫されて，膀胱から尿管への逆流はおきない．
- ☐ 尿道は平滑筋である内尿道括約筋と骨格筋である外尿道括約筋によって囲まれている（図5-12）．外尿道括約筋は陰部神経によって調節されており，常に収縮しており尿が漏れないようになっている．尿道は男性よりも女性のほうが短いので，女性のほうが膀胱炎になりやすい．
- ☐ 膀胱および内尿道括約筋は交感神経（下腹神経）と副交感神経（骨盤神経）の二重支配を受けている．
- ☐ 膀胱は平滑筋でできており，膀胱内の尿が約150 mLまでは尿意を感じず，それ以上たまって膀胱壁が伸展されると，骨盤神経を通って仙髄および腰髄の排尿中枢に情報が伝えられる．膀胱の伸展刺激が大脳皮質に伝えられると尿意を感じる．
- ☐ 排尿準備が整っていないと，大脳皮質からの排尿中枢抑制により下腹神経が興奮し，膀胱壁の弛緩と内尿道括約筋の収縮がおこり，さらに尿が貯留する．外尿道括約筋は収縮している．
- ☐ 大脳が排尿を決意すると，排尿を腰髄，仙髄に知らせ，膀胱の収縮と内尿道括約筋の弛緩がおこり，同時に陰部神経によって外尿道括約筋が弛緩し，尿道が開き，排尿される（図5-13）．排尿後には残尿がほとんどない．

セルフアセスメント

問1　腎臓におけるネフロンの数は？
① 10万個
② 20万個
③ 50万個
④ 200万個

問2　糸球体濾過量の正常値は？
① 10 mL/分
② 50 mL/分
③ 100 mL/分
④ 200 mL/分

問3　尿量を調節しているホルモンは？
① エリスロポエチン
② ADH
③ 活性型ビタミンD_3
④ PTH

問4　近位尿細管について正しいのは？
① グルコースが再吸収される
② 緻密斑を形成している
③ アルドステロンの影響を受けNaを再吸収する
④ 浸透圧が高い

問5　糸球体について正しいのは？
① タンパク質は濾過される
② 基底膜は陽性に荷電している
③ 輸出細動脈が拡張すると糸球体毛細血管圧が上昇する
④ 水，電解質，グルコースなど低分子は濾過される

問6　酸塩基平衡について正しいのは？
① 代謝性アシドーシスではHCO_3^-が低下している
② 代謝性アルカローシスではpHが低下している
③ 腎不全では代謝性アルカローシスになる
④ 呼吸性アシドーシスのとき腎臓における代償作用は働かない

問7　傍糸球体細胞から分泌されるホルモンは？
① 活性型ビタミンD_3
② エリスロポエチン
③ レニン
④ アルドステロン

問8　アルドステロンについて正しいのは？
① 集合管でのK分泌を抑制する
② 副腎皮質から分泌される
③ 近位尿細管でのNa再吸収を抑制する
④ 血圧を低下させる

問9　膀胱について正しいのは？
① 横紋筋でできている
② 下腹神経と陰部神経の二重支配をうけている
③ 排尿後には残尿がある
④ 内圧が上昇すると尿意を感じる

問10　尿道について正しいのは？
① 外尿道括約筋は横紋筋である
② 外尿道括約筋は骨盤神経により調節されている
③ 内尿道括約筋は横紋筋である
④ 男性より女性のほうが長い

解答　問1：④，問2：③，問3：②，問4：①，問5：④，問6：①，問7：③，問8：②，問9：④，問10：①

第6章
内分泌

✓ 到達目標
- [ ] 視床下部と下垂体のホルモンについて説明できる.
- [ ] 甲状腺と副甲状腺のホルモンについて説明できる.
- [ ] 膵臓のホルモンについて説明できる.
- [ ] 副腎のホルモンについて説明できる.
- [ ] 生殖器のホルモンについて説明できる.

第6章 内分泌

1 ホルモンの種類と内分泌器官

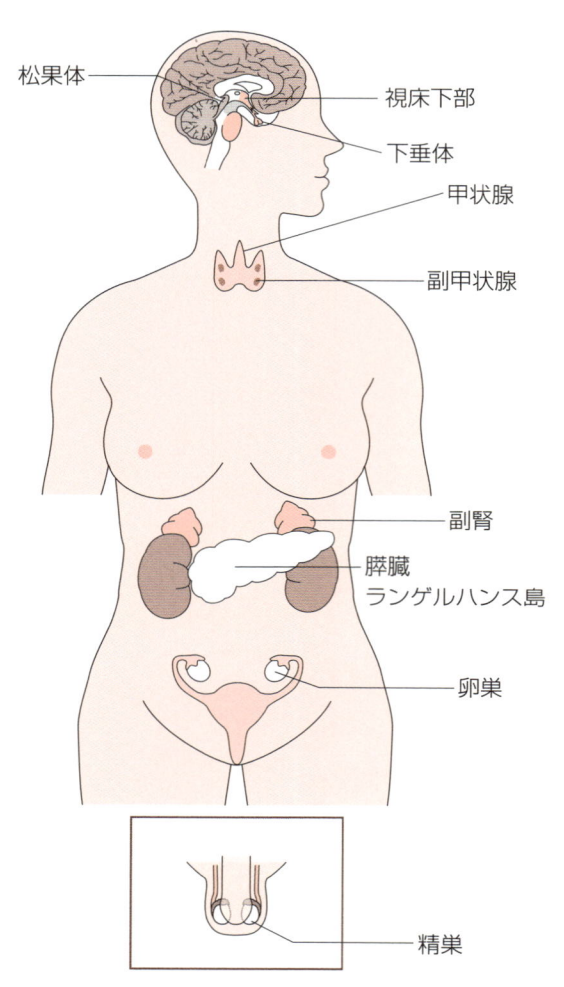

図6-1 内分泌器官

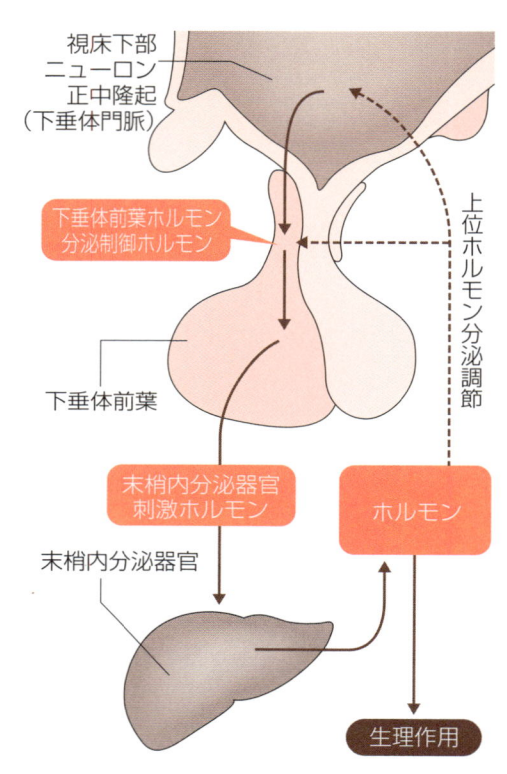

図6-2 フィードバック調節

1 ホルモンの種類と内分泌器官

- ☐ 生体組織で産生・分泌された生理活性物質が，血液で運ばれて他の組織を刺激することを内分泌（エンドクリン）といい，この生理活性物質をホルモンという．ホルモンを産生する組織を内分泌器官（図6-1）という．
- ☐ 分泌された物質が近くの細胞に直接作用することを傍分泌（パラクリン）といい，分泌細胞自身にも直接作用することを自己分泌（オートクリン）という．
- ☐ ホルモンはその化学構造から，ペプチドホルモン，ステロイドホルモン，アミノ酸誘導体（カテコールアミン，甲状腺ホルモンなど）に分けられる．
- ☐ ホルモンはその化学特性から，水溶性ホルモンと脂溶性ホルモンに分けられる．
- ☐ 水溶性ホルモンにはペプチドホルモン，カテコールアミンなどがある．細胞表面に露出した受容体タンパク質と結合し，細胞内に入ることなく作用を発揮する．
- ☐ 脂溶性ホルモンにはステロイドホルモン，甲状腺ホルモンなどがある．脂溶性ホルモンは血中ではアルブミンや他の輸送タンパク質と結合し，一部が遊離型として存在する．脂溶性ホルモンは標的細胞内に入り，核内（細胞内）受容体と結合し，ホルモン-受容体複合体となり，標的遺伝子の転写を促進する．

2 ホルモンの調節

- ☐ ホルモンの分泌は視床下部-下垂体前葉-末梢内分泌器官などの系により調節される（図6-2）．
- ☐ 下位のホルモンが上位のホルモンの分泌を調節することをフィードバック調節といい，抑制的に作用するネガティブ（負の）フィードバックと，促進的に作用するポジティブ（正の）フィードバックがある．
- ☐ エストロゲンは，通常はネガティブフィードバックを示し，視床下部のゴナドトロピン放出ホルモン（GnRH）の分泌を抑制し，下垂体前葉の黄体形成ホルモン（LH）や卵胞刺激ホルモン（FSH）の分泌を抑制する．しかし，排卵時ではエストロゲンはポジティブフィードバックを示し，GnRH，LH，FSHの分泌をサージ状に促進する．
- ☐ 上位のホルモンのかわりに神経系による調節もある．交感神経活動が増加すると，副腎髄質のノルアドレナリン，アドレナリン分泌が増加する．
- ☐ ホルモン分泌にはサーカディアン（概日）リズムを示すものがあり，血中濃度は一定ではない．

Note

2 視床下部と下垂体①

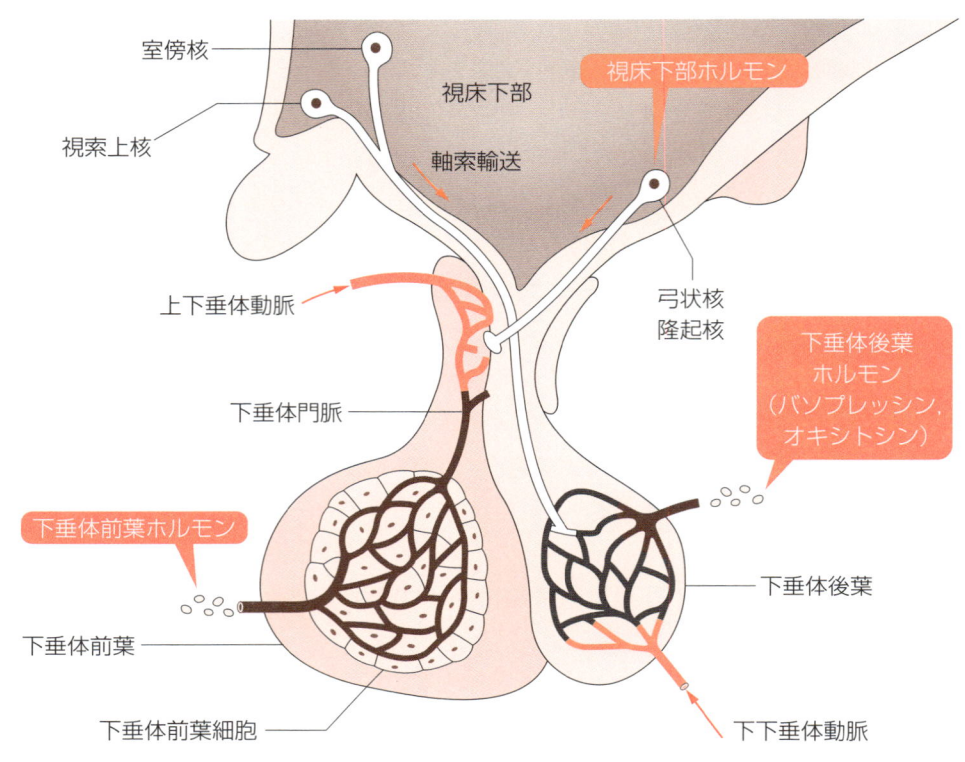

図6-3 視床下部ホルモンと下垂体前葉ホルモンおよび下垂体後葉ホルモン

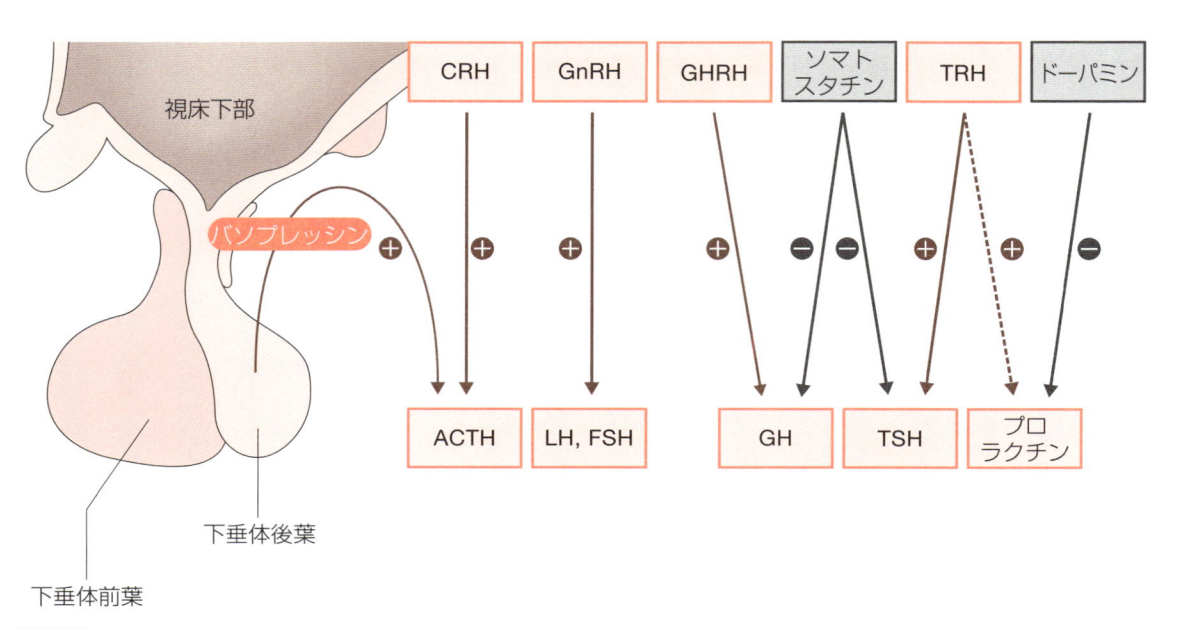

図6-4 視床下部ホルモンによる下垂体前葉ホルモンの分泌調節

2　視床下部と下垂体①

- [ ] 視床下部には神経終末より血中へホルモンを分泌する神経内分泌細胞が2種類ある．
- [ ] 1つは視床下部基底部に存在し，正中隆起の神経終末から下垂体門脈系に視床下部ホルモンを放出する細胞で，下垂体前葉の細胞に作用し，下垂体前葉ホルモンの分泌を調節している．
- [ ] もう1つは視床下部に存在する細胞から下垂体後葉へ神経線維を伸ばし，下垂体後葉ホルモンを分泌している（図6-3）．

■1 視床下部ホルモンと下垂体前葉ホルモン

- [ ] 視床下部ホルモンは下垂体前葉ホルモンの分泌を調節している（図6-4）．
- [ ] 視床下部ホルモンとしては，成長ホルモン放出ホルモン（GHRH），甲状腺刺激ホルモン放出ホルモン（TRH），副腎皮質刺激ホルモン放出ホルモン（CRH），ゴナドトロピン放出ホルモン（GnRH），ソマトスタチン，ドーパミンがある．視床下部ホルモンは，カテコールアミンであるドーパミンを除いて，ペプチドホルモンである．
- [ ] 下垂体前葉ホルモンとしては，成長ホルモン（GH），甲状腺刺激ホルモン（TSH），副腎皮質刺激ホルモン（ACTH），ゴナドトロピン（卵胞刺激ホルモン：FSH，黄体形成ホルモン：LH），プロラクチンがある．下垂体前葉ホルモンはすべてペプチドホルモンである．
- [ ] GHRHはGHの，TRHはTSHの，CRHはACTHの分泌を促進し，GnRHはFSHとLHの分泌を促進する．
- [ ] 一方，ソマトスタチンはGHの分泌を抑制し，ドーパミンはプロラクチンの分泌を抑制する．プロラクチンは産後の乳汁産生と乳汁分泌を促進する．

> GHRH：growth hormone releasing hormone（成長ホルモン放出ホルモン），TRH：thyrotropin-releasing hormone（甲状腺刺激ホルモン放出ホルモン），CRH：corticotropin-releasing hormone（副腎皮質刺激ホルモン放出ホルモン），GnRH：gonadotropin-releasing hormone（ゴナドトロピン放出ホルモン），GH：growth hormone（成長ホルモン），TSH：thyroid-stimulating hormone（甲状腺刺激ホルモン），ACTH：adrenocorticotropic hormone（副腎皮質刺激ホルモン），FSH：follicle-stimulating hormone（卵胞刺激ホルモン），LH：luteinizing hormone（黄体形成ホルモン）

3 視床下部と下垂体②

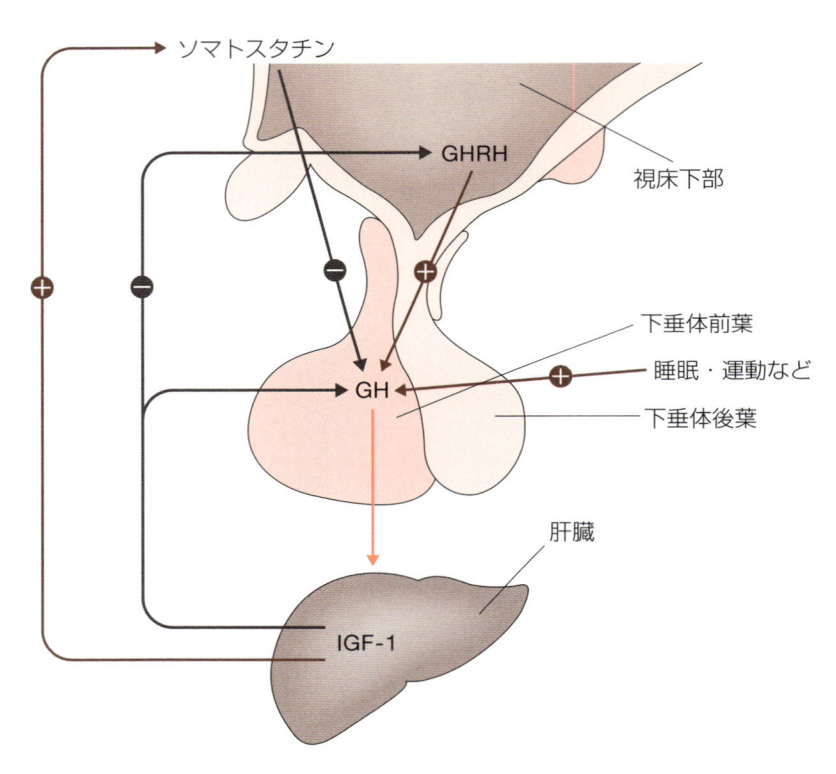

図6-5 成長ホルモンの分泌調節

2 成長ホルモン

- 下垂体前葉ホルモンである成長ホルモン（GH）の分泌は，GHRHによって促進され，ソマトスタチンによって抑制される．
- 下垂体前葉細胞の約50％はGH分泌細胞であり，最も多い．
- GHの分泌は夜間に高く，睡眠が重要な促進因子である．またタンパク質の摂取，血糖低下，脂肪酸低下，運動，ストレスにより分泌が亢進する．甲状腺ホルモンはGHの分泌を促進し，効果を高める．アンドロゲンとエストロゲンはGH分泌を促進する．
- GHは出生後から思春期までの身体の成長に必須である．
- GHは直接，および肝臓のインスリン様成長因子-1（IGF-1，ソマトメジンC）産生を介して，成長を促進する（図6-5）．
- GHは，骨端部における軟骨の増殖を介した骨の成長（成長促進），骨格筋ではタンパク質合成による筋肉の成長を促進する（タンパク同化作用）．抗インスリン作用により筋肉や脂肪のグルコースの取り込みを抑制し，血糖を上昇させる（血糖上昇作用）．脂肪組織でのトリグリセリド分解により血中遊離脂肪酸が増加し，エネルギー源として利用される（脂肪分解促進）．
- GHは肝臓におけるIGF-1の分泌を促進する．IGF-1の軟骨増殖促進作用はGHよりも強い．さらにIGF-1には筋肉，軟部組織の成長促進作用やインスリン様細胞増殖作用がある．
- GH分泌が過剰であると，骨端線閉鎖前では巨人症となり，骨端閉鎖後ではあご，指先，かかとなど骨末端が大きくなる先端巨大症となる．GH分泌が低下すると小人症となり，低身長であるが均整がとれており，脳発達は正常である．

3 下垂体後葉ホルモン

- 抗利尿ホルモン（ADH，バソプレッシン）とオキシトシンは，下垂体後葉から分泌されるペプチドホルモンである．
- ADHは腎臓の集合管に作用し，水分の再吸収を促進する．尿を濃縮し，尿量を低下させる．
- オキシトシンは分娩時には子宮を収縮させ陣痛を起こし，授乳時には乳腺の平滑筋に作用して射乳反射で乳汁を分泌させる．

GH：growth hormone（成長ホルモン），GHRH：growth hormone-releasing hormone（成長ホルモン放出ホルモン），IGF：insulin-like growth factor（インスリン様成長因子），ADH: antidiuretic hormone（抗利尿ホルモン）

4 甲状腺

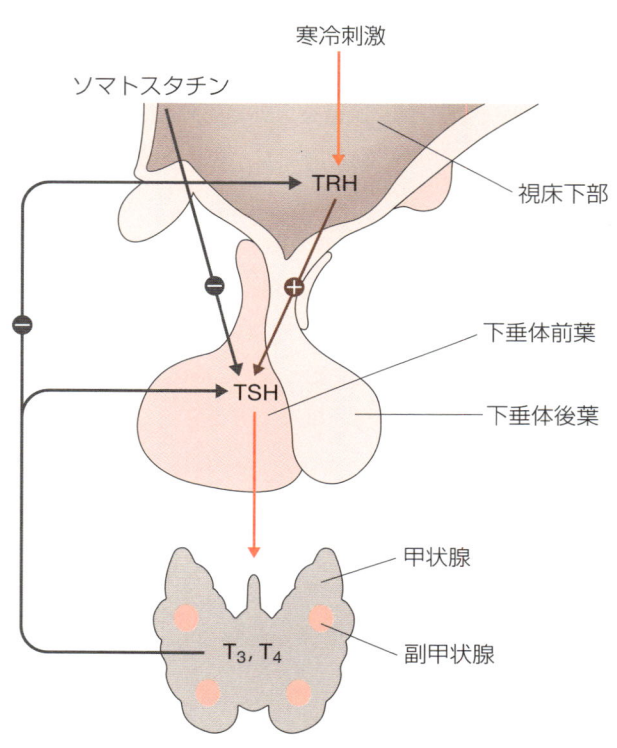

図6-6 甲状腺ホルモンの分泌調節

4 甲状腺

- ☐ 甲状腺ホルモンは甲状腺から分泌されるアミノ酸誘導体ホルモンである．甲状腺ホルモンにはヨウ素を4つもつサイロキシン（T_4）と3つもつトリヨードサイロニン（T_3）があり，T_3の方がT_4よりも生理活性が強い．
- ☐ 甲状腺の濾胞腔で産生されたサイログロブリンは濾胞内に蓄えられる．サイログロブリンのチロシン残基にヨウ素が結合して，ヨード化チロシン残基（モノヨードチロシンとジヨードチロシン）が生成される．2つのヨード化チロシン残基が縮合してサイログロブリン上で甲状腺ホルモンが生成される．サイログロブリン-甲状腺ホルモン複合体が濾胞上皮細胞に取り込まれ，リソソームで加水分解されて，甲状腺ホルモンが遊離し，血中に分泌される．
- ☐ 下垂体前葉から分泌される甲状腺刺激ホルモン（TSH）は甲状腺ホルモンの生成，分泌を促進する．TSHの分泌は，視床下部からの甲状腺刺激ホルモン放出ホルモン（TRH）によって促進される．TSHやTRHの分泌はT_3によるネガティブフィードバックによって抑制される（図6-6）．
- ☐ 甲状腺ホルモンは脂溶性が強く，血中ではサイロキシン結合グロブリン，サイロキシン結合プレアルブミン，アルブミンなどと結合しているが，生理活性を発現するのはこれらの遊離型である．
- ☐ T_4は標的細胞の細胞膜を通過し，細胞内で脱ヨード化されT_3となる．T_3は核内に存在するT_3受容体と結合し，標的遺伝子の発現を調節する．
- ☐ 甲状腺ホルモンは，基礎代謝を亢進し，体温を上昇させる．心臓の収縮力を増強し心拍数を増加させる．タンパク質の分解を亢進する．肝臓での糖新生を促進し，組織の糖利用を促進する．脂肪およびコレステロールの分解を亢進する．
- ☐ 甲状腺ホルモンは，胎生期や新生児期では脳および身体の発育に必須である．甲状腺ホルモンの分泌が先天的に低下すると先天性甲状腺機能低下症（クレチン症）となり，低身長，脳発達障害などを呈する．
- ☐ 甲状腺ホルモンが過剰になると甲状腺機能亢進症を呈し，欠乏すると甲状腺機能低下症を呈する．甲状腺機能亢進症の代表的な疾患であるバセドウ病では，体重減少，頻脈，発汗，眼球突出，イライラ感，下痢などがみられる．甲状腺機能低下症では浮腫，体重増加，無気力，徐脈，便秘などがみられる．

Note

5 副甲状腺

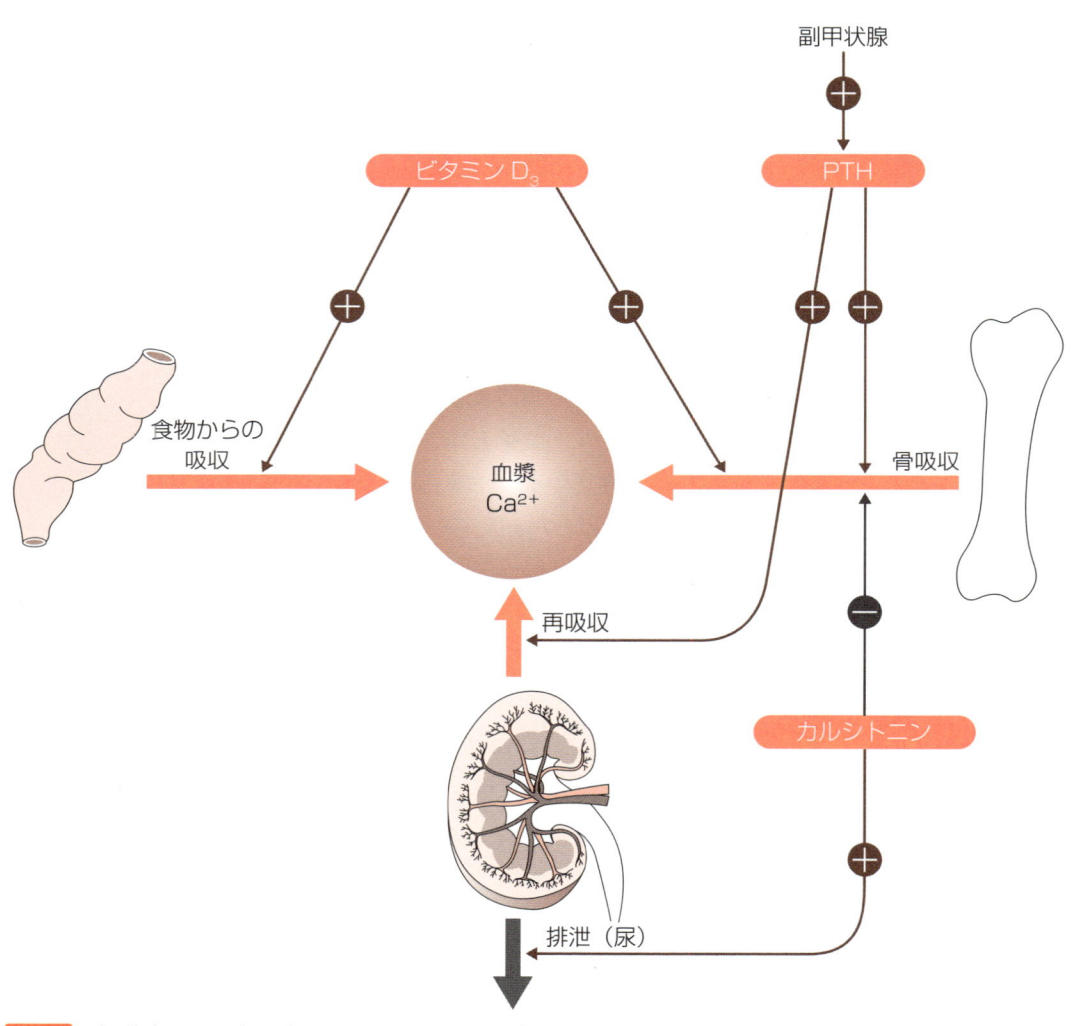

図6-7 副甲状腺ホルモン（PTH），カルシトニン，活性型ビタミンD_3とカルシウム代謝

5 副甲状腺

- ■ 副甲状腺ホルモン（PTH，パラソルモン，上皮小体ホルモン）は副甲状腺（上皮小体）の主細胞より分泌されるペプチドホルモンである．副甲状腺は甲状腺の背面にある米粒大の器官で上下2対計4個ある．
- □ 細胞外カルシウム濃度が低下すると，副甲状腺の細胞膜のカルシウム感知受容体が感知し，PTH分泌が促進される．
- ■ PTHは破骨細胞に作用し骨吸収を促進し，腎臓でのカルシウム再吸収を促進して，血漿カルシウム濃度を増加させる（図6-7）．腎臓でのリン酸再吸収を抑制し，血漿リン濃度を低下させる．腎臓での活性型ビタミンD_3の産生を促進する．
- □ カルシウム代謝は腸管での吸収，腎からの排泄，骨での沈着・放出のバランスによって調節されており，PTH，ビタミンD_3，カルシトニンが関与している（図6-7）．PTHおよび活性型ビタミンD_3は血漿カルシウム濃度を増加させ，カルシトニンは血漿カルシウム濃度を低下させる．

【参考】カルシトニン

- ■ カルシトニンは甲状腺の傍濾胞細胞（C細胞）から分泌されるペプチドホルモンである．
- □ カルシトニンは破骨細胞に作用し骨吸収を低下させ，また腎臓でのカルシウム再吸収を抑制し，血漿カルシウム濃度を低下させる（図6-7）．
- □ ヒトのカルシトニンの生理活性は極めて弱いため，甲状腺を摘出してもカルシウム代謝異常をきたさない．

PTH：parathyroid hormone（副甲状腺ホルモン）

6 膵　臓

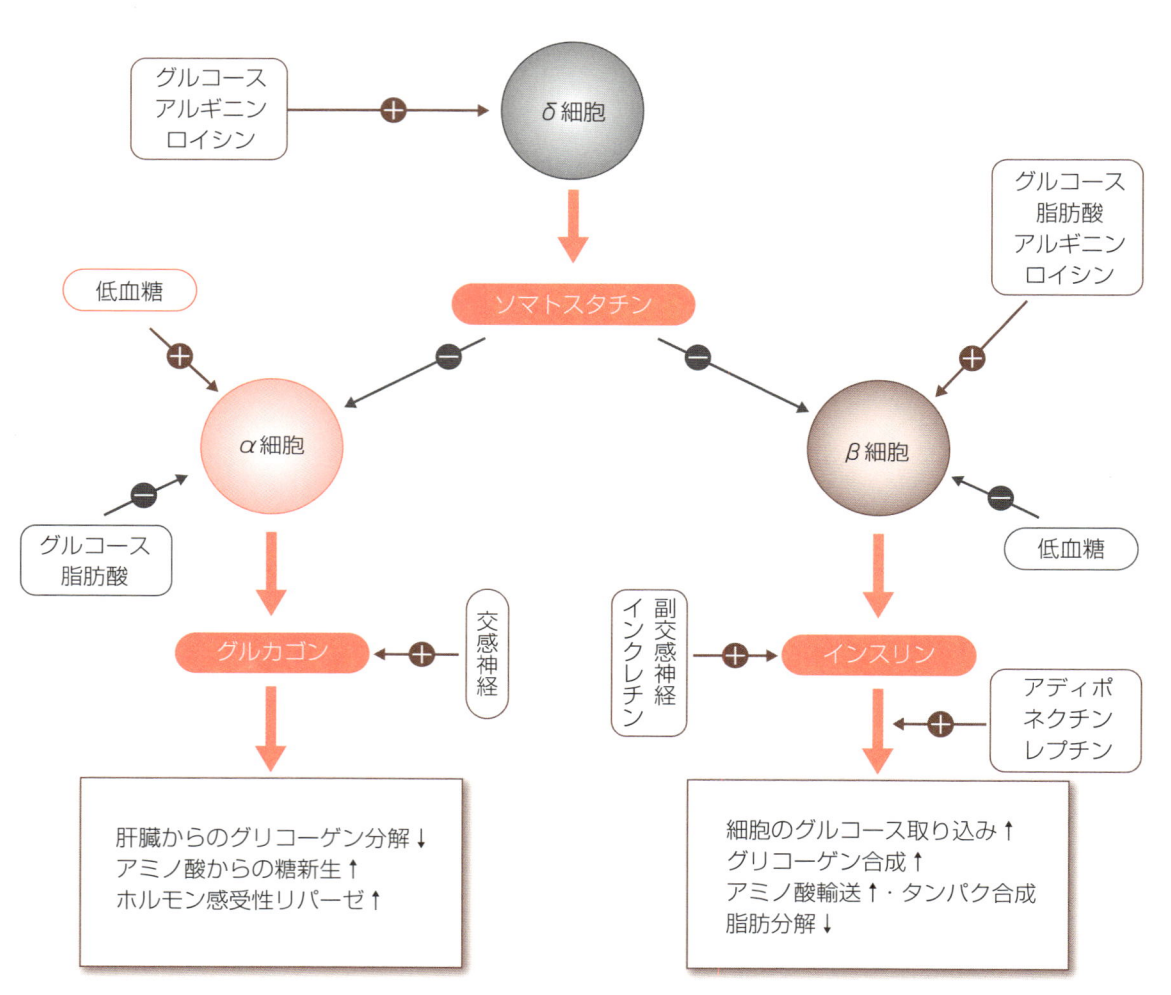

図6-8　インスリン，グルカゴン，ソマトスタチンの分泌調節

6 膵臓

- 膵臓ランゲルハンス島（膵島）のA（α）細胞からはグルカゴン，B（β）細胞からはインスリン，D（δ）細胞からはソマトスタチンなどのペプチドホルモンが分泌される（図6-8）．
- インスリンは高血糖によって分泌され，血糖低下作用を示す．副交感神経やインクレチンもインスリン分泌を増加させる．インスリンは血糖低下をきたす唯一のホルモンである．
- インスリンは肝臓，筋肉，脂肪に作用する．肝臓ではグリコーゲンの合成促進，グルコースの取り込みの促進，タンパク質・脂肪合成促進作用を示す．筋肉ではグルコースの取り込みの促進，グリコーゲン合成の促進，タンパク質合成の促進作用を示す．脂肪ではグルコースの取り込みの促進，脂肪分解の抑制，脂肪酸とグリセリンの取り込み促進，K^+取り込みの促進作用を示す．
- グルカゴンは低血糖によって分泌され，血糖上昇作用を示す．交感神経もグルカゴン分泌を増加させる．肝臓ではグリコーゲンからグルコースを産生し，血中に放出する．
- ソマトスタチンはランゲルハンス島以外にも視床下部や腸管で産生される．ランゲルハンス島で分泌されたソマトスタチンは傍分泌的に作用し，インスリンおよびグルカゴンの分泌を抑制する．

【参考】アディポサイトカイン

- 脂肪細胞で産生・分泌されるホルモンをアディポサイトカインといい，アディポネクチン，レプチンなどがある．
- アディポネクチンは空腹時に分泌され，インスリン作用を増強する．脂肪酸酸化の促進，糖新生抑制，エネルギー消費の促進，食欲の亢進作用などを示す．脂肪細胞が肥大すると分泌が低下する．内臓脂肪が蓄積するとアディポネクチン分泌は低下する．
- レプチンは摂食後に分泌され，食欲を抑制する．インスリン分泌の促進，肝臓や筋肉でのグルコースの取り込みの促進作用を示す．肥満が持続すると作用が低下する．

7 副　腎

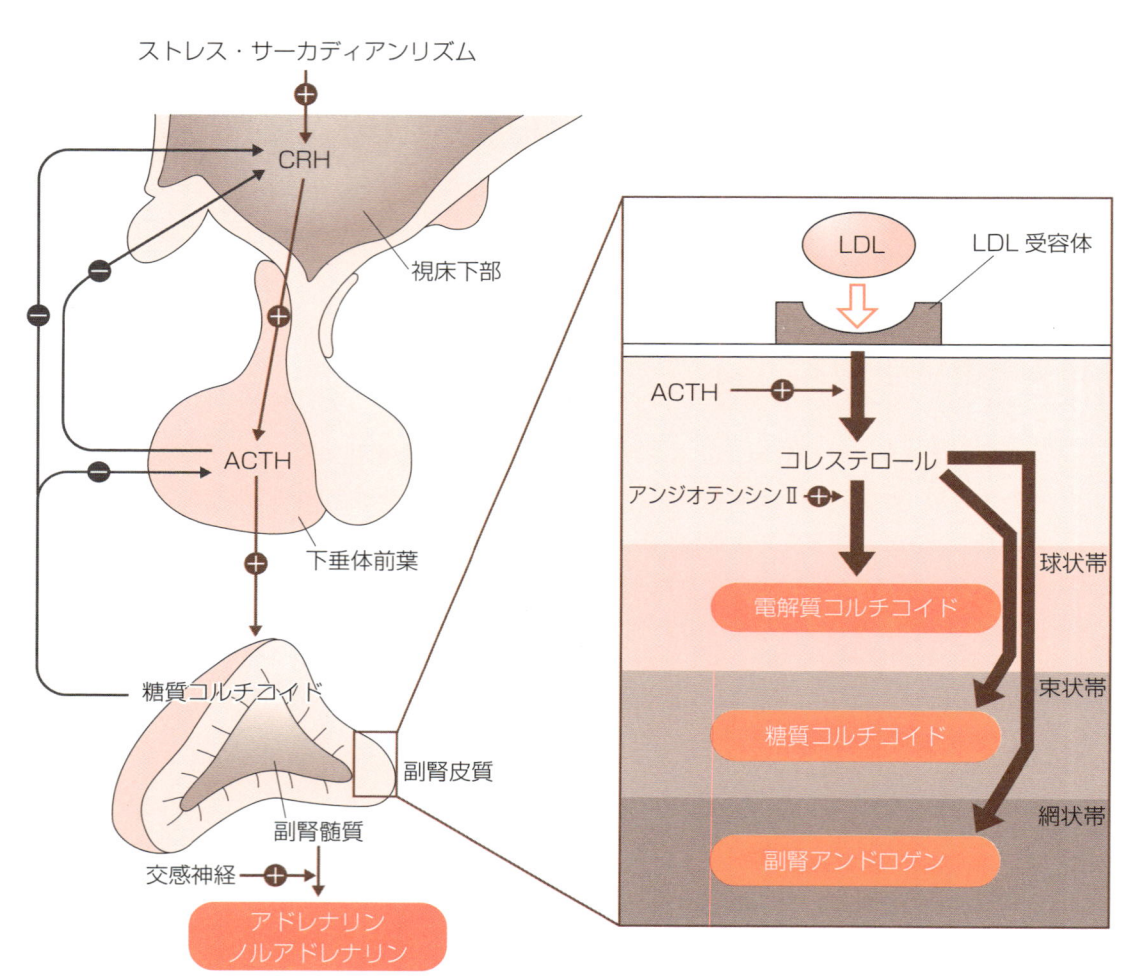

図6-9　副腎皮質ホルモンの分泌調節

7 副腎

1 副腎皮質ホルモン

- 副腎は皮質と髄質に分けられ，皮質は外層から球状帯，束状帯，網状帯に分けられる．
- 副腎皮質の球状帯，束状帯，網状帯からそれぞれ電解質コルチコイド（鉱質コルチコイド，ミネラルコルチコイド），糖質コルチコイド（グルココルチコイド），副腎アンドロゲンが分泌される（図6-9）．
- 副腎皮質ホルモンはステロイドホルモンであり，コレステロールから生成される．下垂体前葉から分泌される副腎皮質刺激ホルモン（ACTH）が副腎皮質ホルモンの分泌を促進する．また副腎皮質刺激ホルモン放出ホルモン（CRH）は視床下部から分泌され，ACTH分泌を促進する．CRH分泌はストレスにより増加し，糖質コルチコイドにより抑制される．
- 糖質コルチコイドとしてはコルチゾルが最も作用が強く，ほかにコルチコステロンがある．
- 電解質コルチコイドとしてはアルドステロンが最も作用が強く，ほかにデオキシコルチコステロンがある．
- 副腎アンドロゲンとしてはデヒドロエピアンドロステロン，アンドロステンジオンがある．
- これらのステロイドホルモンは核内に受容体があり，標的遺伝子の転写を調節している．
- 糖質コルチコイドは肝臓での糖新生を促進し血糖を増加させ，また抗ストレス作用および抗炎症作用を示す．肝臓でアミノ酸からグリコーゲンを生成する．筋細胞でタンパク質を分解し血中アミノ酸を増加させる．脂肪組織から脂肪を分解し血中脂肪酸を増加させる．白血球を減少させる．カテコールアミンの気管支拡張，糖新生作用を促進する．
- アルドステロンは腎臓の遠位尿細管や集合管でNa^+の再吸収を促進しK^+の排泄を促進する．二次的に水の再吸収を促進し，循環血液量，血圧が維持される．
- アルドステロンの分泌はレニン-アンジオテンシン-アルドステロン系のアンジオテンシンⅡによって調節されている．
- 副腎アンドロゲンは末梢でテストステロンに変換され，男性ホルモン作用を示す．

2 副腎髄質ホルモン

- 副腎髄質からはアドレナリン，ノルアドレナリンなどのカテコールアミンが分泌される．
- 副腎髄質ホルモンの分泌は交感神経活動増加により交感神経節前線維を介して刺激される．
- アドレナリンは交感神経の作用と類似しており，心拍数の増加，気管支を拡張させ，血糖を増加させ，血管を拡張させる．
- ノルアドレナリンは交感神経の作用と類似し，全身の血管を収縮させ血圧を上昇させる．

Note

8 生殖器

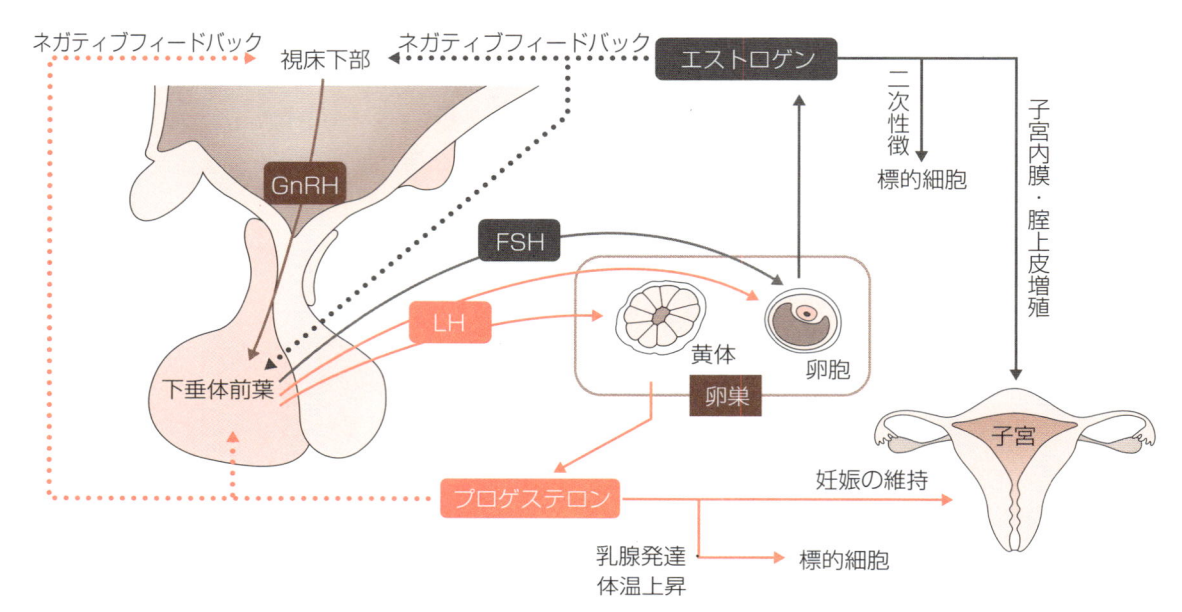

図6-10 女性ホルモンの分泌調節

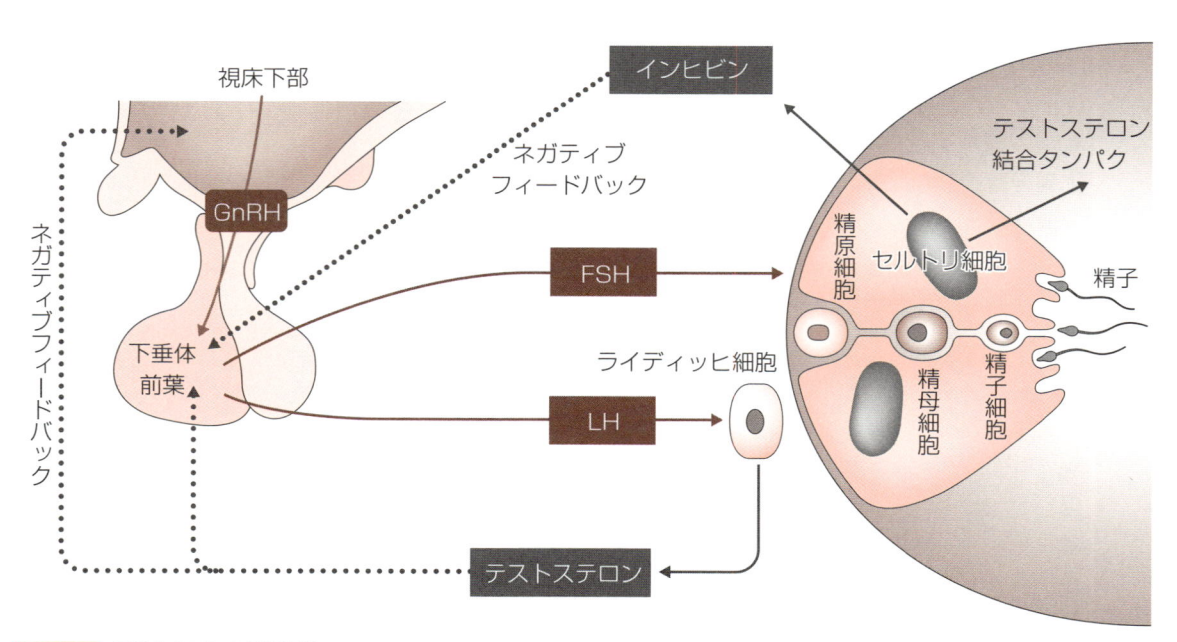

図6-11 男性ホルモンの分泌調節

1 女性ホルモン

- 女性ホルモンはステロイドホルモンであり，コレステロールから生成される．
- 女性ホルモンにはエストロゲンとプロゲステロンがある．エストロゲンにはエストラジオール，エストリオール，エストロンがあり，エストラジオールが最も生理活性が強い．エストラジオールとプロゲステロンは卵巣で生成される．
- 女性ホルモンは，下垂体前葉から分泌される性腺刺激ホルモン（ゴナドトロピン）によって分泌が促進される（図6-10）．ゴナドトロピンは卵胞刺激ホルモン（FSH）と黄体形成ホルモン（LH）の総称である．ゴナドトロピンは視床下部から分泌されるゴナドトロピン放出ホルモン（GnRH）によって分泌が促進される．
- 卵巣における性ホルモンの生成は排卵前後で異なる．
- 排卵前ではLHとFSHの作用によりエストロゲンが分泌されるが，排卵後にはエストロゲンに加えて，黄体からプロゲステロンが分泌される．
- エストロゲンは女性生殖器や乳腺の発達，卵胞の成長，骨成長の促進と骨端線閉鎖（思春期），骨吸収の抑制（閉経期），血中コレステロール低下などの作用を示す．
- プロゲステロンは子宮内膜の増殖，基礎体温の上昇などの作用を示す．

2 男性ホルモン

- 男性ホルモン（アンドロゲン）はステロイドホルモンであり，コレステロールから生成される．
- 男性ホルモンは下垂体前葉から分泌される性腺刺激ホルモン（ゴナドトロピン）によって分泌が促進される（図6-11）．
- 男性ホルモンには精巣で産生されるテストステロンと，標的細胞において5α-還元酵素によりテストステロンから生成するジヒドロテストステロンがある．
- 精巣ではLHの作用により，ライディッヒ細胞でテストステロンが生成される．テストステロンはFSHの作用によりセルトリ細胞で合成されるアンドロゲン結合タンパク質と結合し，精細管腔に分泌される．
- テストステロンは男性生殖器の発達，精子形成，骨格筋の発達，声帯の男性化などの作用を示す．ジヒドロテストステロンは外性器の発達，男性型発毛・脱毛などの作用を示す．

Note

セルフアセスメント

問1 ステロイドホルモンについて正しいのは？
① 水溶性である
② 脂溶性である
③ 細胞膜受容体と結合する
④ アミノ酸から合成される

問2 CRHについて正しいのは？
① TSHの分泌を促進する
② FSHの分泌を促進する
③ LHの分泌を促進する
④ ACTHの分泌を促進する

問3 ソマトスタチンについて正しいのは？
① GHの分泌を抑制する
② プロラクチンの分泌を抑制する
③ ゴナドトロピンの分泌を促進する
④ TSHの分泌を促進する

問4 GHについて正しいのは？
① 脂肪分解を抑制する
② タンパク異化作用を示す
③ IGF-1の産生を促進する
④ 血糖を低下する

問5 ADHについて正しいのは？
① 尿を希釈する
② 腎臓の集合管で水分の再吸収を促進する
③ 腎臓の遠位尿細管でNa^+の再吸収を促進する
④ 腎臓の遠位尿細管でK^+の排泄を促進する

問6 甲状腺ホルモンについて間違いは？
① 基礎代謝を亢進する
② 心拍数を増加させる
③ 脂肪の分解を亢進する
④ 先天的に分泌過剰となるとクレチン症を呈する

問7 PTHについて正しいのは？
① 血漿カルシウム濃度を低下させる
② 甲状腺から分泌される
③ 骨形成を促進する
④ 腎臓での活性型ビタミンD_3の産生を促進する

問8 インスリンについて正しいのは？
① 膵島のA細胞から分泌される
② 血糖上昇作用がある
③ 肝臓でのグリコーゲン合成を促進する
④ 筋肉でグルコースの取り込みを抑制する

問9 副腎皮質ホルモンについて間違いは？
① 糖質コルチコイドとしてはコルチゾールが最も強い
② 電解質コルチコイドとしてはアルドステロンが最も強い
③ 糖質コルチコイドは抗ストレス作用を示す
④ アルドステロンは腎臓の遠位尿細管でNa^+の排泄を促進する

問10 性ホルモンについて正しいのは？
① ゴナドトロピンによって分泌が促進される
② エストロゲンには血中コレステロール増加作用がある
③ エストロゲンには基礎体温の上昇作用がある
④ テストステロンは精巣のセルトリ細胞で合成される

解答　問1：②，問2：④，問3：①，問4：③，問5：②，問6：④，問7：④，問8：③，問9：④，問10：①

第7章 体温調節

✓ **到達目標**
- ☐ 体温の恒常性について説明できる.
- ☐ 熱の産生と放散について説明できる.
- ☐ 体温調節について説明できる.
- ☐ 発汗について説明できる.
- ☐ 体温の異常について説明できる.

第7章 体温調節

1 体温の恒常性と日内リズム

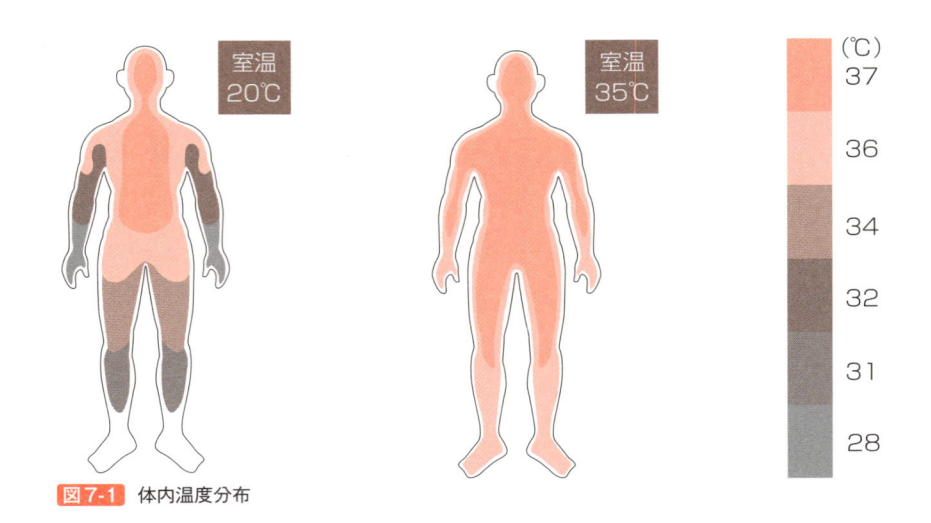

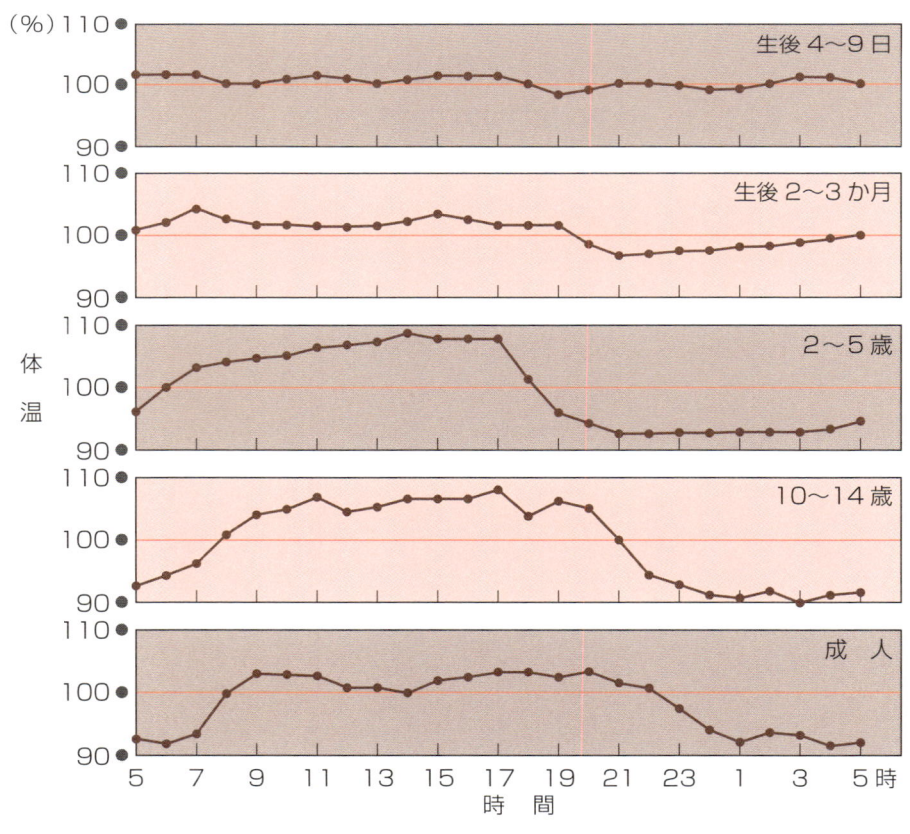

図7-1 体内温度分布

図7-2 体温の日内リズムと年齢

1 体温の恒常性

- 体温は視床下部にある体温調節中枢により37℃前後の一定に保たれている．
- 体内深部の温度を核心温度（深部温度）といい，頭蓋腔，胸腔，腹腔などにある臓器の温度である．
- 体表面近くの温度を外殻温度（表層温度）といい，環境の変化を受け，核心温度を維持するために変化する．温度は体内深部が高く，体表に近いほど低くなる（図7-1）．
- 核心温度に最も近いのは直腸温であるが，測定しやすい腋窩温，口腔温が用いられる．正常値は腋窩温36.8℃，口腔温37.2℃，直腸温37.5℃である．小児は成人より約0.5℃高めである．
- 酵素，受容体，輸送体，チャネルなどのタンパク質の立体構造は温度によって変化する．また酵素反応には至適温度がある．これらのタンパク質が最もよく機能する温度が37℃前後である．

2 体温の日内リズム

- 体温の日内リズムは，朝の3〜6時に最も低く，朝食後の7〜10時ごろから上昇して，その後平坦となり，15〜18時に最も高く，その後低下し，21時ごろ急速に低下する（図7-2）．体温の変動幅は通常1℃以内である．体温の日内リズムは出生直後ではみられない．
- 体温の日内リズムは脳に存在する生物時計によって制御されている．
- 女性では月経周期によっても体温が変動する．早朝起床時に口腔内で測定した基礎体温は月経開始時に低下し，卵胞期間中は低体温となり排卵直前に最も低くなる．排卵とともに約0.5℃上昇して黄体期間中は高体温となる．体温の上昇は黄体ホルモンのプロゲステロンの作用による．排卵がないと基礎体温の上昇がみられない．妊娠すると基礎体温の上昇が4か月くらい持続する．

Note

第7章 体温調節

2 熱の産生と放散

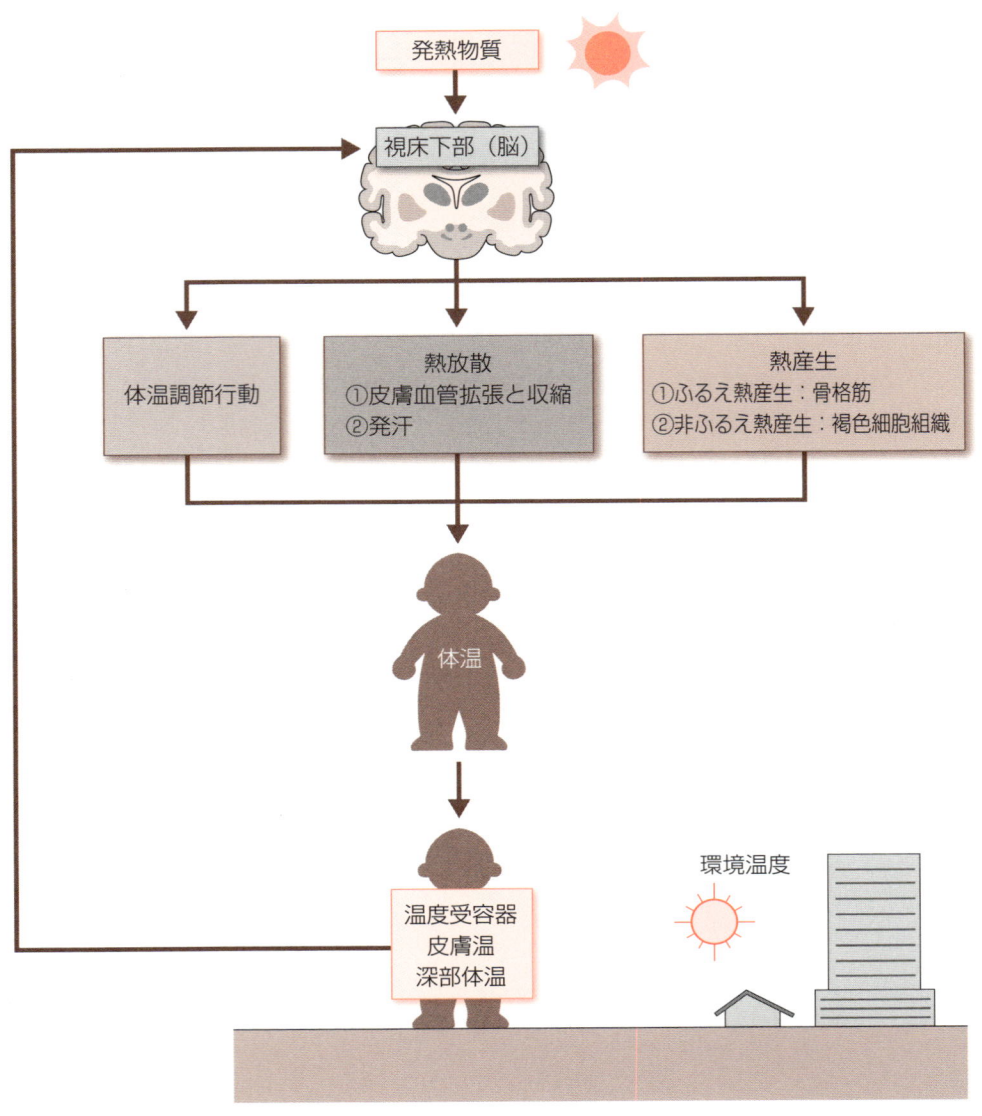

図7-3 体温調節

1 熱産生

- 体温調節中枢では熱の産生と放散を調節している（図7-3）.
- 安静時の熱の産生は約50%が胸腹腔臓器で，約20%が骨格筋で，約15%が脳で行われる．運動時には骨格筋による熱産生が増加する．食後には消化管や肝臓での熱産生が増加する．
- 寒冷時にはふるえ熱産生と非ふるえ熱産生がおこる．
- ふるえ熱産生では，不随意におこる骨格筋の細かい収縮で熱産生が増加する．
- 非ふるえ熱産生では，褐色脂肪組織における脱共役タンパク質（UCP）が関与して，ATP産生を伴わずにミトコンドリアでの熱産生が増加する．褐色脂肪組織は肩甲骨の間，頸部，前胸部などに存在する．非ふるえ熱産生は交感神経刺激によって促進される．
- 甲状腺機能亢進症では基礎代謝が増加し，熱産生が増加する．一方，甲状腺機能低下症では基礎代謝が低下し，熱産生が低下する．

2 熱放散

- 熱の放散は，放射（輻射），伝導・対流，蒸発によっておこり，呼吸に伴う熱放散と体表面からの熱放散がある．
- 呼吸によって吸い込まれた空気は加温，加湿されるので，伝導・対流，蒸発によって熱の放散がみられる．また体表面からの熱放散は放射（輻射），伝導・対流，蒸発によって，熱放散がみられる．
- 水分1gの蒸発によって，約0.58 kcalの気化熱が奪われる．蒸発性熱放散には不感蒸泄と発汗がある．不感蒸泄により1日に約900 mL（皮膚から600 mL，肺から300 mL）の水分が蒸発し，約500 kcalが失われる．

第7章 体温調節

3 体温調節と発汗

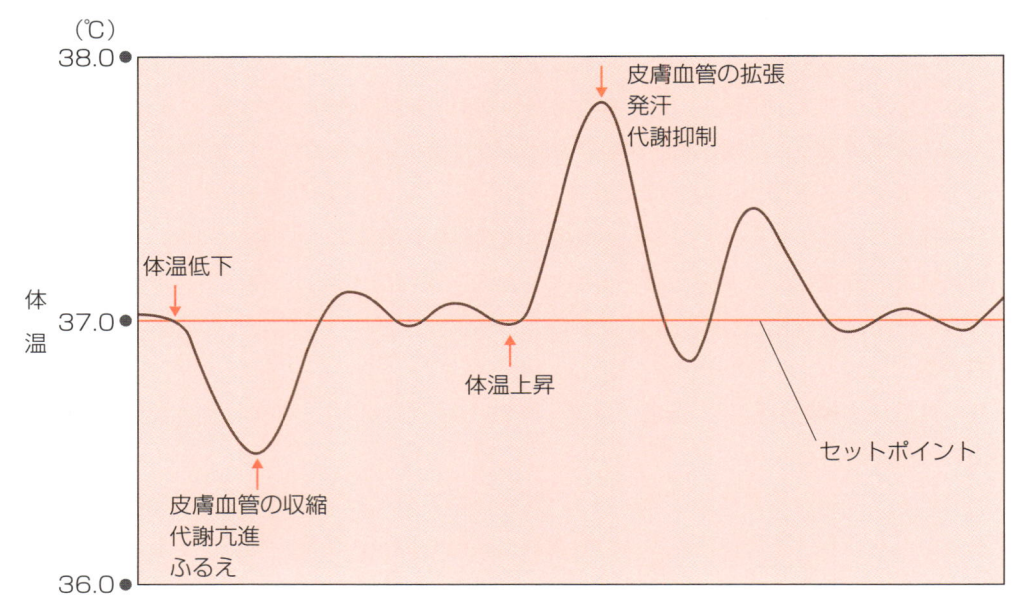

図7-4 体温調節のネガティブフィードバック

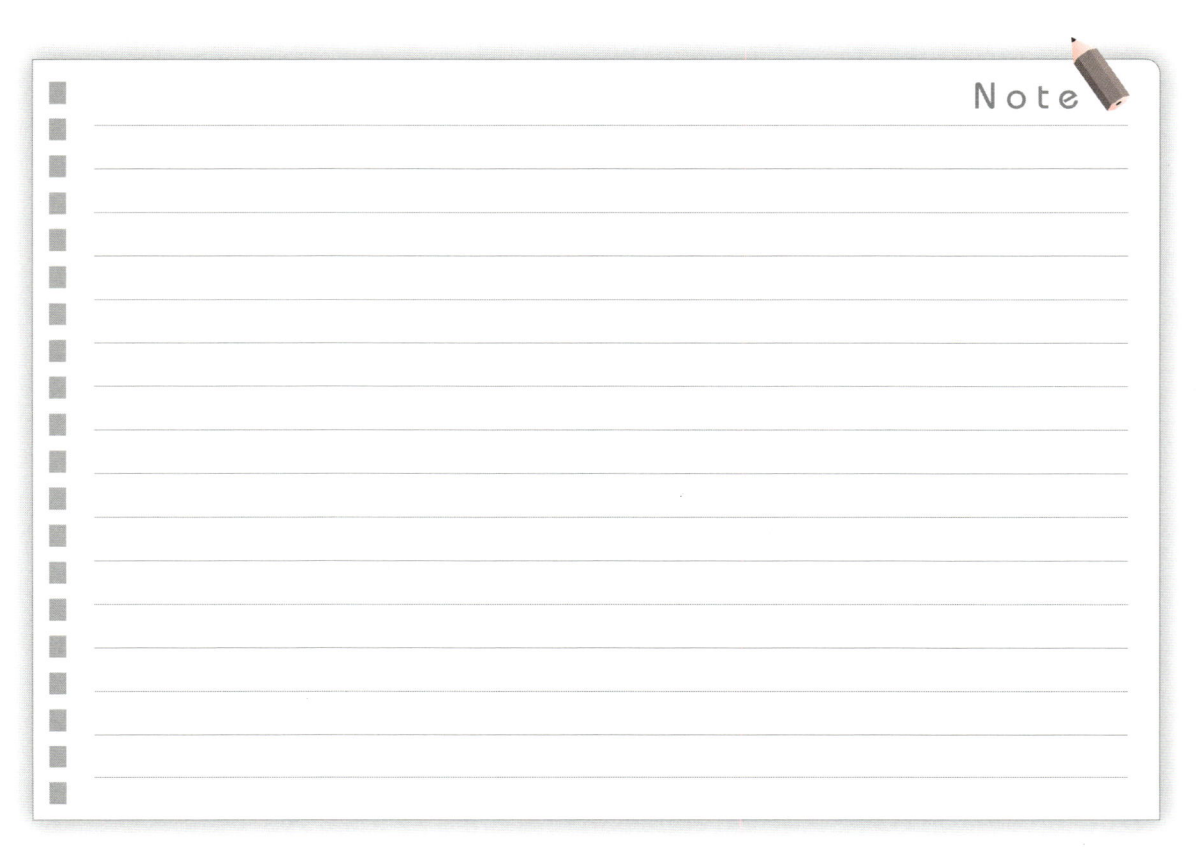

1 体温調節

- 視床下部にある体温調節中枢は，体温が一定の基準値（セットポイント）になるように調節している（図7-4）．
- 温ニューロンと冷ニューロンがあり，体温調節反応を引きおこす．温度受容器からの情報が体温調節中枢に伝達され，自律性体温調節および行動性体温調節を作動させる．温度受容器は視床下部のほかに，皮膚や脊髄，腹部内臓，大動脈周囲などにみられる．
- 自律性体温調節は，血管運動調節，発汗調節，代謝性熱産生調節によって制御されており，神経系，内分泌系が関与している．
- 体温が上昇したときに体温を下げる反応としては，皮膚血管の拡張，発汗による蒸発の増加，代謝性熱産生の抑制などがある．
- 体温が低下したときに体温を上げる反応としては，皮膚血管の収縮，ふるえによる熱産生の増加，非ふるえ熱産生の増加（交感神経刺激による褐色脂肪組織の代謝亢進），甲状腺機能亢進による基礎代謝の増加などがある．甲状腺ホルモン，アドレナリン，ノルアドレナリンなどのホルモンが代謝を亢進させて熱産生を増加させる．
- 行動性体温調節は，暑熱防御反応として，薄着，冷房，送風，体表の湿潤化，冷たい飲食物，涼しい土地への移住などがある．寒冷防御反応として，厚着，暖房，姿勢変化，温かい飲食物，運動，暖かい土地への移住などがある．

2 発 汗

- 発汗には温熱性発汗，精神性発汗，味覚性発汗がある．温熱性発汗は暑いときにおこり，蒸発による気化熱によって熱が放散される．顔面，手背，体幹などに多い．温熱性発汗は夏で通常1〜1.5 L/日である．精神性発汗は精神的緊張によっておこり，手掌，足蹠，腋窩，前額などに多い．味覚性発汗はトウガラシなどの刺激性食品を摂取したときにみられ，顔面，頭部などに多い．
- 汗腺にはエクリン腺とアポクリン腺があるが，ヒトではエクリン腺が多い．アポクリン腺は腋窩，会陰部にある．体温調節に関与しているのはエクリン腺であり，全身に分布し，コリン作動性の交感神経節後線維に支配されている．活動している汗腺を能動汗腺といい，約230万個ある．汗の成分の99％は水分であり，そのほかNaClが多い．
- 局所皮膚の温熱刺激で全身の温熱性発汗が同時におこるが，これを発汗の普現法則という．皮膚の温熱刺激のみでなく血液温度の上昇でも，視床下部の体温調節中枢を刺激して発汗がおきる．
- 一側の皮膚に機械的刺激を与えると反対側が発汗し，刺激側の発汗が抑制されることを半側性発汗という．側臥位では上側の半身に発汗がみられるが，下側半身にはあまりみられない．立位では上半身には発汗がみられるが，足蹠の圧迫により下半身にはあまりみられない．

4 体温の異常

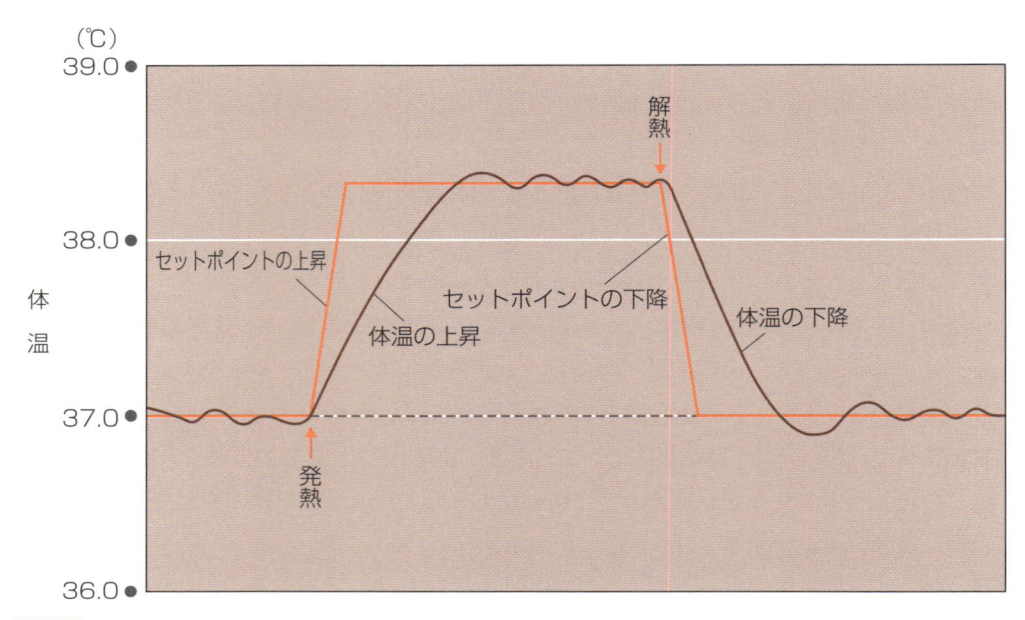

図7-5 発熱，解熱の機序

表7-1 熱中症の症状

熱中症の症状	症状の詳細
熱失神	体温上昇時に末梢血管が拡張しておきる脳虚血で，めまい，虚脱，失神にいたる．
熱痙攣	高温環境下で労働や運動を行い，大量に発汗したときに塩分を投与せずに水分を補給した場合に，疼痛を伴った筋肉痙攣をおこす．
熱疲労	高温環境下で大量の発汗に対して適度な水分や塩分を補給しなかった場合にうつ熱を伴う高体温（40℃未満）を示すものである．
熱射病	高温環境下で運動によりうつ熱となり高体温（40℃以上）を呈するものである．
日射病	日射により脳温が上昇した場合である．

表7-2 熱中症発症の要因

要因	具体例
環境要因	高い気温，強い日差し，急に暑くなった，高い湿度，締め切った屋内，熱波の襲来，風が弱い，冷房のない部屋など．
身体的要因	高齢者や乳幼児，肥満，下痢やインフルエンザでの脱水状態，糖尿病や精神疾患，二日酔いや寝不足などの体調不良，低栄養など．
行動要因	激しい筋肉運動や慣れない運動，長時間の屋外作業，水分補給できない状況など．

4 体温の異常

1 発熱

- 体温の基準値（セットポイント）の異常によっておきる病的な体温の上昇を発熱といい，外因性または内因性の発熱物質の作用によっておきる．
- 外因性の発熱物質としては，細菌の内毒素であるリポポリサッカライドであり，内因性発熱物質としては白血球から放出されるインターロイキン1などがある．これらの発熱物質は前視床下部に作用してプロスタグランジン（PG）E₂を放出させる．PGE₂は体温調節中枢のセットポイントを上昇させる．
- 発熱はマイナス面だけでなく，細菌，ウイルスなどの病原菌の増殖抑制，好中球の遊走能の亢進など白血球機能の活性化，Tリンパ球の活性化など免疫応答の亢進，といったプラスの効果もみられる．
- 発熱物質がなくなると，セットポイントがもとのレベルに下降し，熱の放散が増加して体温が下降して解熱する（図7-5）．

2 高体温と熱中症

- 体内の熱産生と環境からの熱吸収量が熱放散量を上回り，体温の調節機能を逸脱して体温が高温になった状態を高体温という．42℃を超えるとタンパク質の変性がおこり死亡する．
- 高温，多湿，無風状態の環境下での，とくに運動時における体の暑熱障害を熱中症という．その原因は脱水と高体温である．暑い日の屋外の労働，運動のほかに，高齢者では屋内の生活においても熱中症が発生する．熱中症には，熱失神，熱痙攣，熱疲労，熱射病，日射病などの症状がある（表7-1）．
- 熱中症発症には，環境要因，身体的要因，行動要因がある（表7-2）．これらの要因により発汗や皮膚温度で体温が調節できず体温が上昇し，熱中症を引きおこす可能性がある．
- 熱中症の予防にはこれらの要因を避ける．とくに，熱い日は無理をしない，適度な水分と塩分を補給し休憩する，涼しい服装にする，外出時は日傘や帽子を着用する，日陰を利用する，体調不良は危険で高齢者はとくに注意する，室内でも温度を測り冷房を利用するなどである．
- 熱中症を発症した場合，身体を冷やして体温を下げる処置が緊急に必要である．身体の冷却には，濡れタオルや氷嚢を用いる．また水分，塩分を補給する．解熱薬は無効である．

3 低体温

- 体内温が34℃くらいまでは代謝を亢進させ，ふるえ熱産生および非ふるえ熱産生を増加させ，体温を正常値に戻そうとする．さらに体内温が低下した場合，組織の代謝機能が低下し，熱産生も減少する．自律神経機能が低下し，意識も低下する．30℃くらいになると不整脈により死亡する可能性がある．

Note

セルフアセスメント

問1　核心温度に最も近いのはどれか？
① 口腔温
② 直腸温
③ 腋窩温
④ 皮膚温

問2　体温調節中枢の局在について正しいのは？
① 大脳皮質
② 海馬
③ 視床下部
④ 小脳

問3　熱の産生について正しいのは？
① 甲状腺機能低下症では熱産生が増加する
② 非ふるえ熱産生ではリボソームでの熱産生が増加する
③ ふるえ熱産生では不随意におこる骨格筋の収縮で熱産生が増加する
④ 安静時の熱産生は骨格筋で最も多い

問4　熱の放散について間違いは？
① 呼吸に伴う熱放散と体表面からの熱放散がある
② 水分1gの蒸発で約0.58 kcalの気化熱が奪われる
③ 熱の放射は放射（輻射），伝導・対流，蒸発によっておきる
④ 不感蒸泄で1日に約300 mLが失われる

問5　体温が上昇したときに体温を下げる反応として間違いは？
① 皮膚血管の拡張
② 発汗による蒸発の増加
③ 代謝性熱産生の抑制
④ 甲状腺機能の亢進

問6　発汗について正しいのは？
① 一側の皮膚に機械的刺激を与えると反対側が発汗する
② 局所皮膚の皮膚刺激で全身の精神性発汗が同時におこる
③ 活動している汗腺は約1,000万個ある
④ 体温調節に関与しているのはアポクリン腺である

問7　発熱について正しいのは？
① PGD_2は体温調節に関与している
② インターロイキン1は内因性発熱物質である
③ 病原菌増殖抑制や免疫能亢進などの効果はみられない
④ リポポリサッカライドは細菌の外毒素である

問8　熱中症について正しいのは？
① 解熱剤が有効である
② 屋内ではおきない
③ 身体を冷やすことが必要
④ 死亡することはない

問9　熱中症の予防で間違いは？
① 暑い日は無理をしない
② 室内では冷房を使用する
③ 水分を摂取する
④ 塩分摂取は必要ない

問10　体温の日内リズムについて正しいのは？
① 生物時計によって制御されている
② 早朝で最も高い
③ 昼から夕方にかけて最も低い
④ 女性では黄体期間中の基礎体温は低下する

解答　問1：②，問2：③，問3：③，問4：④，問5：④，問6：①，問7：②，問8：③，問9：④，問10：①

第8章

呼吸器

✓ 到達目標

- [ ] 気道・肺・肺胞の構造を説明できる．
- [ ] 呼吸運動・呼吸中枢を説明できる．
- [ ] 換気と肺気量を説明できる．
- [ ] ガス交換・運搬を説明できる．
- [ ] 呼吸性アシドーシス・呼吸性アルカローシスを説明できる．

1 気道・肺・肺胞の構造と機能

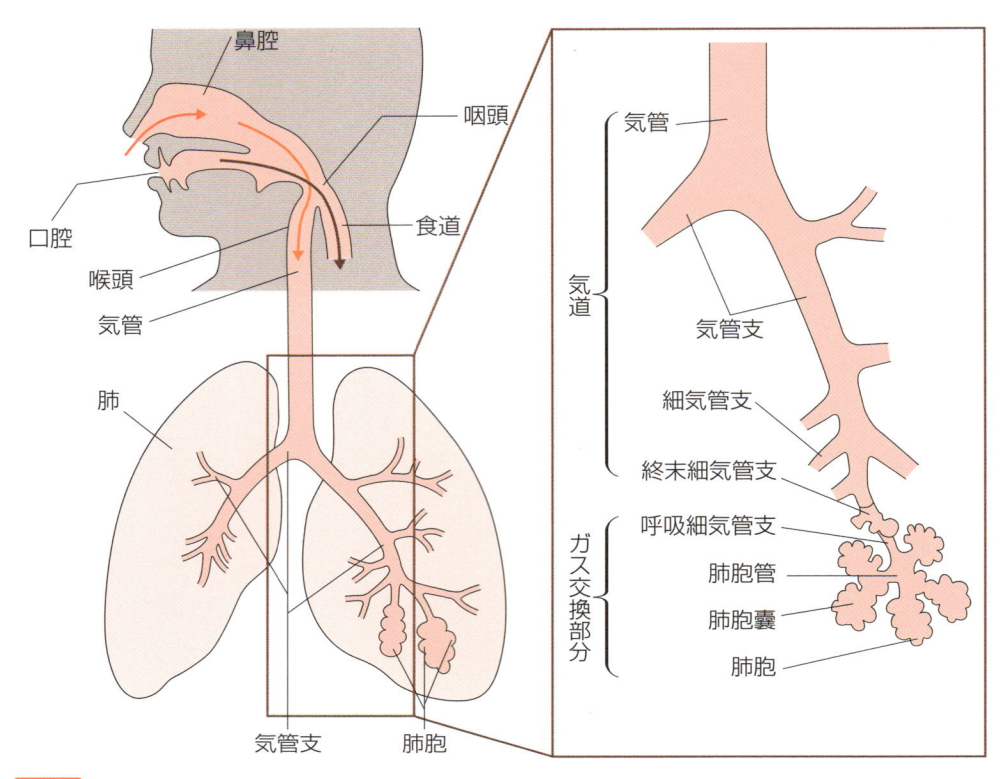

図8-1 気道と肺

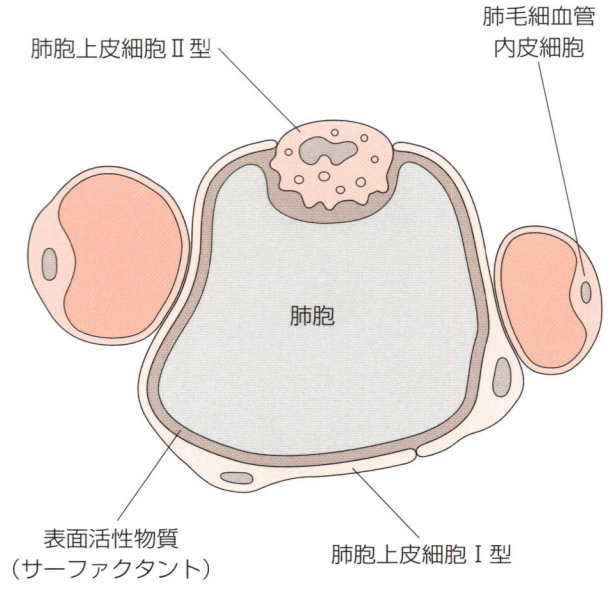

図8-2 肺胞上皮細胞と肺毛細血管

1 気道・肺・肺胞の構造と機能

1 気道・肺の構造と機能

- 気道は鼻腔，口腔，咽頭，喉頭，気管，気管支からなる．
- 気管から左右の主気管支に分かれ，さらに肺葉気管支，区域気管支，小気管支，細気管支，終末細気管支，呼吸細気管支を経て，肺胞となる（図8-1）．気管は約20回の分岐を繰り返し，肺胞となる．肺胞の表面積は約60 m^{2}とテニスコートの大きさになる．
- 肺は左右あり，右肺は上葉，中葉，下葉の3葉からなり，左肺は上葉，下葉の2葉からなる．
- 肺動脈は，気管支と伴走し，肺胞を覆うように毛細血管網を形成する．肺胞でガス交換を行った後，肺静脈となり，小葉間を走行し，左心房に還る．小葉は肺の基本単位で1本の細気管支が支配する領域である．小葉間には小葉間隔壁があり，肺静脈，リンパ管が走行する．
- 胸腔は胸膜に覆われた狭い間隙である．胸膜は肺を覆う臓側胸膜と胸壁を覆う壁側胸膜からなる．胸膜表面に存在する中皮細胞は，微絨毛を有し，呼吸運動に伴う胸膜の摩擦を軽減している．胸腔には微量の生理的な胸水が存在する．

2 肺胞の構造と機能

- 肺胞の構造は，肺胞上皮細胞と毛細血管網からなる（図8-2）．
- 肺胞腔と肺毛細血管内腔との間には，肺胞上皮細胞，基底膜，血管内皮細胞がある．
- 肺胞上皮細胞にはⅠ型とⅡ型がある．肺胞上皮細胞Ⅰ型は細胞質が薄く，毛細血管との間でガス交換が行われている．肺胞上皮細胞Ⅱ型は細胞質が厚く，表面活性物質（サーファクタント）を産生している．肺胞壁の内側は表面活性物質で覆われている．
- 肺胞の表面には薄い水の層がある．表面活性物質は，水の縮まろうとする力（表面張力）を減弱して肺の虚脱を防ぎ，肺胞腔を維持している．
- 肺の実質は気腔および気腔を囲む上皮組織からなり，これら以外の支持構造が肺の間質である（日本呼吸器学会：特発性間質性肺炎 診断と治療の手引き）．つまり，肺の実質は肺胞腔および肺胞上皮細胞からなり，間質は肺胞間壁や毛細血管，小葉間隔壁，結合組織などからなる．

Note

2 呼吸運動と呼吸中枢による調節

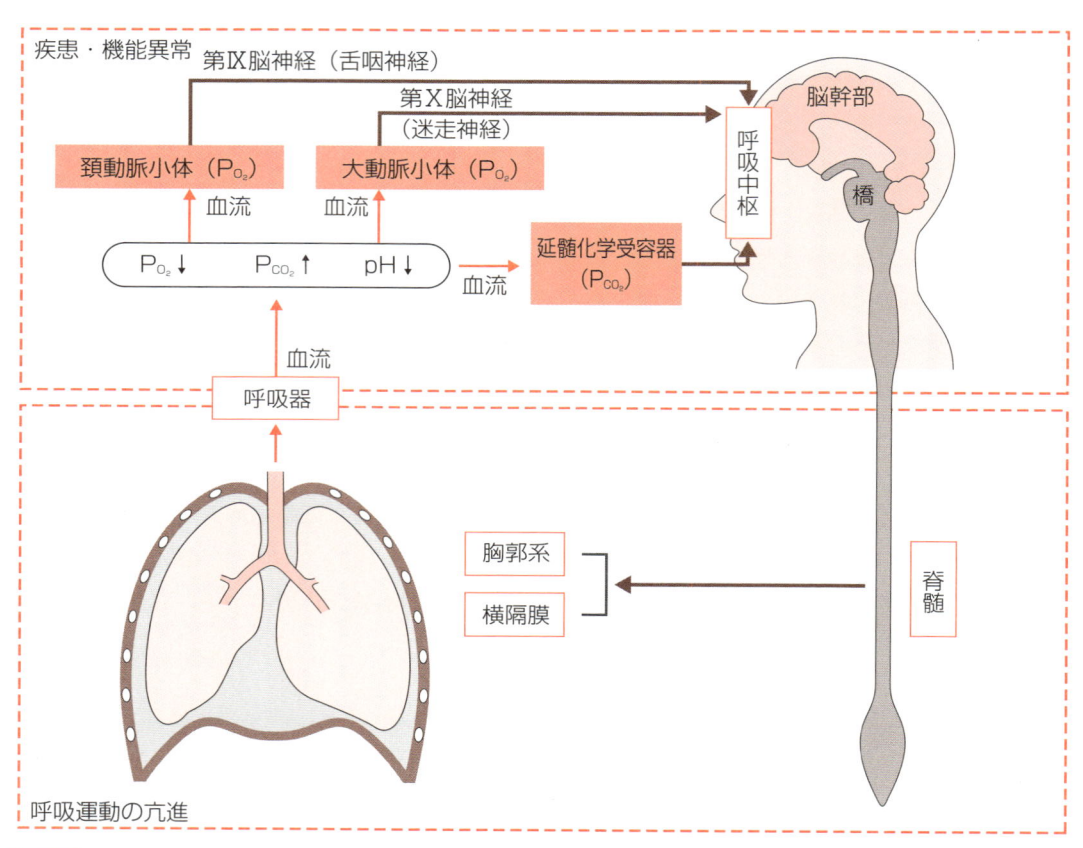

図8-3 呼吸調節

1 呼吸運動

- 胸腔内圧は弱い陰圧であり，胸郭，横隔膜の呼吸筋群の呼吸運動により胸腔内圧が変化し，換気が行われる．
- 安静吸気時には横隔膜，外肋間筋，傍胸骨軟骨筋などの吸気筋が収縮し，胸郭が拡大し横隔膜が低下し，胸腔内圧を陰圧にして空気を取り込む．安静呼気時には吸気筋が弛緩し，胸郭，横隔膜，肺の弾力で肺が受動的に縮む．
- 努力性吸気時には胸鎖乳突筋，斜角筋群が加わり，胸郭の拡大に寄与する．努力性呼気時には内肋間筋，腹直筋，外斜筋，内斜筋，腹横筋が収縮して，胸郭が縮小して，能動的に肺内の空気がはき出される．

2 呼吸中枢による調節

- 呼吸調節系は随意的調節系と自律調節系がある．
- 随意的調節系では大脳皮質から皮質脊髄下降路を通り直接呼吸筋の運動神経に至る．
- 自律調節系には，脳幹橋上部の呼吸調節中枢，橋下部の持続性吸息中枢，延髄の呼吸中枢，延髄化学受容器が関与している．延髄に狭義の呼吸中枢が存在し，呼吸調節中枢は呼息の促進，持続的吸息中枢は吸息の促進に関与する．
- 延髄背側ニューロン群（DRG）には吸息時に興奮するニューロン群が存在し，おもに横隔神経を支配する．延髄腹側ニューロン群（VRG）にはおもに呼息時に興奮するニューロン群が混在し，肋間筋，補助呼吸をつかさどる運動神経を支配している．DRGには孤束核が，VRGには疑核，傍疑核，後顔面神経核が関与している．
- 動脈血中の酸素分圧（P_{O_2}），二酸化炭素分圧（P_{CO_2}），pHが変動すると，頸動脈小体，大動脈小体，延髄化学受容器により感知され，呼吸中枢に影響を与え，換気量を増減させる（図8-3）．そのネガティブフィードバックにより，動脈血中のP_{O_2}，P_{CO_2}，pHが一定に維持される．
- 頸動脈小体は左右の頸動脈の分岐部の近くに各1個ずつあり，大動脈小体は大動脈弓の近くに2または数個ある．これらはおもに動脈血のP_{O_2}を感知し，延髄化学受容器はおもに動脈血のP_{CO_2}を感知する．

Note

3 換気と肺気量

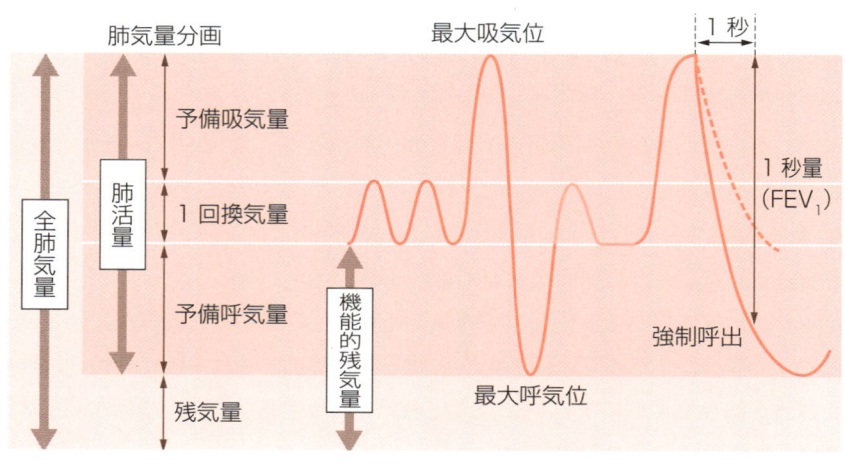

図8-4 スパイログラム

▼覚えておこう！
肺活量　　　　　＝１回換気量＋予備吸気量＋予備呼気量
全肺気量　　　　＝１回換気量＋予備吸気量＋予備呼気量＋残気量
機能的残気量　　＝　　　　　　　　　　　　　予備呼気量＋残気量
１秒率(％)　　　＝１秒量÷努力性肺活量×100
％肺活量　　　　＝実測肺活量÷予測肺活量×100
肺胞換気量　　　＝１回換気量－死腔量
分時肺胞換気量　＝肺胞換気量×１分間呼吸数

表8-1 日本呼吸器学会の予測式

男性	予測肺活量(L) = 0.045 ×身長(cm) − 0.023 ×年齢 − 2.258
女性	予測肺活量(L) = 0.032 ×身長(cm) − 0.018 ×年齢 − 1.178

表8-2 ガス交換の効率

例①　早くて浅い呼吸として１回換気量 300 mL で呼吸数が 20 回/分の場合
　　分時換気量：300 × 20 = 6,000 mL/分
　　分時肺胞換気量：(300 − 150) × 20 = 3,000 mL/分
例②　深くて遅い呼吸として１回換気量 600 mL で呼吸数が 10 回/分の場合
　　分時換気量：600 × 10 = 6,000 mL/分
　　分時肺胞換気量：(600 − 150) × 10 = 4,500 mL/分
　　分時換気量は①でも②でも同じ 6,000 mL/分であるが，有効な換気量である分時肺胞換気量は②のほうが 4,500 mL/分で①の 3,000 mL/分より大きい．

- □ 肺気量とは，肺に出入りする空気の測定量の総称である．
- □ 1回換気量，予備吸気量，予備呼気量，残気量が基本的な気量であり，その組み合わせとして肺活量，全肺気量，機能的残気量がある．このうち，1回換気量，予備吸気量，予備呼気量，肺活量はスパイロメータを用いて測定される．スパイロメータを用いた測定法をスパイロメトリーといい，得られるグラフをスパイログラム（図8-4）という．
- □ 安静時の1回の換気量を1回換気量といい，約500 mLである．安静吸気位からさらに最大に吸い込める量を予備吸気量といい，約2,000 mLである．安静呼気位からさらに最大にはき出しうる量を予備呼気量といい，約1,000 mLである．最大にはき出しても肺内に残っている量を残気量といい，約1,500 mLである．
- □ 肺活量は最大吸息したのち，意識的に最大にはき出される空気の量である．全肺気量は肺のなかに入ることのできる空気の最大量である．機能的残気量は安静呼気位で肺の中に残っている空気の量である．
- □ 最大吸気位から一気に息をはき，はききったところ（最大呼気位）までの空気の量が努力性肺活量で，そのうち最初の1秒間ではき出した量を1秒量といい，努力性肺活量に対する比を1秒率という．
- □ 1秒率70％以上が正常であり，70％未満を閉塞性肺障害という．閉塞性肺障害には気管支喘息やCOPD（慢性閉塞性肺疾患）などがある．
- □ 年齢，身長，性別により予測肺活量が算出される（表8-1）．％肺活量は，予測肺活量に対する実測肺活量の比である．
- □ ％肺活量80％以上が正常であり，80％未満を拘束性肺障害という．拘束性肺障害には肺線維症（間質性肺炎）などがある．
- □ 1秒率が70％未満でかつ％肺活量が80％未満であると，閉塞性肺障害と拘束性肺障害を合併した混合性肺障害である．
- □ 死腔とは血液とのガス交換に役立っていない気道の容積であり，約150 mLである．鼻腔，口腔，咽頭，喉頭，気管，気管支などの気道はガス交換に役立っていないので，解剖学的死腔という．種々の原因で機能していない肺胞の容積を加えたものが機能的死腔（生理学的死腔）という．正常では解剖学的死腔と機能的死腔はほぼ同じであるが，病的状態では機能的死腔のほうが解剖学的死腔より大きくなる．
- □ 1回換気量から死腔量を差し引いた量を肺胞換気量といい，ガス交換に役立っている空気の量である．1分間あたりのガス交換に役立っている空気の量を分時肺胞換気量という．
- □ 正常な呼吸数は成人で15〜20回/分である．
- □ ガス交換の効率は浅くて速い呼吸より深くて遅い呼吸のほうがよい（表8-2）．

Note

4 ガス交換

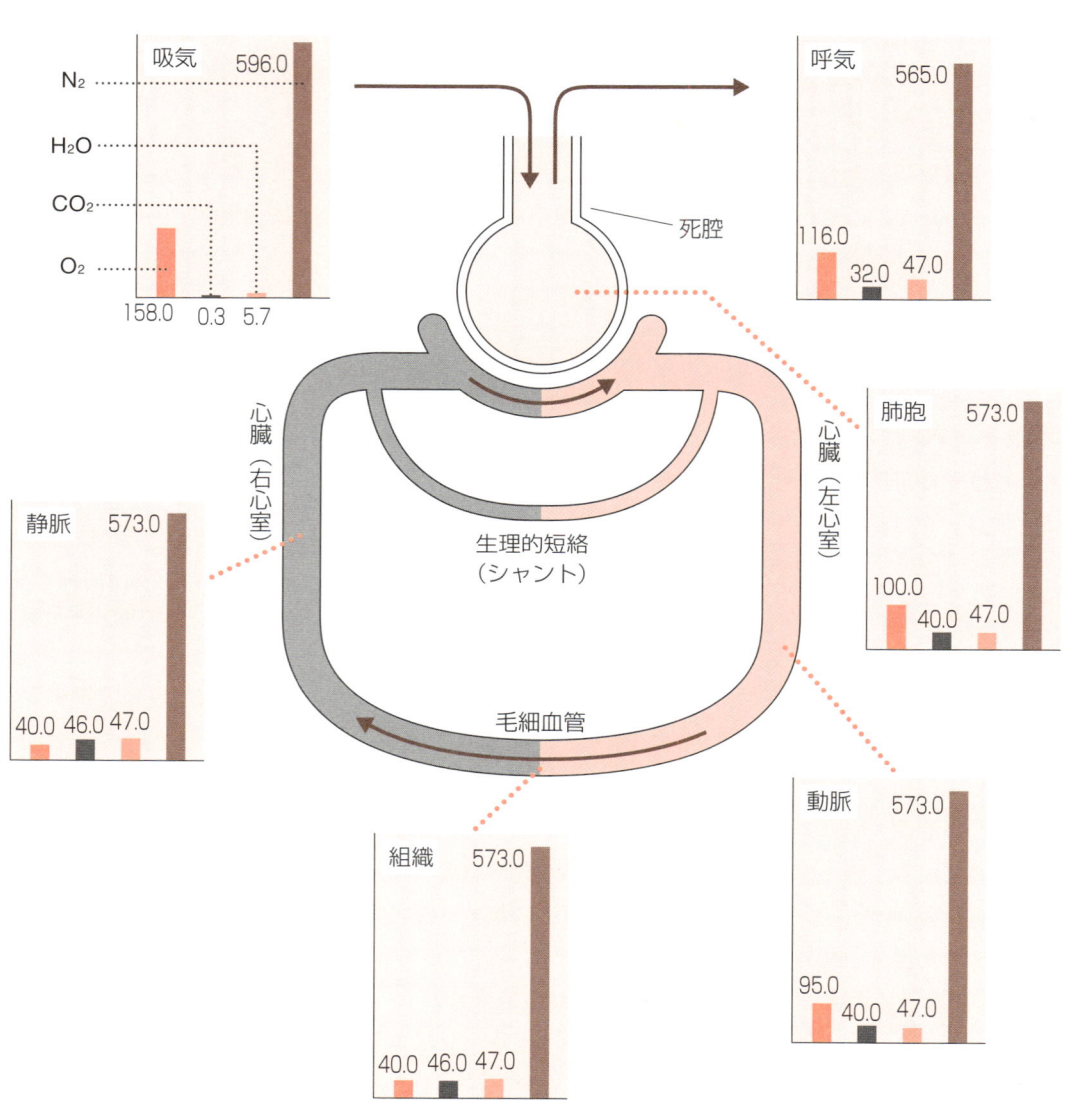

図8-5 呼吸器および循環器でのガス分圧

- 肺胞では毛細血管との間で，酸素と二酸化炭素のガス交換が行われている．
- ガスはその分圧に比例して液体に溶け込み，気体中のガス分圧と液体中のガス分圧が等しくなると，それ以上溶け込まない平衡状態となる．
- 大気圧760 mmHg，水蒸気圧5.7 mmHg，酸素21％，二酸化炭素0.04％の場合，P_{O_2}は158 mmHg，P_{CO_2}は0.3 mmHgとなる．吸気は気道内で37℃となり水蒸気で飽和される（水蒸気圧47 mmHg），さらに肺胞内に残っているガスと混合する．肺胞内のガスは，右心室から送り出される静脈血（P_{O_2} 40 mmHg，P_{CO_2} 46 mmHg）と比較して，酸素分圧が高く，二酸化炭素分圧が低い．このガス分圧差に基づく拡散によって，酸素は肺胞から血液内に，二酸化炭素は血液から肺胞内に移動する（図8-5）．肺胞内のガスの一部は呼息によってはき出される．ガスの移動が動的な平衡状態に達し，肺胞内のP_{O_2}は100 mmHg，P_{CO_2}は40 mmHgとほぼ一定に保たれる．肺胞でガス交換した後の動脈血ではP_{O_2}は95 mmHg，P_{CO_2}は40 mmHgとなる．
- 肺毛細血管で血液が肺胞を通過する時間は0.75秒と短い．肺胞から毛細血管への酸素の拡散は0.25秒で行われる．二酸化炭素の毛細血管から肺胞腔への拡散は酸素と比べて20～30倍も速い．

【参考】呼吸性アシドーシスと呼吸性アルカローシス

- 血液のpHはHCO_3^-，H^+，P_{CO_2}によって調節されている．正常では血液のpHは7.40 ± 0.05の狭い範囲に維持されている．この範囲よりも酸性であるとアシドーシスといい，アルカリ性であるとアルカローシスという．
- 血液のpH，HCO_3^-，CO_2は以下の関連がみられ，ヘンダーソン・ハッセルバルヒの式という．

    $pH = pK + \log [HCO_3^-]/[CO_2]$

- 呼吸器疾患により二酸化炭素の排出が障害されるとP_{CO_2}が上昇し，血液のpHが低下し，呼吸性アシドーシスとなる．一方，過換気症候群のように換気が過剰に行われ血液内のP_{CO_2}が低下すると血液のpHは上昇し，呼吸性アルカローシスとなる．
- 呼吸性アシドーシスおよび呼吸性アルカローシスでは腎臓におけるHCO_3^-とH^+の排泄を調節して，血液pHの異常が代償される．

第8章 呼吸器

5 ガスの運搬

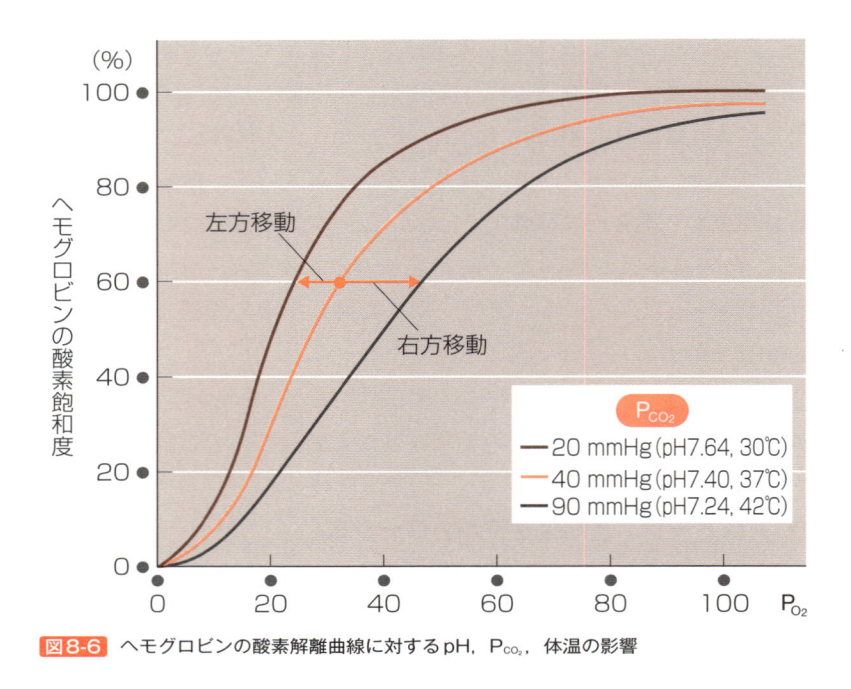

図8-6 ヘモグロビンの酸素解離曲線に対するpH，P_{CO_2}，体温の影響

図8-7 血中の二酸化炭素の運搬

1 酸素

- 肺のようにP_{O_2}が高いところでは，酸素は肺胞から血液中に拡散する．血液中では酸素はヘモグロビンと結合し，動脈血として末梢組織に運ばれる．末梢組織ではP_{O_2}が低いため，酸素はヘモグロビンから解離し，組織の細胞内に拡散して利用される．
- 酸素と結合したヘモグロビンをオキシヘモグロビンといい，鮮紅色を示す．酸素と結合していないヘモグロビンをデオキシヘモグロビンといい，暗赤色を示す．
- P_{O_2}とヘモグロビンの酸素飽和度との関係を，ヘモグロビンの酸素解離曲線という（図8-6）．動脈血のP_{O_2}は95 mmHgであり，酸素飽和度は約97.5%である．末梢のP_{O_2}は40 mmHgであり，酸素飽和度は約75%である．その差，約22.5%分の酸素がヘモグロビンに結合できずに放出される．
- 酸素解離曲線は，pHの低下，P_{CO_2}の上昇，体温の上昇により右方移動する．逆に，pHの上昇，P_{CO_2}の低下，体温の低下により左方移動する．
- pHの低下は，多くはP_{CO_2}の上昇によっておこり，換気が不十分であることを意味している．したがって，酸素の補充も不十分であり，右方移動することにより，ヘモグロビンから酸素を放出しやすくなる．
- 体温が上がると末梢組織での代謝が亢進し，酸素需要が増大している．右方移動することにより，ヘモグロビンから酸素を放出しやすくなる．
- 一酸化炭素（CO）はヘモグロビンとの結合能が酸素の200倍以上であり，いったん結合すると解離しない．このため一酸化炭素と結合したヘモグロビンは酸素結合能がなくなり末梢に酸素を運搬できなくなり，一酸化炭素中毒となる．

2 二酸化炭素

- 二酸化炭素は，酸素の約20倍，血液中に溶け込みやすい．
- 組織で産生された二酸化炭素は拡散により血漿中に移動する．二酸化炭素の大部分（約70%）は赤血球内の炭酸脱水酵素により炭酸（H_2CO_3）から重炭酸イオン（HCO_3^-）となり肺に運ばれる（図8-7）．重炭酸イオンは赤血球外に出て血漿に溶け，その代わりに塩素イオン（Cl^-）が赤血球内に入る（塩素イオン移動）．水素イオン（H^+）はヘモグロビンに結合する．一部の二酸化炭素は血漿に溶けたまま（約10%），またヘモグロビンと結合しカルバミノヘモグロビンとして（約20%）肺に運ばれる．肺では組織と逆の反応がおこり，重炭酸イオンは二酸化炭素として排出される．
- 重炭酸イオンは血液のpHを一定にするための緩衝作用を有する．

Note

セルフアセスメント

問1　肺の構造について正しいのはどれか？
① 右肺は上葉，下葉からなる
② 左肺は上葉，中葉，下葉からなる
③ 気管は約20回の分岐を繰り返して肺胞となる
④ 小葉間には肺動脈，肺静脈，リンパ管が走行する

問2　肺胞について正しいのはどれか？
① 肺胞上皮細胞Ⅰ型は表面活性物質を産生する
② 肺胞上皮細胞Ⅱ型ではガス交換が行われる
③ 表面活性物質は表面張力を助長する
④ 肺の実質には肺胞上皮細胞が含まれる

問3　安静吸気時に収縮する筋は？
① 外肋間筋
② 内肋間筋
③ 腹直筋
④ 腹横筋

問4　呼吸調節について間違いは？
① 呼吸調節中枢は橋上部にある
② 持続性吸息中枢は橋下部にある
③ 呼吸中枢は延髄にある
④ 延髄化学受容器はおもに静脈血のP_{CO_2}を感知する

問5　肺気量について間違いは？
① 安静吸気位からさらに最大に吸い込める量を予備吸気量という
② 安静呼気位からさらに最大にはき出しうる量を予備呼気量という
③ 全肺気量は肺活量に予備呼気量を足した量である
④ 最大にはき出しても肺内に残っている量を残気量という

問6　閉塞性肺障害について正しいのはどれか？
① 1秒率が80％以上である
② 1秒率が70％未満である
③ ％肺活量が80％以上である
④ ％肺活量が80％未満である

問7　ガス交換について間違いはどれか？
① ガス交換に役立っていない気道の容積を死腔という
② 深くて遅い呼吸より浅くて早い呼吸のほうがガス交換の効率がよい
③ 1回換気量から死腔量を差し引いた量を肺胞換気量という
④ 肺胞換気量はガス交換に役立っている空気の量である

問8　ヘモグロビンの酸素解離曲線の右方移動について間違いは？
① pHの低下によっておきる
② P_{CO_2}の上昇によっておきる
③ 体温の上昇によっておきる
④ ヘモグロビンから酸素を放出しにくくなる

問9　血液による二酸化炭素の運搬について正しいのはどれか？
① 大部分がヘモグロビンと結合して運ばれる
② 大部分が血漿に溶解して運ばれる
③ 大部分が重炭酸イオンとして運ばれる
④ 大部分が赤血球内で運ばれる

問10　過換気症候群について正しいのはどれか？
① 呼吸性アシドーシスとなる
② 呼吸性アルカローシスとなる
③ 代謝性アシドーシスとなる
④ 代謝性アルカローシスとなる

解答　問1：③，問2：④，問3：①，問4：④，問5：③，問6：②，問7：②，問8：④，問9：③，問10：②

第9章

骨・筋肉

✓ 到達目標
- ☐ 骨の構造,骨形成と吸収,骨髄の造血機能について説明できる.
- ☐ 関節,靱帯,関節軟骨について説明できる.
- ☐ 筋肉の構造,収縮について説明できる.
- ☐ 筋肉のエネルギー代謝,神経調節について説明できる.

第9章 骨・筋肉

1 骨の構造と機能

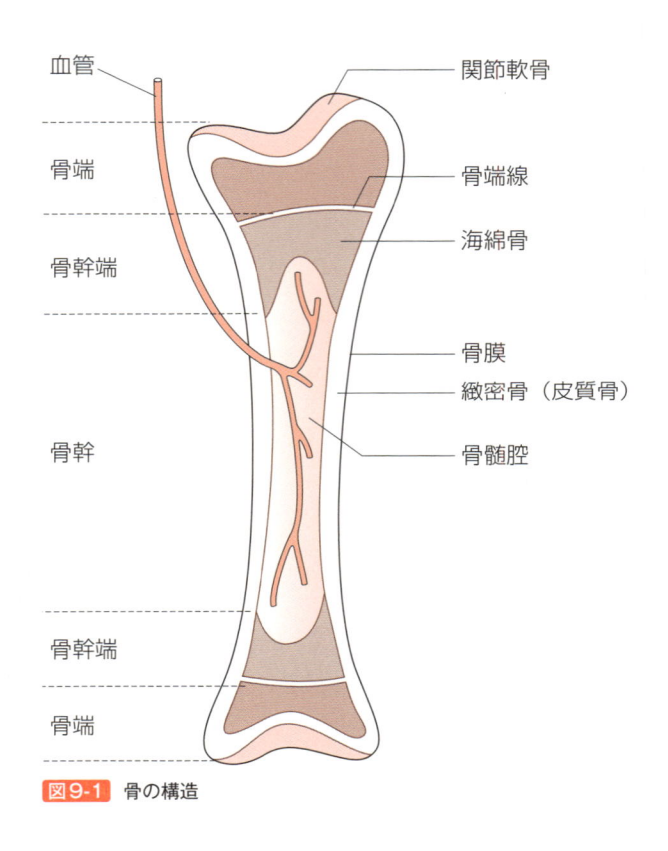

図9-1 骨の構造

1 骨の構造

- 骨は骨質，骨膜，骨髄，軟骨からなり，筋，腱，靱帯，関節包などが付着している（図9-1）．骨質には外側の硬い緻密骨（皮質骨）と多孔性の海綿骨がある．骨膜は緻密骨の外側に存在する強靱な線維性の被膜であり，成長期には骨芽細胞の層をもち，緻密骨の形成に関与する．骨髄は骨髄腔や海綿骨の小腔にあり，細胞と血管に富み造血機能をもつが，加齢により脂肪組織で置換される．
- 軟骨には，関節面を覆う関節軟骨と，成長期に骨端と骨幹端の間にある骨端軟骨（成長軟骨）がある．骨端軟骨は骨の長さの成長に関係している．骨端軟骨が消失すると成長が止まり，これを骨端線閉鎖という．

2 骨髄の造血機能

- ヒトの胎生期には肝臓と脾臓が造血機能をもつが，出生時以降には骨髄が造血部位となる．骨髄には，造血作用を有する赤色骨髄と造血機能を失い脂肪化した黄色骨髄がある．肋骨，胸骨，腸骨は成人後でも造血機能を維持し，赤色骨髄である．脛骨や大腿骨は成長期までは造血機能をもつが，成人後では脂肪組織で埋まり，黄色骨髄となる．
- 骨髄では，造血幹細胞から赤血球，白血球，血小板などすべての血液細胞に分化する．骨髄での造血機能が低下する白血病や再生不良性貧血の治療に骨髄移植が行われる．腸骨の骨髄により得られた骨髄液を患者の中心静脈から静注する．移植された骨髄液中の造血幹細胞が患者の骨髄に定着し，造血機能が回復する．そのほか，臍帯血移植や，末梢血中にある造血幹細胞を自己の血液から採取し移植する自家末梢血幹細胞移植も行われている．

Note

2 骨形成と骨吸収

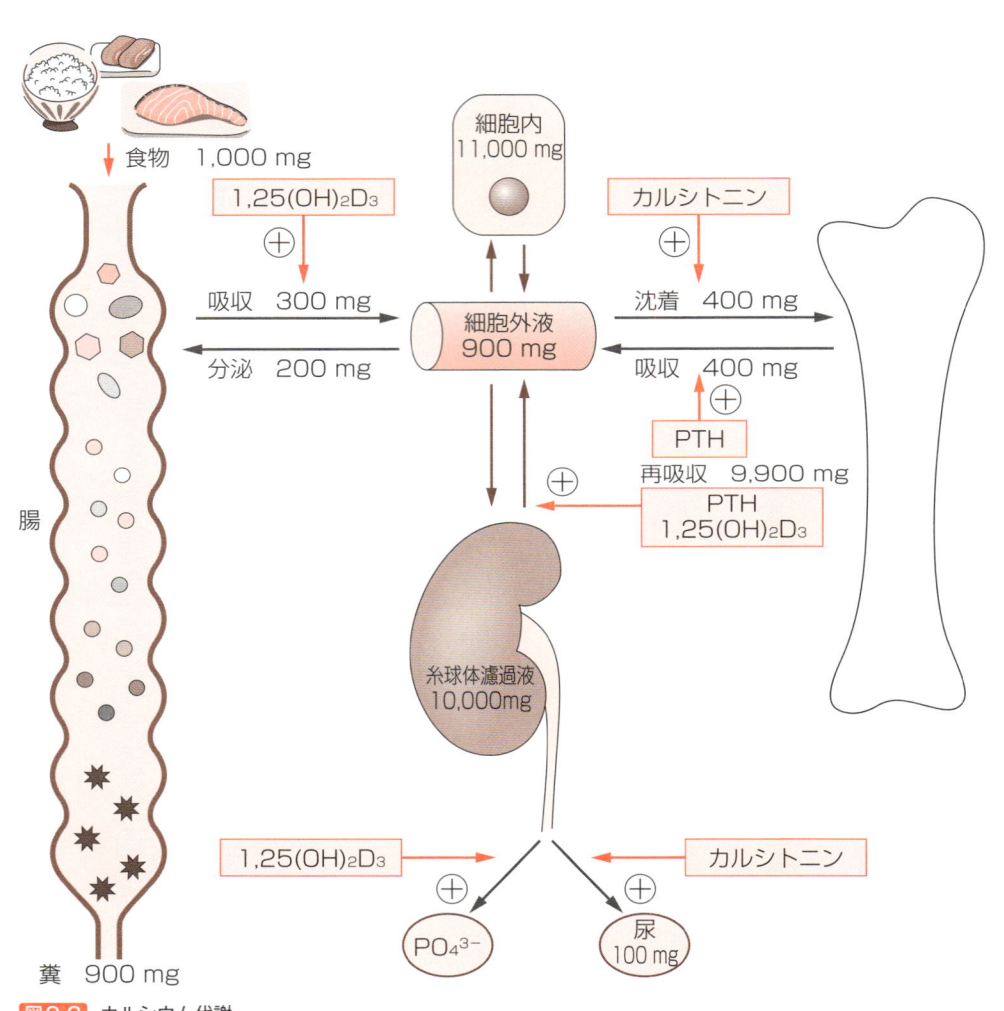

図9-2 カルシウム代謝
1,25(OH)₂D₃：活性型ビタミンD₃，PTH：副甲状腺ホルモン

2 骨形成と骨吸収

- ☐ 思春期までの骨の長軸方向への成長は，成長ホルモンの刺激による骨端軟骨の軟骨細胞が分裂し増殖することによっておこる．骨幹に近い軟骨細胞は変性，死滅し破骨細胞に貪食され，できた孔に骨芽細胞が並びヒドロキシアパタイトが沈着して骨組織ができる．骨の成長は成長ホルモンのほかに，インスリン様成長因子（IGF-1），甲状腺ホルモン，性ホルモンの影響を受ける．

- ☐ 成長が止まったあとでも骨形成と骨吸収が繰り返され，1年で骨のカルシウムの約20％が入れ替わっている．骨吸収では，破骨細胞が酸を分泌し，ヒドロキシアパタイト（カルシウムとリン酸の結晶）を溶解しカルシウムを溶出させる．骨形成では，骨芽細胞がアルカリホスファターゼを分泌し，ヒドロキシアパタイトをコラーゲンでできた骨基質に沈着（石灰化）させ，カルシウムを沈着させる．骨吸収と骨形成のサイクルを骨のリモデリングという．

- ☐ 骨粗鬆症は，加齢にともなう骨量減少とそれによる易骨折性と腰背痛などの症状を示す疾患である．女性の閉経期骨粗鬆症や老人性骨粗鬆症がある．エストロゲンは骨吸収を抑制し骨形成を維持するので，閉経後ではエストロゲン分泌が低下し，骨吸収が亢進し，骨粗鬆症が進行する．老人性骨粗鬆症は，加齢に伴う腎機能低下による活性型ビタミンD_3の産生低下と骨形成低下による．

- ☐ 骨には，身体の支持，骨格筋の付着のほかに，血清カルシウム濃度を一定に維持するためのカルシウムの貯蔵所としての役割もある（図9-2）．血清カルシウム濃度が低下すると，副甲状腺ホルモン（PTH）が分泌され，破骨細胞による骨吸収を促進し，血漿カルシウム濃度を増加させる（p.92「副甲状腺」）．血漿カルシウム濃度が上昇すると，カルシトニンが分泌され，破骨細胞の活性が抑制され，血漿カルシウム濃度が低下する．

IGF-1：insulin-like growth factor-1（インスリン様成長因子1），PTH：parathyroid hormone（副甲状腺ホルモン）

3 関節・靱帯・関節軟骨

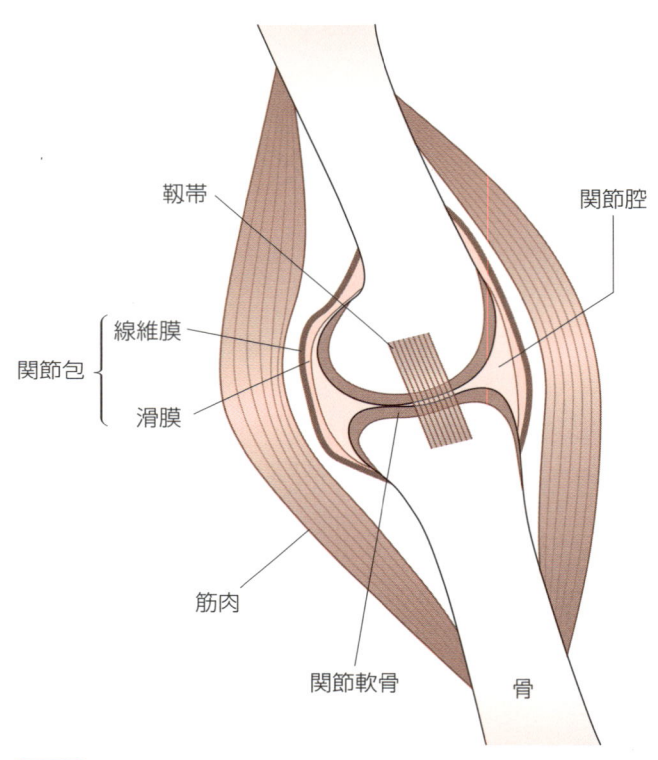

図9-3 関節の構造

1 関節・靱帯

- 関節は骨と骨を連結している部分であり，不動関節と可動関節がある．
- 不動関節は，頭蓋縫合，椎間板，恥骨結合などほとんど動かない関節である．
- 可動関節（図9-3）は，膝関節や肘関節など身体の運動に関わるよく動く関節であり，関節包に包まれて関節腔を形成している．関節包は外側の線維膜と内側の滑膜からなる．関節腔は，滑膜が産生する関節液で満たされている．ヒアルロン酸を含んだ関節液は粘性が高いため摩擦が少なく，運動時の関節の動きを滑らかにしている．また関節液は，関節軟骨に酸素や栄養素を供給している．
- 関節で隣り合う骨どうしは強靱な線維組織である靱帯で連結している．骨の関節面は弾性のある関節軟骨で覆われ，物理的な衝撃を吸収している．

2 関節軟骨

- 関節軟骨は軟骨組織と軟骨膜からなる弾性に富む支持組織である．軟骨組織には，コンドロイチン硫酸などのプロテオグリカンやコラーゲンなどの軟骨基質と軟骨細胞が存在する．軟骨細胞は，軟骨基質の軟骨小腔のなかに存在する．
- 軟骨基質の種類により，軟骨は硝子軟骨，線維軟骨，弾性軟骨に分けられる．硝子軟骨は，一般的な軟骨であり，均質，半透明で，関節軟骨，気管軟骨，甲状軟骨などがある．線維軟骨は，コラーゲンが多く，強い圧力に耐性であり，椎間円板，恥骨結合，関節円板などがある．弾性軟骨は，弾性線維が多く弾力に富んでおり，耳介軟骨，喉頭蓋の軟骨などがある．

Note

4 筋肉の構造と機能

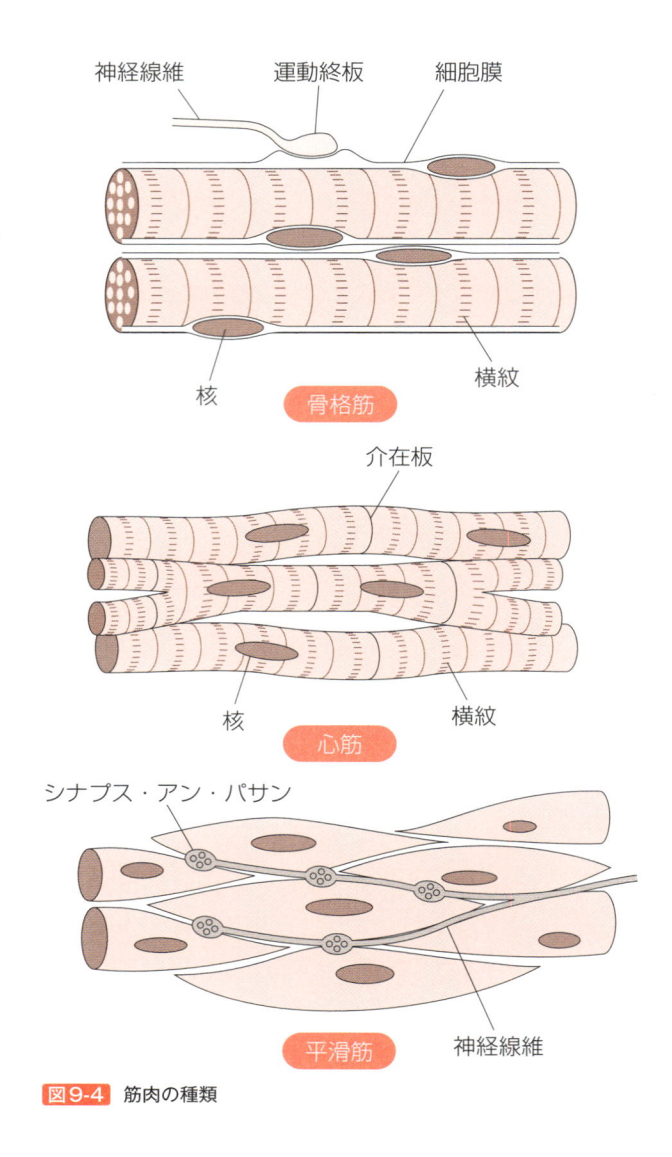

図9-4 筋肉の種類

- 筋肉には骨格筋，心筋，平滑筋の3種類がある（図9-4）．
- 骨格筋は多核細胞であるが，心筋や平滑筋は単核細胞である．
- 筋肉の構造からは，横紋筋と平滑筋に分けられる．骨格筋と心筋は横紋筋であり，筋線維が規則正しく配列し，横紋構造がみえる．平滑筋では，筋線維が規則正しく配列していないので，横紋構造がみられない．
- 筋肉の制御からは，随意筋と不随意筋に分けられる．骨格筋は意識的に動かすことができる随意筋であり，運動神経によって支配されている．心筋，平滑筋は意識的に動かすことができない不随意筋であり，自律神経によって支配されている．
- 骨格筋は，関節でつながった2つの骨に腱を介して付着しており，その収縮によって関節を動かす．骨格筋の筋線維は，ミオグロビンの多い赤筋と少ない白筋に分けられる．赤筋はミトコンドリアがミオグロビンから放出された酸素を使いATP（アデノシン三リン酸）を産生し，ゆっくりと持続的に収縮する遅筋線維からなる．白筋はグリコーゲンの嫌気的解糖系によってATPを産生し，速く短時間に収縮する速筋線維からなる．
- 心筋は心臓の壁を構成し，平滑筋は血管や消化管の壁を構成しており，その収縮によって血液や消化物の移動を促進している．

ATP：adenosine triphosphate（アデノシン三リン酸）

5 筋肉の収縮とエネルギー代謝

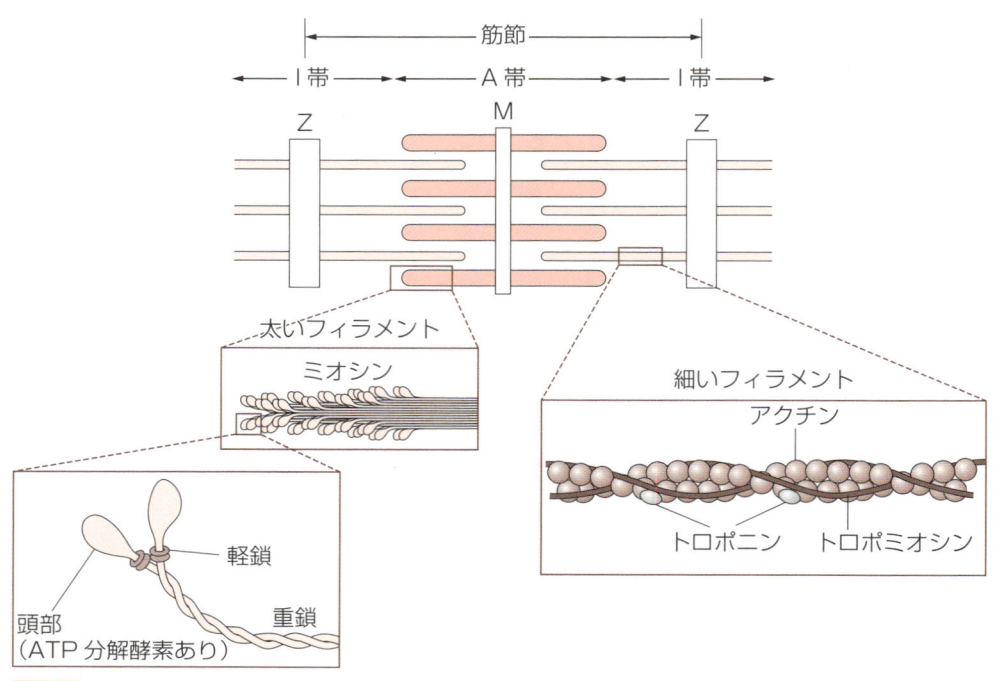

図9-5 筋原線維

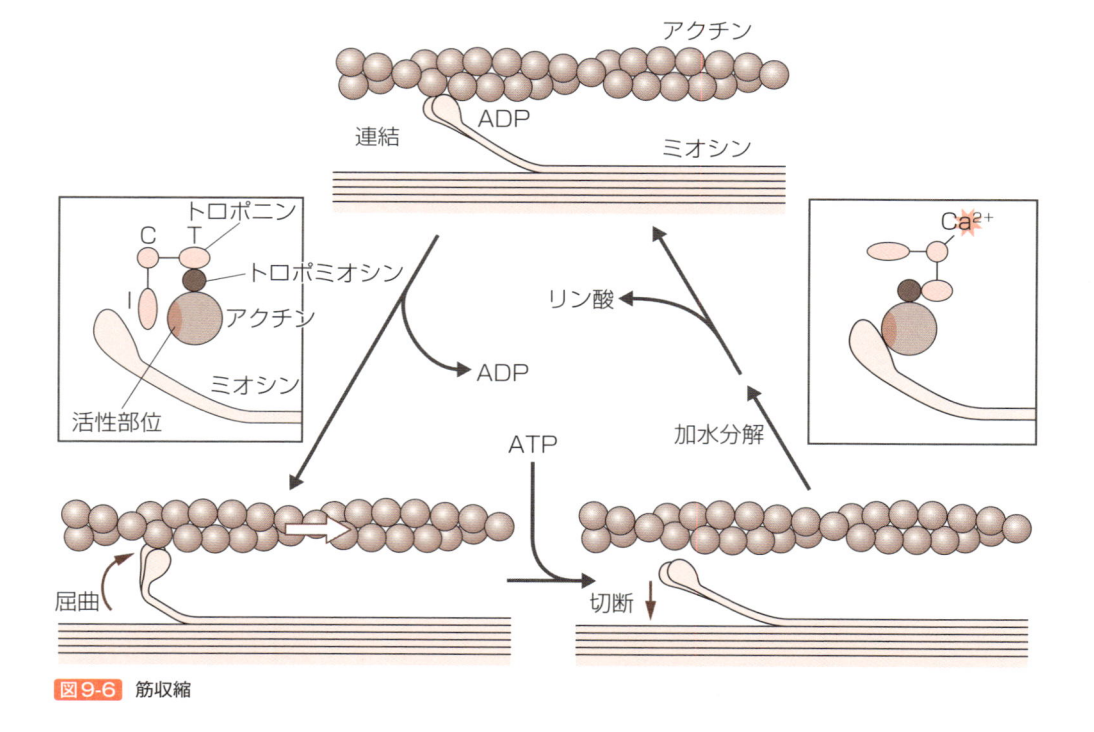

図9-6 筋収縮

1 筋肉の収縮

- 1つの筋線維は1つの多核細胞であり，そのなかに数百の筋原線維，筋小胞体と横行小管（T管）系が含まれる．筋小胞体はカルシウムイオンの貯蔵，放出，取り込みを行う．横行小管は活動電位を細胞内に伝える．
- 筋原線維には，横紋を形成するI帯とA帯が区別され，I帯の中央にZ帯がみられる（図9-5）．太いミオシンフィラメントはA帯に相当し，筋肉の収縮によって短縮しない．細いアクチンフィラメントはI帯に相当し，筋肉の収縮によってミオシンフィラメントの間に滑り込み，筋節の長さが短縮する．アクチンフィラメントにはトロポミオシンが巻き付いており，トロポニンが結合している．
- ミオシンフィラメントの頭部とアクチンフィラメントとは結合しやすいが，普段はトロポニンがアクチンの活性部位を覆っているため結合しない．カルシウムイオンがあるとトロポニンの構造が変化し，アクチンとミオシンが結合できるようになり，ミオシン頭部が屈曲しアクチンを引きずり込む．このときATPがあるとミオシン頭部はATPをADP（アデノシン二リン酸）とリン酸に加水分解し，できたエネルギーを筋収縮に用いる．ATPと結合するといったんミオシンとアクチンの結合が切断されるが，ATPを加水分解するとミオシンがアクチンと連結して屈曲する（図9-6）．この連結，屈曲，切断の繰り返しにより，筋節が短縮し，筋肉が収縮する．

2 筋肉のエネルギー代謝

- 無酸素運動では，ATP-ホスホクレアチン系および嫌気的解糖系によりATPの供給が短期的に行われ，クレアチンや乳酸が蓄積する．有酸素運動では，酸化的リン酸化により，ATPの供給が長期的に行われる．
- ATP-ホスホクレアチン系は最も短いATP供給系であり，数十秒しか持続しない．
- 嫌気的解糖系は，筋肉中に貯蔵されているグリコーゲンをグルコースに分解し，嫌気的解糖により，1分子のグルコースから2分子のATPを生成する．数分しか持続しない．
- 酸化的リン酸化は，クエン酸（TCA）回路，電子伝達系により，1分子のグルコースから38分子のATPを生成する．栄養素がなくなるまで長期的に運動を持続することができる．

ADP：adenosine diphosphate（アデノシン二リン酸），TCA：tricarboxylic acid（トリカルボン酸）

6 筋肉の神経調節

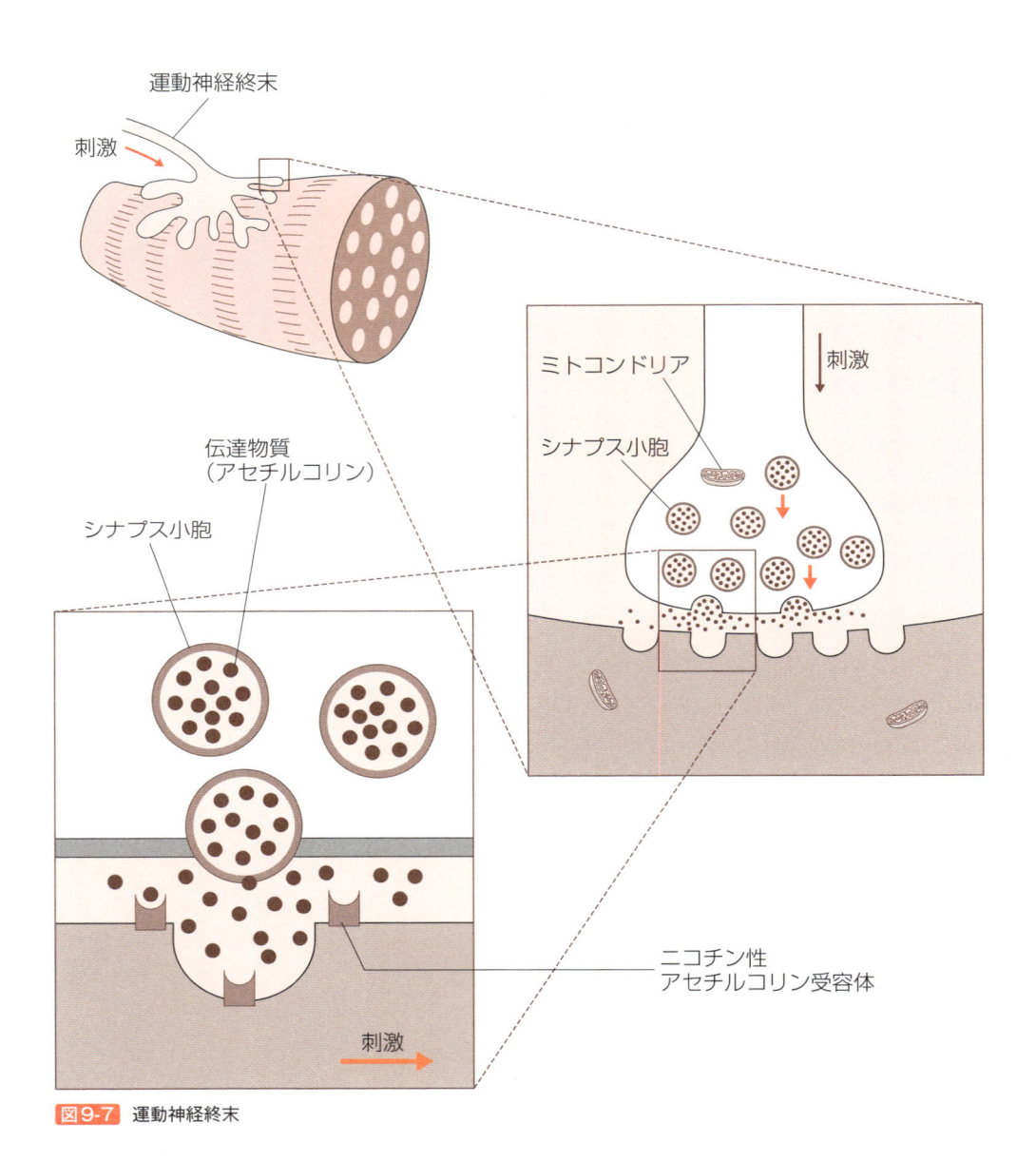

図9-7 運動神経終末

6　筋肉の神経調節

- 大脳基底核や小脳によって，運動の調節が行われると同時に，前頭葉の運動野から出た信号は，外側皮質脊髄路や皮質赤核脊髄路を通って脊髄前核のα運動神経を興奮させ，骨格筋線維を収縮させる．
- 神経筋接合部において神経終末から放出されたアセチルコリンが終板の受容体に結合し，膜が脱分極して終板電位が発生し，筋肉が収縮する(図9-7)．
- 終板膜にはコリンエステラーゼが存在しアセチルコリンを分解する．コリンは神経終末に回収されてアセチルコリンの再合成に利用される．
- 1本の運動神経によって支配されている筋線維は複数あり，これらをまとめて運動単位という．1つの運動神経の興奮は，それらの筋線維を一斉に収縮させる．
- 筋線維にはⅠ，Ⅱa，Ⅱbの3種類がある．タイプⅠは，収縮は遅いが疲労しにくい．Ⅱbは，収縮は早いが疲労しやすい．タイプⅠを多く含む筋肉を赤筋といい，Ⅱbを多く含む筋肉を白筋という．ⅡaはⅠとⅡbの中間である．
- 心筋や平滑筋では，骨格筋にみられる神経終末や終板はなく，シナプス・アン・パサンという構造がある(図9-4参照)．1本の自律神経節後線維が多く枝分かれしており，数珠状の膨らみに伝達物質が含まれており，興奮により放出される．伝達物質は心筋ではノルアドレナリンであり，平滑筋ではアセチルコリンである．

Note

セルフアセスメント

問1　骨について間違いは？
① 骨髄には造血機能がある
② 骨端軟骨は成長と関係している
③ 骨質には緻密骨と海綿骨がある
④ 関節軟骨の閉鎖を骨端線閉鎖という

問2　骨形成と骨吸収について正しいのは？
① 骨芽細胞がヒドロキシアパタイトを骨基質に沈着させる
② エストロゲンは骨吸収を促進する
③ 副甲状腺ホルモンは骨形成を促進する
④ カルシトニンは破骨細胞の活性を亢進させる

問3　骨髄の造血機能について正しいのは？
① 黄色骨髄は造血機能をもつ
② 大腿骨は成人後でも造血機能をもつ
③ 骨髄移植はドナーの骨髄液を患者に静注する
④ 胎生期において骨髄は造血機能をもつ

問4　関節・靱帯について間違いは？
① 椎間板は不動関節である
② 膝関節は可動関節である
③ 関節軟骨が関節液を産生している
④ 関節液は関節軟骨に酸素や栄養を供給している

問5　関節軟骨について間違いは？
① 関節軟骨は軟骨組織と軟骨膜からなる
② 耳介軟骨は線維軟骨である
③ 軟骨基質にはコンドロイチン硫酸が多い
④ 軟骨には硝子軟骨，線維軟骨，弾性軟骨がある

問6　筋肉の種類について正しいのは？
① 心筋では横紋がみられない
② 骨格筋は単核細胞である
③ 平滑筋は多核細胞である
④ 平滑筋は不随意筋である

問7　筋肉の種類について正しいのは？
① 赤筋にはミオグロビンが多い
② 赤筋は嫌気的解糖によりエネルギーを産生する
③ 白筋は好気的解糖によりエネルギーを産生する
④ 白筋は遅筋線維からなる

問8　筋肉の収縮について間違いは？
① アクチンとミオシンが筋肉の収縮に関与している
② 筋肉の収縮にはカリウムイオンが必要である
③ 筋肉の収縮にはATPが必要である
④ T管は活動電位を細胞内に伝える

問9　筋肉のエネルギーについて正しいのは？
① ATP-ホスホクレアチン系は長期的なエネルギーとなる
② 嫌気的解糖系は長期的なエネルギーとなる
③ 酸化的リン酸化は短期的なエネルギーとなる
④ 嫌気的解糖系により乳酸が蓄積する

問10　運動の調節について正しいのは？
① 骨格筋線維はβ運動神経によって支配されている
② 頭頂葉の運動野から運動の信号が出る
③ 神経筋接合部の神経終末からはアセチルコリンが放出される
④ Ⅱb（筋線維）は収縮が遅いが疲労しにくい

解答　問1：④，問2：①，問3：③，問4：③，問5：②，問6：④，問7：①，問8：②，問9：④，問10：③

第10章

脳・神経

✓ 到達目標

- ニューロンの構造と機能，膜電位について説明できる．
- 神経伝達物質と受容体について説明できる．
- 脳の構造と機能について説明できる．
- 末梢神経について説明できる．
- 反射について説明できる．

第10章 脳・神経

1 ニューロンの構造と機能

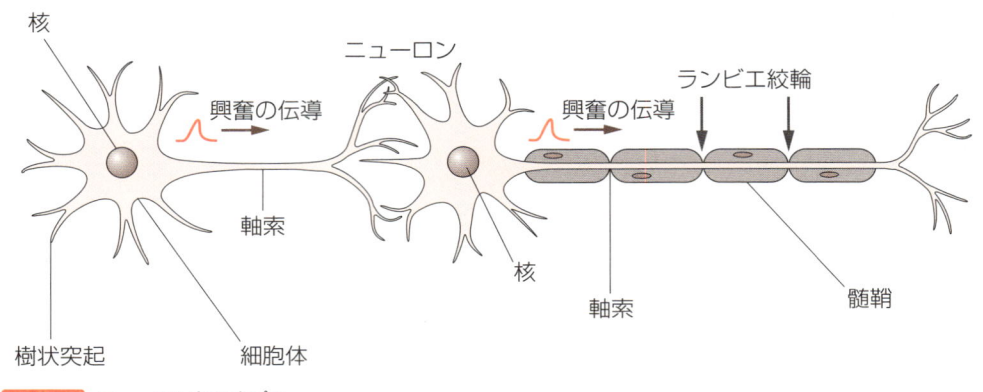

図10-1 ニューロンとシナプス

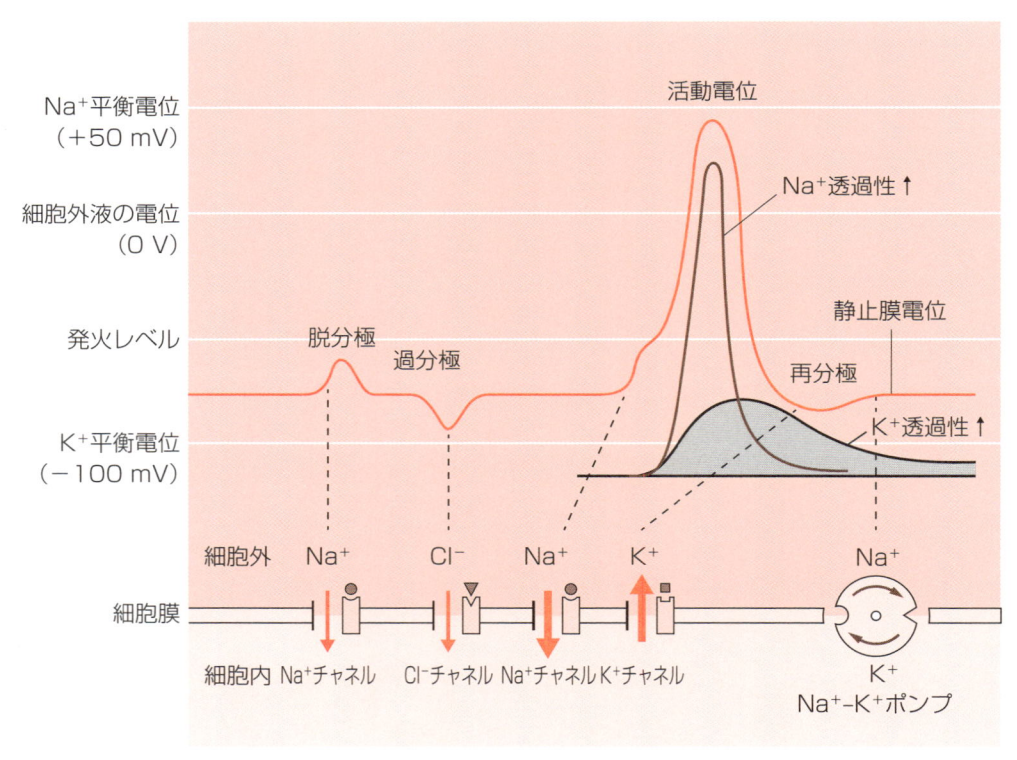

図10-2 ニューロンの活動電位

1 ニューロンの構造と機能

- 神経細胞はニューロンとよばれ，1本の長い軸索と多数の樹状突起を有する（図10-1）．樹状突起や細胞体にあるシナプスを通して，他のニューロンから情報を受けとり，軸索を通して他のニューロンに情報を送る．軸索末端には，神経伝達物質を貯蔵するシナプス小胞がある．

- 情報は，膜透過性の変化によって生じる一過性の活動電位（興奮）である．シナプス後ニューロンの樹状突起に，一部は細胞体に多くのシナプスをもつ．

- ニューロンの細胞内は細胞外に対して－60〜－90 mVに荷電しており，静止膜電位という．細胞内にはK^+とマイナスに荷電したタンパク質が多く，細胞外にはNa^+とCl^-が多い．通常はNa^+-K^+ポンプによってNa^+を細胞外にくみ出し，K^+を細胞内に取り込んでいる．細胞膜のNa^+チャネルが開くとNa^+が細胞内に流入し，膜電位がプラス方向に変化し，脱分極する．この膜電位変化が閾値（発火レベル）を超えると，急激なNa^+の流入がおこり約＋45 mVの活動電位が一過性（1ミリ秒以下）に発生する（図10-2）．その後，K^+チャネルが開口し，K^+が細胞外に流出し，再分極して静止膜電位となる．

- 細胞体で発生した活動電位は軸索を通って伝わる．髄鞘をもたない軸索を無髄線維といい，活動電位の伝達は遅い（0.3〜2 m/分）．髄鞘をもつ有髄線維は絶縁機能を有し，約1 mmの間隔で切れ目があり，軸索が露出しているランビエ絞輪を有する．興奮がランビエ絞輪から次のランビエ絞輪まで飛ぶように伝わるため跳躍伝導とよばれ，有髄線維の伝導速度は速い（3〜120 m/分）．

Note

第10章 脳・神経

2 神経伝達物質と受容体

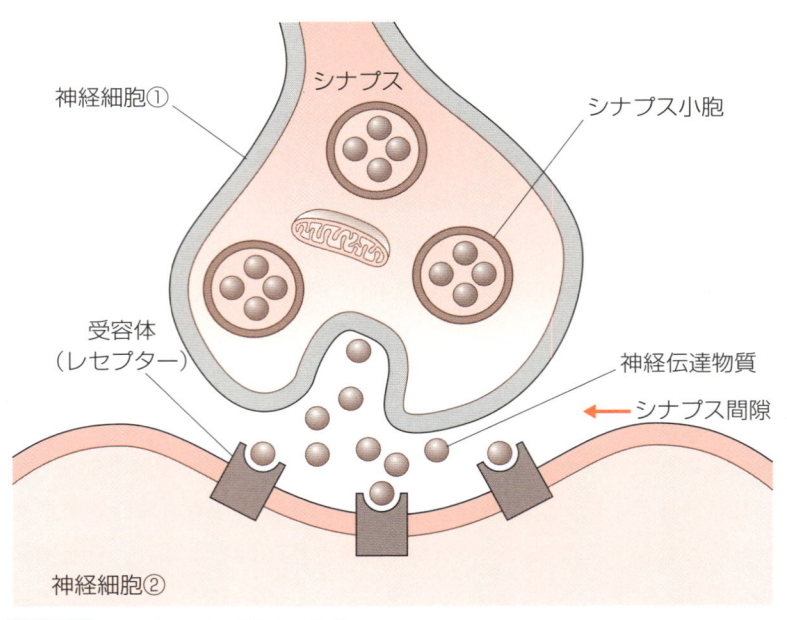

図10-3 シナプス間隙と神経伝達物質

表10-1 神経伝達物質

分類	物質	説明
アミン系	アセチルコリン	中脳上部で生成され，脳幹，視床，視床下部に分布 前脳で生成され，大脳皮質，海馬，嗅球に分布 交感神経節前線維，副交感神経節前・節後線維
	ノルアドレナリン	橋の青斑核で生成され，興奮，刺激評価，睡眠，気分に関与 交感神経節後線維
	アドレナリン	延髄で生成され，脳内血圧調節に関与
	ドーパミン	中脳黒質，腹側被蓋で生成され，情動反応，運動制御に関与
	セロトニン	橋の縫線核で生成され，体温調節，感覚，知覚，睡眠，気分に関与
	ヒスタミン	乳頭体の結節乳頭核で生成され，興奮，覚醒に関与
アミノ酸系	グルタミン酸	興奮性，脳全体
	ガンマアミノ酪酸（GABA）	抑制性，脳全体 腹外側視索前野では睡眠に関与
	グリシン	抑制性，脊髄
ペプチド系	サブスタンスP	脊髄，中脳，基底核，大脳皮質に分布
	エンドルフィン エンケファリン	内在性オピオイド，鎮痛作用

2 神経伝達物質と受容体

- ニューロンは情報を伝える手段として電気的信号である活動電位を用いるが，ニューロンから次のニューロンへの情報伝達としてはシナプスを介した化学的伝達が用いられる．シナプス前ニューロンの軸索終末から神経伝達物質がシナプス間隙に放出され，シナプス後膜に存在する受容体に結合し，次のニューロンに電位変化を引きおこす（図10-3）．シナプスには興奮性シナプスと抑制性シナプスがある．
- 神経伝達物質が受容体に結合すると，チャネルの活性化や細胞内カルシウムイオンの上昇によるニューロンの電位変化がおきる．活性化されるチャネルの種類によりニューロンのシナプス電位は，静止膜電位よりプラス方向に変化する脱分極（興奮性シナプス後電位）と，静止膜電位よりさらにマイナス方向に変化する過分極（抑制性シナプス後電位）がある．同じ神経伝達物質でも，受容体の種類が異なるとニューロンへの影響が異なり，興奮性または抑制性の反応を引きおこすことがある．
- 神経伝達物質としては，①アミン系：アセチルコリン，ノルアドレナリン，アドレナリン，ドーパミン，セロトニン，ヒスタミンなど，②アミノ酸系：グルタミン酸，γアミノ酪酸（GABA），グリシンなど，③ペプチド系：サブスタンスP，エンドルフィン，エンケファリンなどに分けられる（表10-1）．
- 感覚神経の神経伝達物質は種々である．
- 運動神経の神経伝達物質はアセチルコリンであり，ニコチン受容体（ニコチン作動性アセチルコリン受容体：N_M）に結合して筋肉が収縮する．
- 交感神経の節前線維（節前ニューロン）はアセチルコリンを放出し，節後線維（節後ニューロン）はノルアドレナリンを放出する．
- 副交感神経の節前線維および節後線維はアセチルコリンを放出する．
- 交感神経および副交感神経とも，節前線維から放出されたアセチルコリンは節後線維のニコチン受容体（ニコチン作動性アセチルコリン受容体：N_N）に結合して情報が伝えられる．
- 交感神経の節後線維から放出されたノルアドレナリンは，α受容体，β受容体（ノルアドレナリン受容体）に結合し，作用を発揮する．
- 副交感神経の節後線維から放出されたアセチルコリンはムスカリン受容体（ムスカリン作動性アセチルコリン受容体）に結合し，作用を発揮する．

3 脳の構造と機能

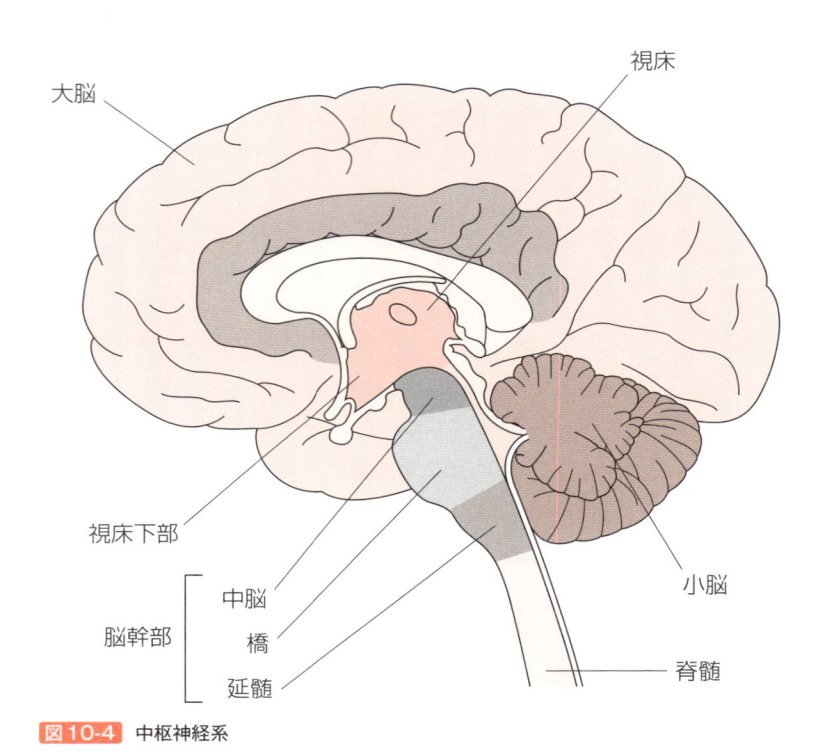

図10-4 中枢神経系

- 神経系は中枢神経系と末梢神経系に分かれ，中枢神経系は脳と脊髄からなる．
- 脳は，大脳（大脳皮質，大脳辺縁系，大脳基底核），間脳（視床，視床下部），小脳，脳幹部（中脳，橋，延髄）に分かれる（図10-4）．
- 大脳皮質は，全身の感覚受容器からの情報を受け，知覚として認識し，運動の指令を発し，思考，判断，記憶，感情などの高次機能を営んでいる．大脳基底核は黒質，線条体（尾状核，被殻），淡蒼球，視床下核からなり，運動の調節を行っている．大脳辺縁系は，海馬，扁桃体，帯状回，中隔からなる．海馬は記憶，学習に関係し，扁桃体は情動に関係している．
- 視床は感覚および運動の情報の中継点である．
- 視床下部は，摂食中枢，飲水中枢，体温調節中枢，性行動中枢など本能行動の中枢であり，同時に自律神経中枢，内分泌中枢として生体の恒常性を維持する中枢である．視床下部では視床下部ホルモンが分泌される（p.86「視床下部と下垂体①」）．
- 小脳は運動の協調的調節を行い，運動学習の獲得に重要である．小脳の機能は，意図した運動（大脳皮質からの指令）と実際の運動（筋・関節などの感覚情報）とを比較してその誤差を検出し，次の運動を矯正することである．小脳が障害されると協調運動（複数の筋を操る一連の運動）が障害される．
- 脳幹は呼吸や循環の自律神経系の中枢であり，覚醒や意識レベルの調節を行っている．生命の維持に重要な内臓機能の中枢が橋と延髄にある．延髄には吸息中枢と呼息中枢があり，橋にある呼吸調節中枢によって制御されている．延髄には交感神経を介して血管を収縮させる血管運動中枢，および迷走神経を介して心拍数を低下させる心臓抑制中枢があり，これらのバランスで血圧が調節されている．嚥下中枢や嘔吐中枢は延髄にある．排尿中枢は橋にある．
- 脊髄は，感覚情報を上位中枢に伝え，また筋の収縮を調節して運動制御を行う下位運動中枢である．脊髄は8つの頸髄，12の胸髄，5つの腰髄，5つの仙髄，1つの尾髄の計31の分節（髄節）に分かれている．

Note

4 大脳の機能局在

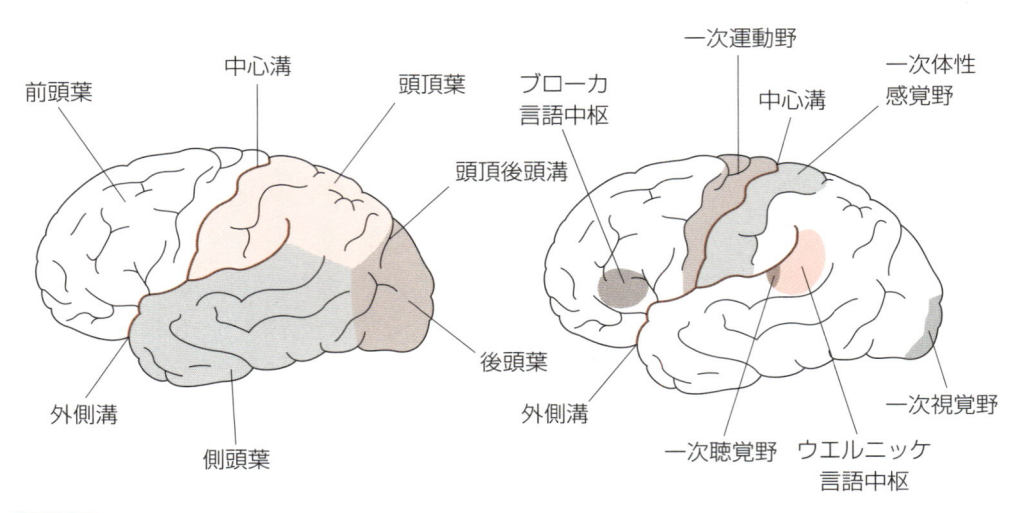

図10-5 大脳皮質の構造と機能局在

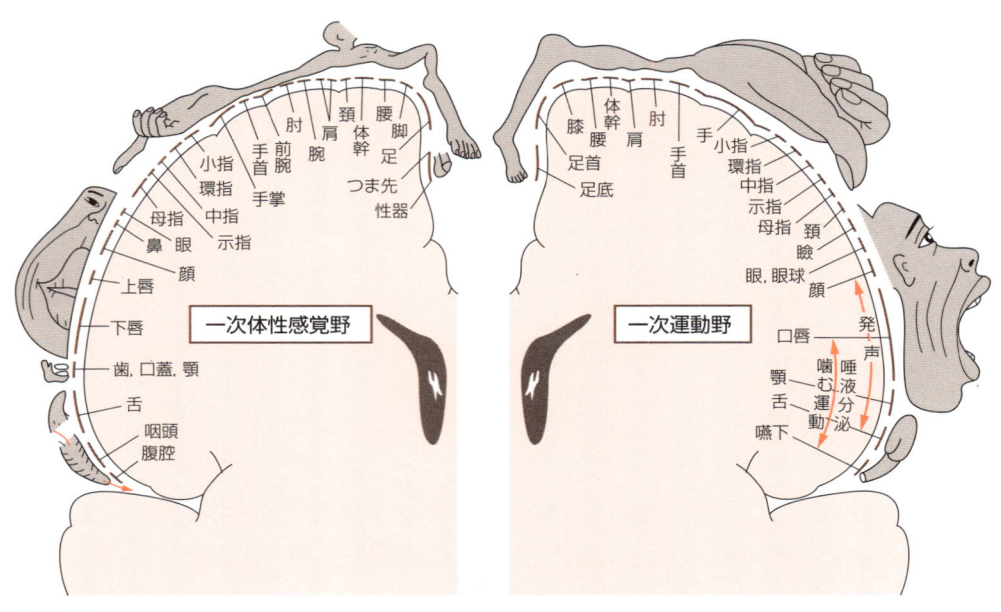

図10-6 一次体性感覚野と一次運動野

4 大脳の機能局在

- ☐ 大脳皮質は中心溝，外側溝（シルビウス裂）により，前頭葉，頭頂葉，側頭葉，後頭葉の4つの葉に分けられる（図10-5）．
- ☐ ブロードマンによって，大脳皮質が52のエリア（Br1～Br52）に分けられている．
- ☐ 前頭葉の中心溝の前の部分には，一次運動野があり，反対側の身体への運動指令を出している（図10-5）．また前頭葉の優位半球（通常は左半球）には言語を話すための運動性言語野（ブローカ野）がある．この部位が脳梗塞などにより障害を受けると，話は理解できるが，話すことができない運動性失語症となる．
- ☐ 頭頂葉の中心溝の後ろには，一次体性感覚野があり，反対側の身体からの感覚情報を受け取っている．
- ☐ 一次運動野と一次体性感覚野は接しており感覚運動野ともいう．体の各部分を大脳皮質に再現しており，体部位再現という（図10-6）．微妙な運動や感覚に関係している手，口唇，舌などが広くなっている．
- ☐ 後頭葉には一次視覚野があり，網膜からの視覚情報を受けている．
- ☐ 側頭葉の外側には一次聴覚野および感覚性言語野（ウエルニッケ野）がある．言語についてはウエルニッケ野で言葉として理解される．ウエルニッケ野が障害されると，話すことができるが，人の話が理解できない感覚性失語症となる．側頭葉の内側には記憶に重要な海馬がある．
- ☐ 前頭連合野，頭頂連合野，側頭連合野は大脳皮質の入力（感覚），出力（運動）のどちらにも属さず，より高次の脳機能に関与している．
- ☐ 前頭連合野は一次運動野の前にあり，人間らしい高次脳活動（精神活動）を担当しており，思考，計画，立案，実行，意欲などに関与している．
- ☐ 頭頂連合野は一次体性感覚野の後方にあり，空間的位置関係や動きの認識，体性感覚の判断などに関与している．
- ☐ 側頭連合野は側頭葉の腹側にあり，上部は聴覚の認知，下部は視覚に関連して物の大きさ，色，形，模様などの認知に関与している．

Note

5 末梢神経①(体性神経系)

表10-2 脳神経

番号	名称	機能	機能異常
I	嗅神経	嗅覚	嗅覚障害
II	視神経	視覚	視神経麻痺,半盲
III	動眼神経	眼球運動〔上斜筋,外直筋を除く〕,瞳孔縮小	眼瞼下垂,複視,瞳孔縮小
IV	滑車神経	眼球運動〔上斜筋〕	下側方凝視不能
V	三叉神経	顔面の知覚,咀嚼運動	三叉神経痛(顔面の痛み),咬筋の麻痺
VI	外転神経	眼球運動〔外直筋〕	外側方凝視不能
VII	顔面神経	表情筋,味覚〔舌前方2/3〕,唾液分泌	顔面神経麻痺,味覚障害
VIII	内耳神経	聴覚,平衡感覚	めまい
IX	舌咽神経	嚥下,味覚〔舌後方1/3〕,血圧調節〔頚動脈洞〕	味覚障害
X	迷走神経	嚥下,発声,軟口蓋・咽喉頭の知覚 副交感神経として内臓を支配	嚥下困難,声帯麻痺 消化管の蠕動運動障害
XI	副神経	胸鎖乳突筋,僧帽筋	胸鎖乳突筋機能障害,僧帽筋機能障害
XII	舌下神経	舌の筋	言語障害,嚥下障害

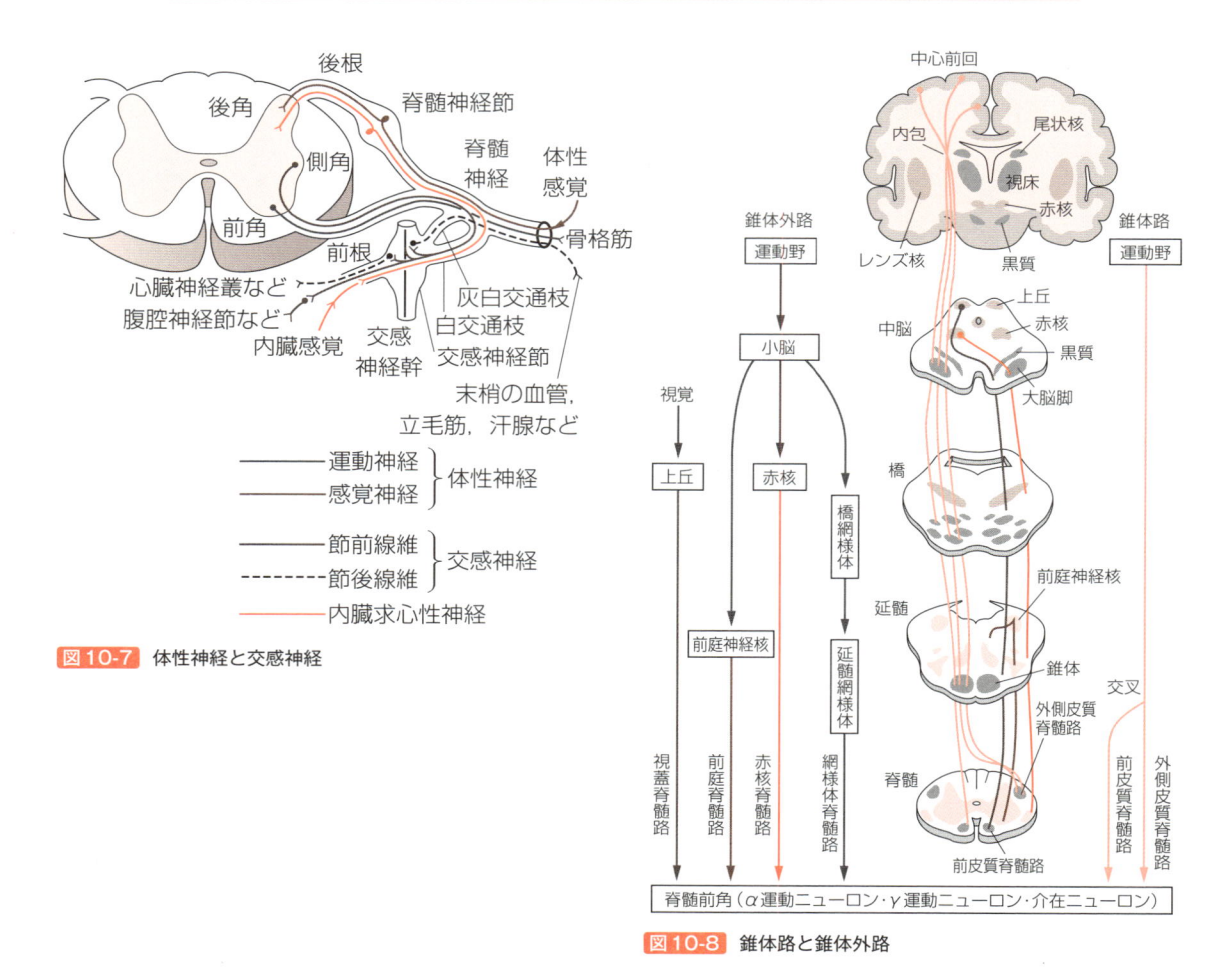

図10-7 体性神経と交感神経

図10-8 錐体路と錐体外路

5　末梢神経①（体性神経系）

- 末梢神経は体性神経系と自律神経系に分かれる．
- 体性神経系には感覚神経と運動神経がある．感覚神経は，皮膚，筋肉，関節からの感覚情報を中枢に伝える求心性神経である．運動神経は，筋肉に運動情報を伝える遠心性神経である．
- 体性神経系は12対の脳神経（表10-2）と31対の脊髄神経に分けられる．嗅神経と視神経は厳密には中枢神経の延長である．脊髄神経には頸神経8対（C1〜C8），胸神経12対（T1〜T12），腰神経5対（L1〜L5），仙骨神経5対（S1〜S5），尾骨神経1対（Co）がある．
- 感覚神経は，体性感覚（触覚，圧覚，痛覚，温度覚など），特殊感覚（視覚，聴覚，平衡覚，嗅覚，味覚など），内臓感覚（尿意，便意，悪心など）を中枢神経へ伝える．感覚神経の細胞体は脊髄神経節（後根神経節）にあり，その軸索は末梢組織からの感覚情報を，脊髄後根を経て，脊髄後角に伝える（図10-7）．
- 体性感覚は，神経により対側の視床に送られた後，大脳皮質の頭頂葉中心溝の後方にある一次体性感覚野と頭頂連合野（二次体性感覚野）に送られる（p.164 図12-2参照）．
- 運動神経は，中枢神経の指令を末梢組織に伝える．運動神経の細胞体は脊髄前角に存在し，その軸索は中枢神経からの運動指令を，脊髄前根を経て，末梢組織に伝える（図10-7）．
- 随意運動は錐体路と錐体外路が協調して行われる（図10-8）．
- 錐体路は，運動野から内包を通り，延髄の錐体を通って，対側の脊髄前角に至る．延髄の錐体で大部分の線維が対側に交叉し，外側皮質脊髄路を下行する．一部は前皮質脊髄路を下行し，脊髄で対側に交叉する．
- 錐体外路は，錐体を経由せずに運動ニューロンに作用する伝導路で，視蓋脊髄路，前庭脊髄路，網様体脊髄路，赤核脊髄路などをいう．平衡器官，視覚器官，大脳基底核，脳幹，網様体などの情報を受け，運動，姿勢，筋緊張などの制御を行っている．

6 末梢神経②（自律神経系）

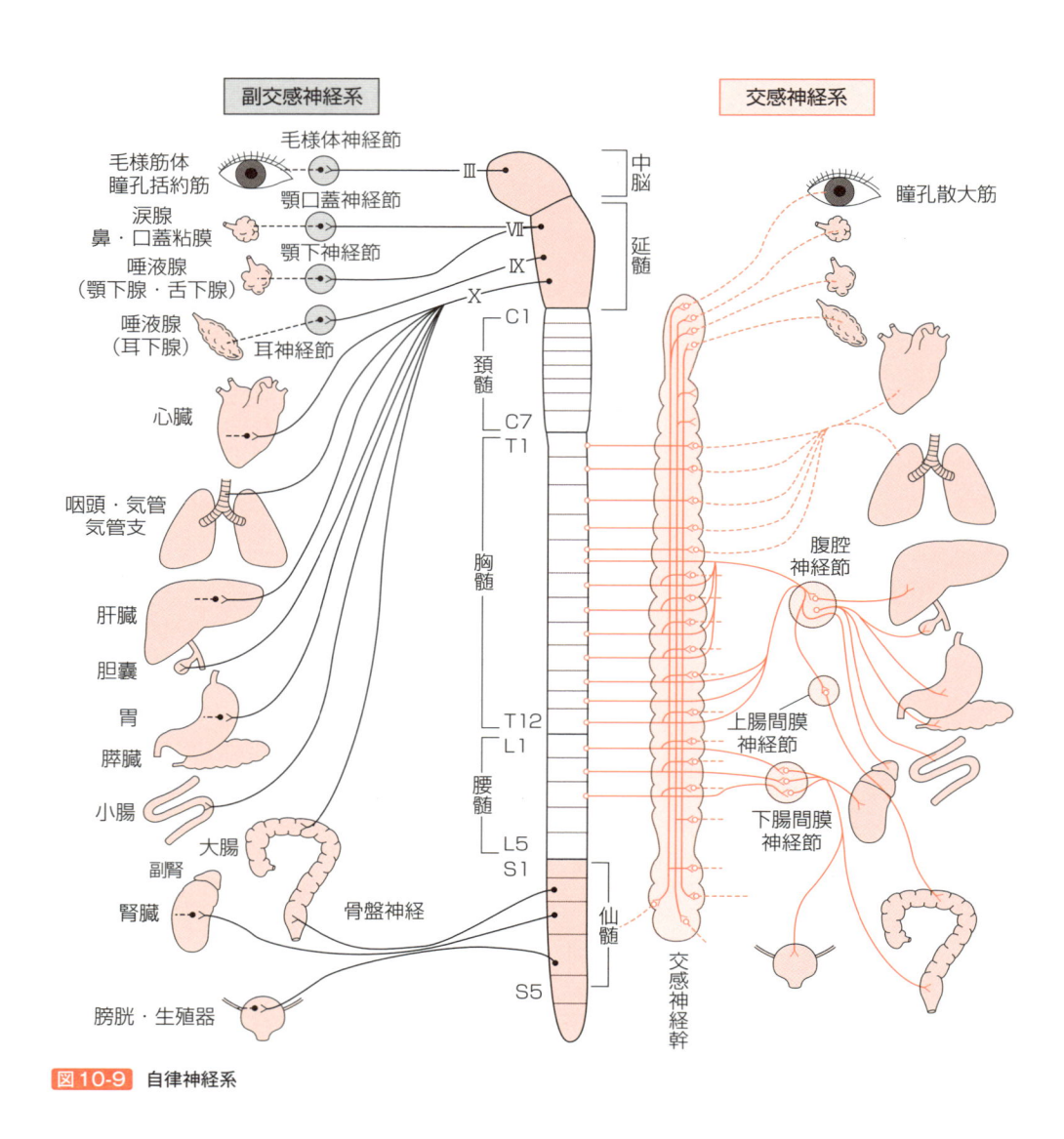

図10-9 自律神経系

6 末梢神経②（自律神経系）

- ■ **自律神経系**には交感神経，副交感神経，内臓求心性神経がある．交感神経と副交感神経は遠心性神経である．
- □ 自律神経系は，内臓平滑筋，血管平滑筋，心筋などを支配し，生命維持に関する機能を反射性に制御する．自律神経は，自律性，二重支配，拮抗支配，緊張性支配などの特徴を有する．
- ■ **交感神経**は呼吸循環機能を促進し，消化機能を抑制し，エネルギーを消費して体を活発化する．交感神経が興奮すると，瞳孔拡大，気管支拡張，心拍数増加，血管収縮，発汗，胃液分泌抑制，消化管蠕動抑制などがおきる．
- ■ **副交感神経**は呼吸循環機能を抑制し，消化機能を促進し，エネルギーを貯蔵して体を安静化する．副交感神経が興奮すると瞳孔縮瞳，気管支収縮，心拍数減少，胃液分泌亢進，消化管蠕動亢進などがおきる．
- □ 交感神経の細胞体は胸髄から腰髄（T1～L3）の側角にある（図10-9）．節前線維は前根，白交通枝を経て，交感神経節でシナプスをつくり，節後線維が末梢組織に分布している（図10-7参照）．節後線維は髄鞘を有しない．
- □ 副交感神経の細胞体は脳神経核（動眼神経，顔面神経，舌咽神経，迷走神経），仙髄（S2～S4）にある（図10-9）．節前線維は組織の近くの神経節でシナプスをつくり，節後線維が組織に分布する．胸腹部にある内臓は迷走神経である副交感神経によって支配されている．骨盤部の臓器は骨盤神経という副交感神経によって支配されている．
- ■ **内臓求心性神経**は，内臓痛は交感神経，悪心・渇きなどは副交感神経の経路を通って，脊髄後根を経て後角でシナプスを形成する．

Note

7 反 射

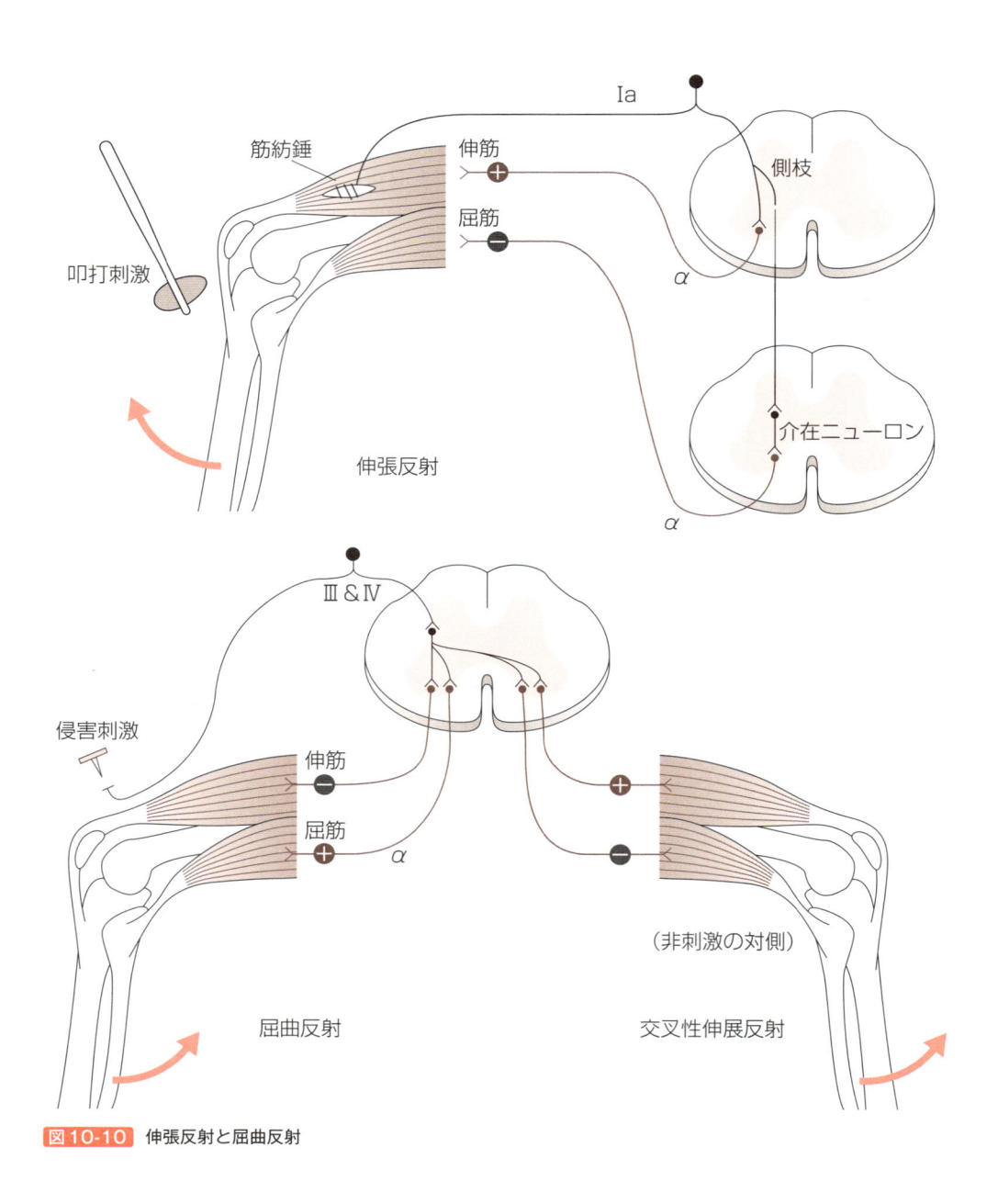

図10-10 伸張反射と屈曲反射

7 反射

- 一定の刺激が感覚受容器に入ると，活動電位は求心性神経を経て中枢神経系に伝達され，決められたプログラムにしたがって自動的に出力信号に変えられ，遠心性神経を経て，効果器に一定の変化をもたらす．この反応を反射という．
- 受容器→求心性神経→中枢神経系（反射中枢）→遠心性神経→効果器が反射の情報伝達経路であり，反射弓という．
- 求心性神経から遠心性神経に1つのシナプスで伝わる反射は単シナプス反射で，複数のシナプスとニューロンで伝わる反射は多シナプス反射という．
- 脊髄に反射中枢がある反射を脊髄反射といい，伸張反射，屈曲反射，交叉性伸展反射などがある．
- 伸張反射は，筋肉を伸長させると，その筋が収縮する反射である（図10-10）．膝蓋腱反射，アキレス腱反射などがある．大腿四頭筋の腱である膝蓋腱を叩くと，大腿四頭筋が収縮して下腿が持ち上がる反射を膝蓋腱反射という．アキレス腱を叩くと腓腹筋が収縮する反射をアキレス腱反射という．伸張反射の反射弓は，筋紡錘→Ia感覚神経→脊髄→α運動神経→筋であり，単シナプス反射である．
- 屈曲反射は，足（腕）に侵害刺激が加わると，その足（腕）をひっこめるように屈筋を収縮させ，伸筋を伸ばす反射である（図10-10）．さらに反対側では足（腕）を伸ばすように，伸筋を収縮させ，屈筋を伸展させるので，これを交叉性伸展反射という（図10-10）．この反応により侵害刺激から遠ざかり，対側の足（腕）で体を支えることができる．
- 脳幹は反射中枢として，姿勢や眼球運動を制御している．前庭頚反射は，頭部が傾いたときに，頭部を動かして垂直に保持する反射である．前庭動眼反射は，頭部が動いたときに，その反対方向に眼球を回転させ，視線を一定に保持する反射である．さらに脳幹は，咀嚼，嚥下，呼吸，嘔吐なども反射性に制御している．

Note

セルフアセスメント

問1　ニューロンについて正しいのは？
① 1本の樹状突起を有する
② 複数の軸索を有する
③ 樹状突起の末端にはシナプス小胞がある
④ 情報は一過性の活動電位として伝わる

問2　ニューロンの膜電位について正しいのは？
① 静止膜電位は＋60〜＋90mVである
② K^+ が流入し活動電位がおきる
③ 無髄線維では活動電位の伝達が速い
④ 有髄線維ではランビエ絞輪がある

問3　神経伝達物質について正しいのは？
① 神経伝達物質にはアミン系，アミノ酸系，ペプチド系がある
② 交感神経の節前線維はノルアドレナリンを放出する
③ 副交感神経の節前線維はノルアドレナリンを放出する
④ 交感神経の節後線維はアセチルコリンを放出する

問4　脳について間違いは？
① 小脳は運動の協調的調節を行う
② 大脳基底核は黒質，線状体，淡蒼球，視床下核からなる
③ 海馬は記憶，学習に関係する
④ 扁桃体は自律神経系を調節している

問5　大脳皮質について正しいのは？
① 大脳皮質は前頭葉，頭頂葉，後頭葉に分けられる
② 大脳皮質はブロードマンによって52のエリアに分けられる
③ 前頭葉には一次体性感覚野がある
④ 頭頂葉には一次運動野がある

問6　大脳皮質について正しいのは？
① ウエルニッケ野は運動性言語野である
② ブローカ野は感覚性言語野である
③ 頭頂連合野は空間的位置関係や動きの認識に関与している
④ 前頭連合野は物の大きさ，色，形，模様の認識に関与している

問7　末梢神経について正しいのは？
① 脊髄神経は31対ある
② 脳神経は11対ある
③ 交感神経は求心性線維である
④ 感覚神経は遠心性線維である

問8　感覚神経，運動神経について正しいのは？
① 感覚神経の細胞体は脊髄神経節にある
② 感覚神経の軸索は脊髄前根を経て末梢組織からの情報を伝える
③ 運動神経の細胞体は脊髄後角にある
④ 錐体路は運動，姿勢，筋緊張などの制御を行っている

問9　自律神経について正しいのは？
① 交感神経の細胞体は胸髄から腰髄の脊髄後角にある
② 交感神経の節前線維は交感神経節でシナプスをつくる
③ 副交感神経の節前線維は脊髄の近くでシナプスをつくる
④ 副交感神経の細胞体は胸髄から腰髄の脊髄前角にある

問10　反射について間違いは？
① 伸張反射は多シナプス反射である
② 膝蓋腱反射の受容器は筋紡錘である
③ 脳幹は姿勢や眼球運動の制御に関与している
④ 前庭動眼反射は頭部が動いても視線を一定に保持する

解答　問1：④，問2：④，問3：①，問4：④，問5：②，問6：③，問7：①，問8：①，問9：②，問10：①

第11章
記憶と睡眠

✓ 到達目標
- 記憶の分類について説明できる．
- 記憶と海馬について説明できる．
- レム睡眠とノンレム睡眠について説明できる．
- 睡眠物質とサーカディアンリズムについて説明できる．

第11章 記憶と睡眠

1 記憶と海馬

表11-1 記憶の分類

記憶の種類			記憶の内容（具体例）	関連する脳の部位
短期記憶	ワーキングメモリー（作業記憶）		電話帳で番号を覚えて電話をかけるときの記憶 買い物の合計金額を暗算するときの記憶など	前頭連合野
長期記憶	陳述記憶（宣言記憶）	エピソード記憶	個人的な体験や出来事についての記憶	海馬
		意味記憶	言葉の意味についての記憶	側頭葉
	非陳述記憶	手続き記憶	自転車の乗り方，楽器演奏など，体で覚える記憶	線条体，補足運動野，小脳
		プライミング記憶	先行する出来事の記憶により後続の出来事に影響を与えること	大脳連合野

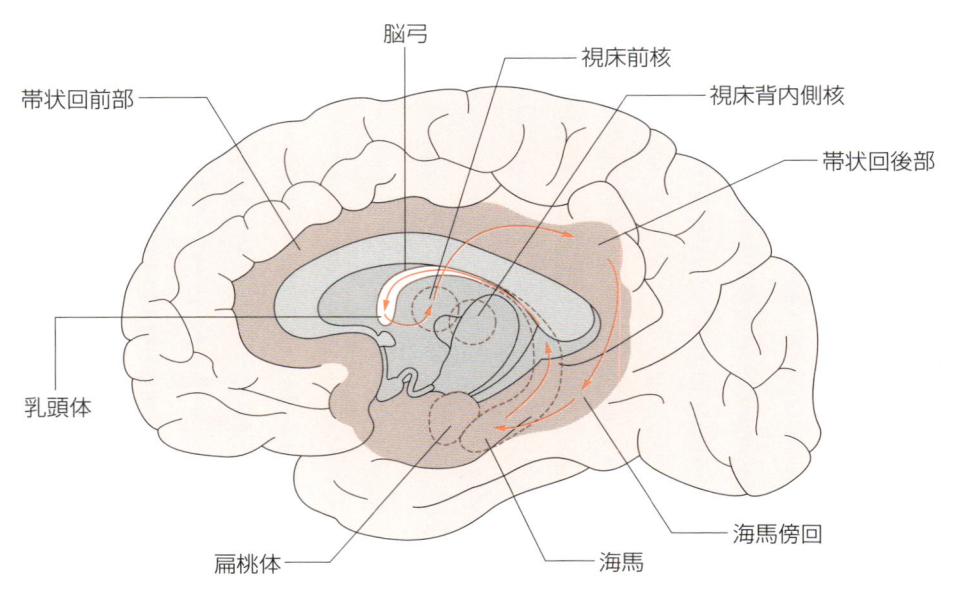

図11-1 大脳辺縁系と海馬

1 記憶と海馬

1 記憶の分類
- 記憶には短期記憶と長期記憶がある(表11-1).
- 短期記憶には,ワーキングメモリー(作業記憶)があり,前頭連合野が関係している.例えば,電話帳をみながら電話をかける場合の電話番号の一時的な記憶である.
- 長期記憶には,陳述記憶と非陳述記憶がある.
- 陳述記憶には,エピソード記憶と意味記憶がある.
- エピソード記憶は個人的な体験や出来事についての記憶であり,海馬が重要な役割を担っている.
- 意味記憶とは言葉の意味についての記憶であり,側頭葉が関係していると考えられている.
- 非陳述記憶には,手続き記憶とプライミング記憶などがある.
- 手続き記憶は,物事を行う時の手続きについての記憶で,例えば練習すると運動がうまくできるような記憶であり,線条体,補足運動野,小脳が関係している.
- プライミング記憶は,先行する事柄があると後続する事柄に影響を与えるような記憶であり,大脳連合野全般が関係する.

2 海馬
- 海馬は,側頭葉内側にある大脳辺縁系の一部であり,記憶に関わっている(図11-1).
- 一時的なワーキングメモリーは大脳皮質の前頭連合野で行われる.その後,数分から数日後に,海馬で情報処理と符号化が行われ,短期記憶となる.
- 同時に過去の記憶との照合および関連づけが行われて大脳皮質に貯蔵され,長期記憶となる.
- つまり,海馬は,短期記憶を長期記憶として固定するのに重要な役割を担っている.
- 記憶・学習のメカニズムとしては,外界からの刺激によってシナプスの構造と機能が変化するシナプスの可塑性が関わっている.
- 刺激の繰り返しによりシナプスの伝達効率がよくなることを長期増強(long-term potentiation:LTP)といい,記憶の維持に寄与している.
- 海馬が障害されると過去の記憶や短期の記憶は障害されないが,新たな長期記憶を獲得することができない前向性健忘症を呈する.逆に過去の記憶が思い出せない症状を逆向性健忘症という.

第11章 記憶と睡眠

2 睡眠と脳波

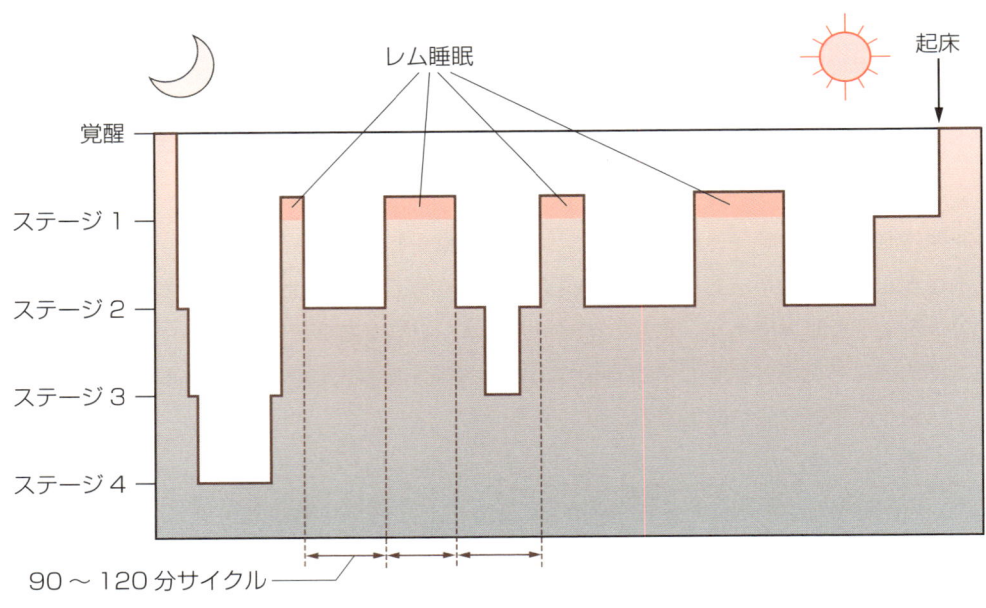

図11-2 一晩の睡眠中のレム睡眠とノンレム睡眠（ステージ1〜4）の割合

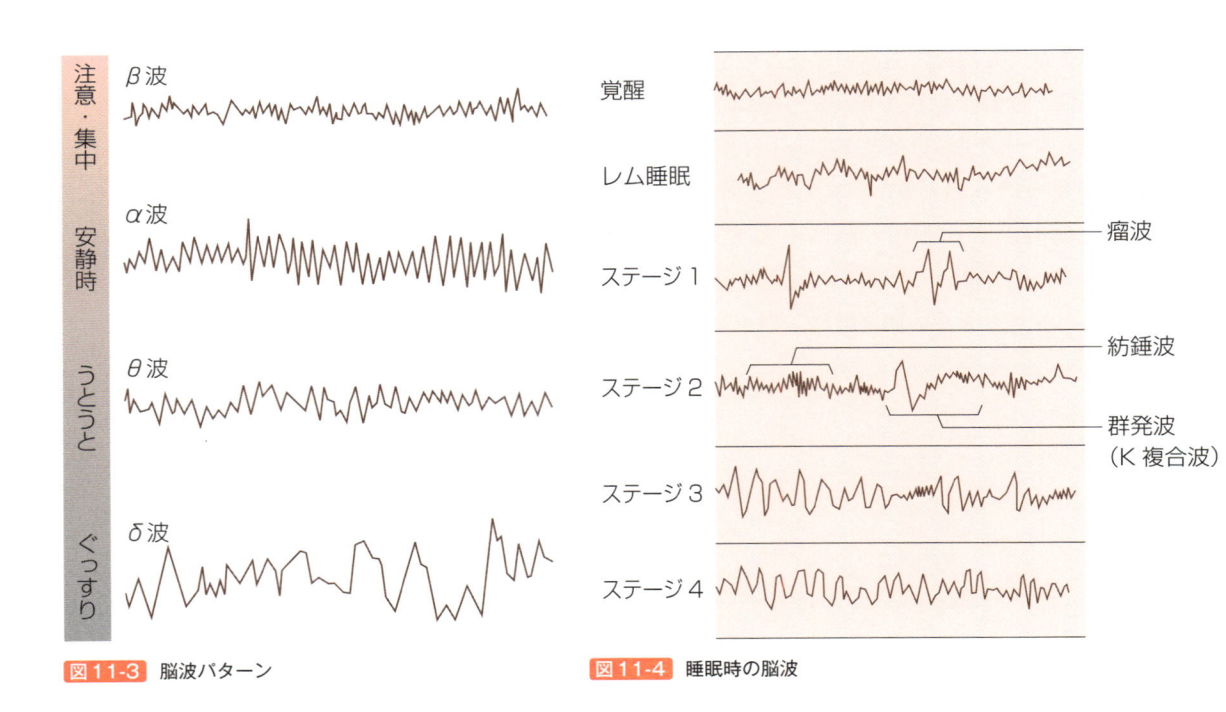

図11-3 脳波パターン

図11-4 睡眠時の脳波

1 レム睡眠とノンレム睡眠

- 睡眠にはレム睡眠とノンレム睡眠がある．
- レム(rapid eye movement：REM)睡眠は急速な眼球の運動を伴う睡眠であり，体は深く眠っているが，大脳が活発に活動している浅い眠りの状態である．レム睡眠のときには夢をみていることが多い．脳波ではノンレム睡眠ステージ1に似たパターンがみられる．
- レム睡眠の間は，自律神経系は不安定となり，呼吸，心拍，血圧が乱れる．四肢の筋緊張がほとんどなくなる．レム睡眠時には記憶や感情を整理してその固定や除去を行っていると考えられている．
- レム睡眠以外の睡眠をノンレム睡眠という．大脳の活動は休息している．寝返りなど小さな体の動きはある．ノンレム睡眠の間は，交感神経の活動が低下し，血圧，心拍，呼吸は穏やかになる．
- ノンレム睡眠は睡眠の深さにより4段階に分かれる．ステージ1(入眠期)はうとうととした状態，ステージ2(軽睡眠期)は眠りが浅い状態，ステージ3(中等度睡眠期)は中等度の眠り，ステージ4(深睡眠期)は深い眠りである．ノンレム睡眠では成長ホルモンが分泌されている．
- ノンレム睡眠とレム睡眠は約90～120分のサイクルで，一晩の睡眠中に交互に数回繰り返される(図11-2)．
- 入眠はノンレム睡眠から始まる．睡眠の前半ではノンレム睡眠が長く，後半では短くなる．深いノンレム睡眠は睡眠の前半に多い．レム睡眠は10～30分間持続し，サイクルの回数を重ねるうちに長くなる．レム睡眠は睡眠全体の約20～25%を占める．乳児や小児ではレム睡眠の割合が多い．高齢者では睡眠が浅く，覚醒しやすい傾向がある．

2 睡眠と脳波

- 脳波(electroencephalogram：EEG)は，脳の電気活動を頭皮上の電極を用いて記録したもので，周波数により，β波(14～30Hz)，α波(8～13Hz)，θ波(4～7Hz)，δ波(1～3Hz)に分けられる(図11-3)．
- 覚醒時で意識レベルが高いときにはβ波が増加し，覚醒時でも目を閉じてリラックスしたときにはα波が後頭部付近にみられる．浅い眠りではθ波，深い眠りではδ波がみられる．
- ノンレム睡眠ステージ1の脳波ではβ波，α波が減り，θ波が出現し，ときに瘤波がみられる．ステージ2ではθ波のほかに紡錘波やK複合波(群発波)がみられる．δ波は，ステージ3の20～50%未満に，ステージ4の50%以上にみられる．これを徐波睡眠という(図11-4)．

Note

第11章 記憶と睡眠

3 睡眠の神経メカニズム

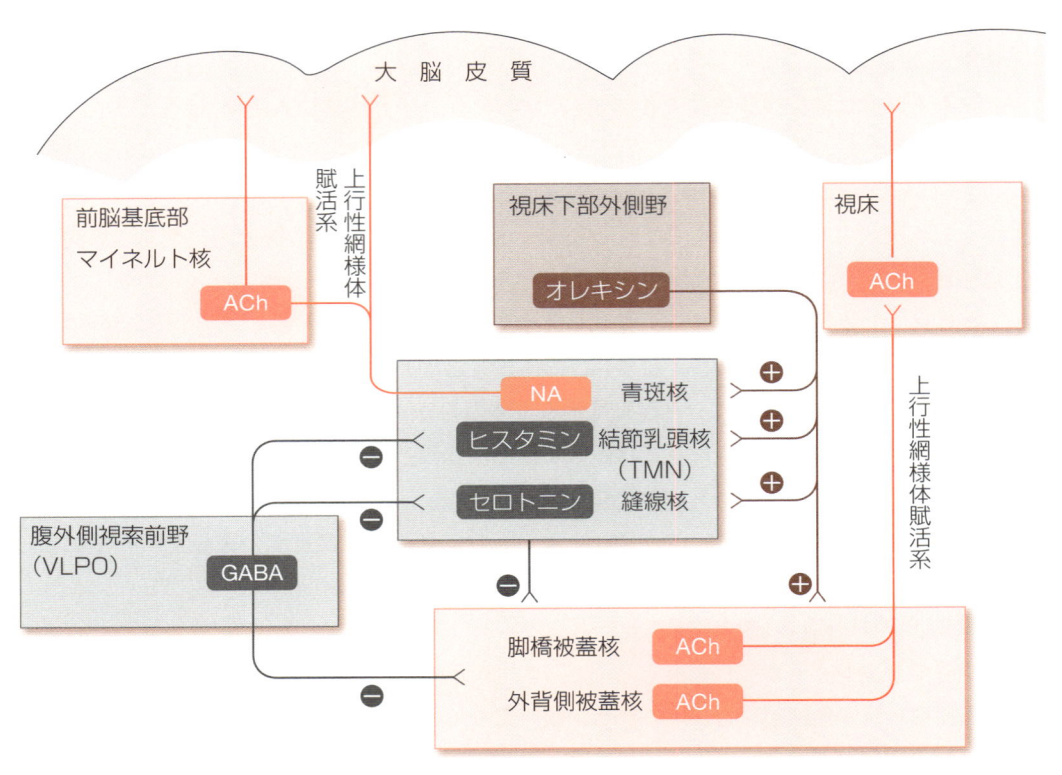

図11-5 睡眠と覚醒に関連するニューロン群
ACh：アセチルコリン，NA：ノルアドレナリン，GABA：γ-アミノ酪酸

3 睡眠の神経メカニズム

- □ 腹外側視索前野（VLPO）は睡眠中枢として，また結節乳頭核（TMN）は覚醒中枢として，睡眠・覚醒に関与している．
- □ VLPOのGABA（γ-アミノ酪酸）作動性ニューロンは睡眠中枢として睡眠の開始と維持に関与している（図11-5）．TMNのヒスタミン作動性ニューロンは覚醒中枢として覚醒の開始と維持に関与している．GABA作動性ニューロンによってTMNのヒスタミン作動性ニューロンが抑制されると睡眠が起きる．一方，TMNのヒスタミン作動性ニューロンが活動すると覚醒する．VLPOとTMNのニューロンは相互に抑制している．
- □ 脳幹には脚橋被蓋核および外背側被蓋核のアセチルコリン作動性ニューロン，青斑核のノルアドレナリン作動性ニューロン，縫線核のセロトニン作動性ニューロンがあり，覚醒，睡眠の制御を行っている．
- □ 脚橋被蓋核および外背側被蓋核のアセチルコリン作動性ニューロンが活動することで，レム睡眠の開始と維持に関与している．
- □ ノルアドレナリン作動性ニューロンやセロトニン作動性ニューロンは覚醒に関与しているが，睡眠時には活動が抑制される．
- □ 視床下部外側野のオレキシンニューロンはヒスタミン作動性ニューロン，ノルアドレナリン作動性ニューロン，セロトニン作動性ニューロンを興奮させ覚醒の維持に関与しているが，睡眠時には抑制される．
- □ 前脳基底部マイネルト核のアセチルコリン作動性ニューロンは大脳皮質に広く投射し，覚醒時に活動している．これら覚醒に関与しているニューロンの神経線維は脳幹網様体として大脳皮質全般に投射し覚醒（意識）を維持しており，上行性網様体賦活系とよばれる．
- □ オレキシンが欠乏すると，日中に突然，眠気の発作を起こすナルコレプシーを呈する．

第11章 記憶と睡眠

4 睡眠物質とサーカディアンリズム

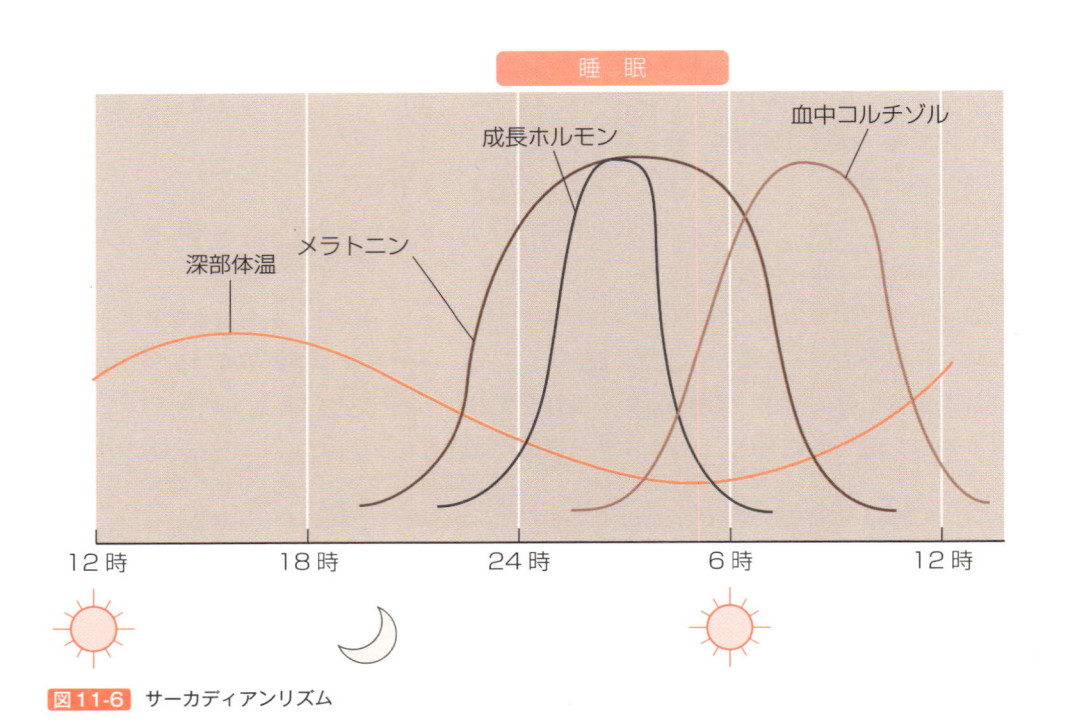

図11-6 サーカディアンリズム

1 睡眠物質

- 体内に存在し睡眠を引きおこす物質を睡眠物質という．
- VLPOのニューロン活性化には睡眠物質であるプロスタグランジンD_2/アデノシンが関与する．クモ膜と脳室内の脈絡膜でプロスタグランジンD_2が生成され脳脊髄液中に分泌され，その濃度が増加すると前脳基底部のクモ膜にあるプロスタグランジンD_2受容体を活性化する．その結果，アデノシンが生成されアデノシン受容体を活性化し，VLPOのニューロンからGABAの放出を促進し，TMNの活動を抑制して睡眠を引きおこす．カフェインはアデノシン受容体の作用を阻害し，覚醒を亢進する．
- メラトニンは脳の松果体から分泌されるホルモンである．メラトニンの血中濃度は昼に低下し，夜に増加するサーカディアンリズム（概日リズム）を示し，睡眠と関連している．朝に光を浴びるとメラトニン分泌が減少し，夜に暗くなるとメラトニン分泌が増加する．メラトニン濃度が高くなると体温，血圧，脈拍が低下し，睡眠に向かう（図11-6）．
- ウリジンは抑制性神経伝達物質であるGABAの働きを促進し，睡眠が誘導される．
- 酸化型グルタチオンは，興奮性神経伝達物質であるグルタメート作動性ニューロンの働きを抑制することにより睡眠が促進される．

2 サーカディアンリズム

- サーカディアンリズムは，ほぼ1日の周期で変動する生理現象である．
- 睡眠・覚醒，体温変動，血圧変動，ホルモン（メラトニン，成長ホルモン，コルチゾルなど）の周期はサーカディアンリズムを示す（図11-6）．
- 体内時計の中枢は視床下部の視交叉上核であり，末梢組織のリズムを同調させている．
- ヒトの場合，外界からの光が入らない状況で暮らすと，睡眠・覚醒のリズムは24時間より少し長くなる．目の網膜からの光情報が視交叉上核に到達すると，24時間のリズムに調節される．松果体にそのリズム情報が伝えられ，メラトニンの分泌も24時間周期に調節される．したがって，光刺激はサーカディアンリズムの適正な調節に重要な役割を担っている．
- サーカディアンリズムをつかさどる時計遺伝子として，*Period*, *Clock*, *Cryptochrome* などが知られている．

セルフアセスメント

問1　エピソード記憶に関係しているのは？
① 海馬
② 後頭葉
③ 頭頂葉
④ 脳幹

問2　手続き記憶に関係しているのは？
① 扁桃核
② 小脳
③ 前頭連合野
④ 視床

問3　レム睡眠で正しいのは？
① 眼球は動かない
② 寝返りなど体が動く
③ 脳波でδ波がみられる
④ 自律神経が不安定である

問4　ノンレム睡眠で正しいのは？
① 大脳は活動している
② 交感神経の活動は上昇している
③ 睡眠の深さによって4段階に分かれる
④ 睡眠の前半より後半に長くなる

問5　覚醒時で目を閉じているときにみられる脳波は？
① δ波
② θ波
③ α波
④ β波

問6　睡眠中枢について正しいのは？
① 結節乳頭核(TMN)である
② 腹外側視索前野(VLPO)である
③ ヒスタミン作動性ニューロンである
④ アセチルコリン作動性ニューロンである

問7　睡眠を引き起こすニューロンの伝達物質は？
① GABA
② ヒスタミン
③ オレキシン
④ ノルアドレナリン

問8　覚醒に関係しているのは？
① 上行性網様体賦活系
② GABA
③ ナルコレプシー
④ プロスタグランジンD_2

問9　睡眠物質は？
① プロスタグランジンE_2
② 還元型グルタチオン
③ アデノシン
④ グルタミン酸

問10　メラトニンの生成部位は？
① 扁桃体
② 海馬
③ 視床下部
④ 松果体

解答　問1：①，問2：②，問3：④，問4：③，問5：③，問6：②，問7：①，問8：①，問9：③，問10：④

第12章

感覚器

✓ **到達目標**
- [ ] 感覚の種類，体性感覚について説明できる．
- [ ] 視覚について説明できる．
- [ ] 聴覚，平衡感覚について説明できる．
- [ ] 味覚，嗅覚について説明できる．

第12章 感覚器

1 感　覚

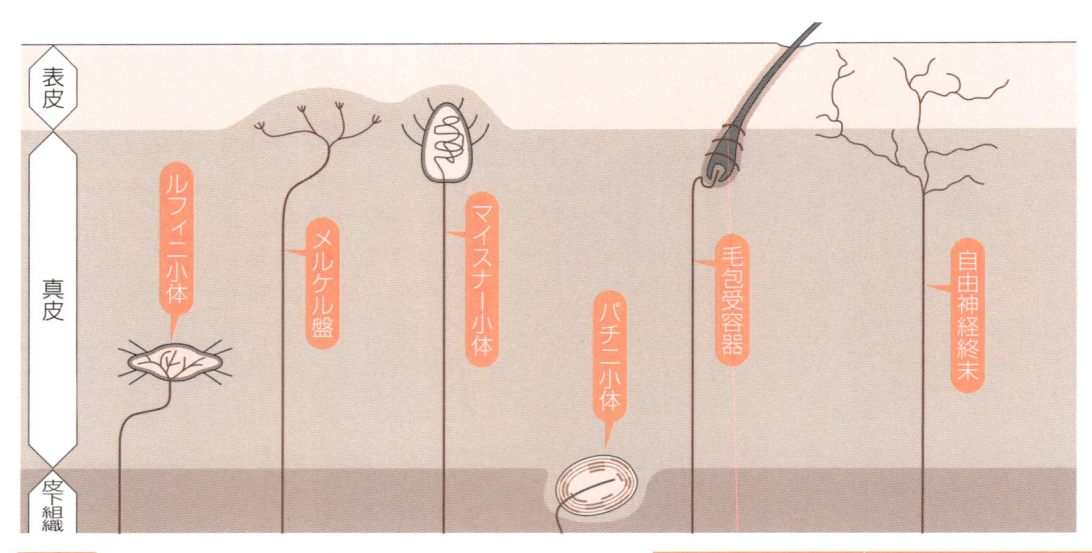

図12-1 皮膚感覚と深部感覚の受容器

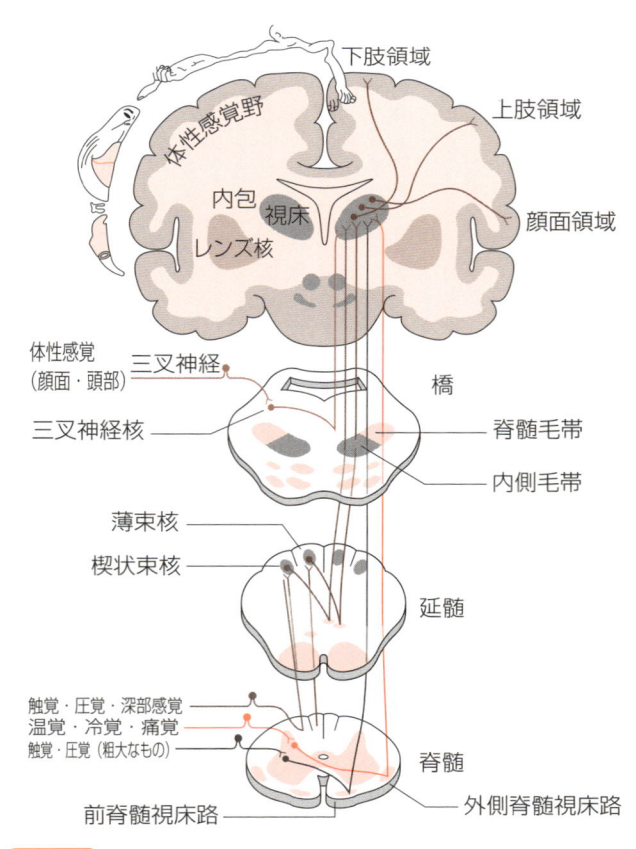

受容器		機　能
ルフィニ小体		皮膚への圧・伸展や変形を感知
メルケル盤		軽い皮膚への接触を感知
マイスナー小体		圧・低周波の振動を感知
パチニ小体		深部圧・高周波の振動を感知
毛包受容器		毛幹の傾きを感知
自由神経終末		痛覚・冷覚・温覚など
深部感覚	ゴルジ腱器官	腱部分にかかる張力を感知
	筋紡錘	筋の伸展を感知
	関節受容器	関節の動きを感知

図12-2 体性感覚の伝導路

1 感　覚

- ■ 感覚は，特殊感覚，体性感覚，内臓感覚に分けられる．
- ■ 特殊感覚には，視覚，聴覚，味覚，嗅覚，平衡感覚がある．
- ■ 体性感覚には，皮膚感覚(触覚，圧覚，温覚，冷覚，痛覚)と深部感覚(位置覚，運動覚など)がある．
- ■ 内臓感覚には，空腹感，満腹感，便意，尿意，口渇感，嘔気などがある．
- □ 感覚を受け取る器官を感覚器といい，そのなかに感覚受容器がある．
- □ 感覚受容器が一定以上の刺激を受けて反応すると，膜電位の脱分極がおこり，受容器電位を生じる．この興奮が感覚神経(求心性線維)の活動電位として脳に伝えられる．
- ■ 体性感覚の受容器には，表在性受容器と深部受容器がある．
- ■ 表在受容器には，触覚，圧覚を感知する機械受容器(マイスナー小体，メルケル盤，ルフィニ小体，パチニ小体，毛包受容器)，温覚，冷覚，痛覚を感知する自由神経終末がある(図12-1)．皮膚表面にはこれらの受容器に対応した感覚点が存在する．指先や舌にはとくに多く存在する．
- ■ 深部受容器には，筋紡錘，ゴルジ腱器官，関節受容器がある．
- □ 筋紡錘は筋の中に存在し，筋の伸び具合を感知する．
- □ ゴルジ腱器官は筋と腱の接合部付近にあり，筋にかかる張力を感知する．
- □ 関節受容器は関節囊，靱帯，骨膜などにあり，ルフィニ小体，パチニ小体，自由神経終末などで関節への機械的刺激を感知する．
- □ 深部感覚の情報は大脳で統合されて身体位置が認識される．
- ■ 体性感覚は，神経により対側の視床に送られた後，大脳皮質の頭頂葉中心溝の後方にある一次体性感覚野と頭頂連合野(二次体性感覚野)に送られる．
- □ 一次体性感覚野で体性感覚の種類や位置情報を認識し，二次体性感覚野で体性感覚の情報を統合し，記憶をもとに判断され，認知される．
- □ 一次体性感覚野では体の各部の皮膚の情報を受け取るニューロンが並んでいる(図12-2)．手指や顔面，とくに唇からの情報を受け取るニューロンの数が多い．

Note

2 眼球の構造

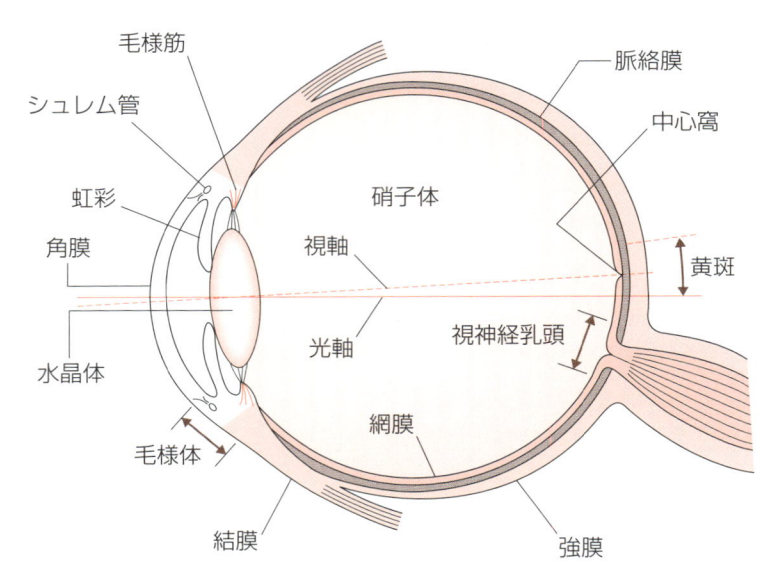

図12-3 眼球の構造

- ■ 角膜，水晶体，硝子体を通過した光は網膜に結像し，光情報が神経信号に変換され，視神経によって大脳皮質に伝えられる．
- ■ 網膜は，メラニン色素が多い脈絡膜によって遮光され，強膜によって支持されている（図12-3）．網膜にある中心窩とその周囲の黄斑部は，視野の中で最もよくみえる部位である．
- ■ 網膜は視細胞，双極細胞，神経節細胞からなり，神経節細胞の軸索は神経乳頭を形成し，視神経となる．神経乳頭に網膜はなく光を感じないため，視野の中で生理的にみえない盲点（マリオット盲点）ができる．
- □ 眼球前部には前眼房，虹彩，後眼房，毛様体（眼房水を生成する），毛様体小帯（Zinn小帯），毛様体筋などの構造がある．虹彩，毛様体，脈絡膜をあわせてブドウ膜という．硝子体は99％が水分からなるゲル状組織である．
- ■ 水晶体は弾力性のある凸レンズであり，毛様体筋の収縮・弛緩によって，その曲率が調節されている．毛様体筋が収縮すると毛様体小帯が弛緩し，水晶体が厚くなる．毛様体筋が弛緩すると毛様体小体が緊張し，水晶体が薄くなる．つまり，近くをみる場合は水晶体を厚くし，遠くをみる場合は薄くする．
- □ 近視は多くの場合，眼軸が長すぎて網膜の前でピントが合ってしまう状態をいう．遠視は水晶体の屈折力が弱いか，眼軸が短いため網膜の後ろでピントが合ってしまう状態をいう．
- □ 目の老化のため水晶体の弾力性が弱まり，調節力が低下したため近いところがみえにくくなる症状を老眼という．
- □ 虹彩には瞳孔括約筋（副交感神経支配）と瞳孔散大筋（交感神経支配）があり，瞳孔の大きさを変えて眼球に入る光の量を調節している．瞳孔が開くことを散瞳といい，瞳孔が縮小することを縮瞳という．

Note

3 視　覚

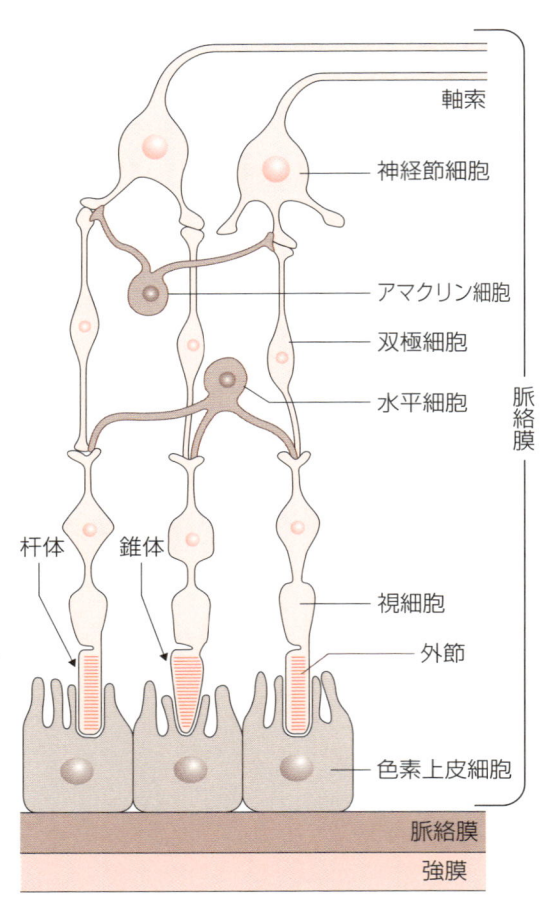

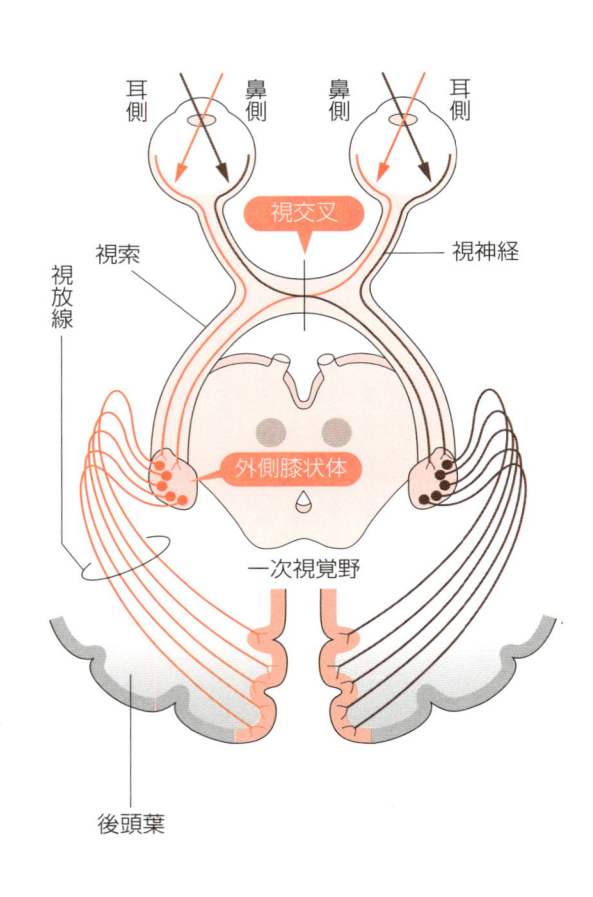

図12-4 網膜の構造

図12-5 視覚の伝導路

3 視覚

- ■ 光の受容は網膜にある視細胞で行われる．視細胞の外節には，視物質が埋め込まれた膜構造があり，その形態から杆体と錐体に分けられる（図12-4）．
- ■ 杆体は明暗を感知するが，色は感知せず，暗いところで感度が高く，暗所視に寄与している．錐体は3種類の細胞によって，赤，緑，青の光を感知し，明るいところでの色覚および形状視に寄与している．
- ■ 杆体の視物質はロドプシンであり，11-シスレチナール（ビタミンAの誘導体）とタンパク質であるオプシンが結合したものである．光を吸収するとオールトランスレチナールとなり，オプシンも構造が変化し，メタロドプシンとなる．メタロドプシンは細胞内シグナル伝達系に作用し，過分極を生じ，伝達物質であるグルタミン酸の放出を減少させる．錐体の視物質はイオドプシンである．
- ■ 視細胞は双極細胞にシナプス結合し情報を伝達し，さらに双極細胞は神経節細胞にシナプス結合し情報を伝達する．水平細胞，アマクリン細胞は視細胞や双極細胞の興奮を受け，その周辺の視細胞や双極細胞を抑制し，コントラストを上げる．
- ■ 神経節細胞の軸索は視神経（第Ⅱ脳神経）となり，網膜の鼻側半分からの線維は視交叉で交叉し，視索を経て外側膝状体に至る（図12-5）．二次ニューロンは視放線を形成し，大脳皮質後頭葉の一次視覚野に投射し，視力，立体視，色覚に関与する．視索の一部は上丘に至り，運動視に寄与する．
- ■ 光の照射により両眼とも縮瞳する反射を対光反射という．近くの物を注視するとき，両眼の視線が内向き，縮瞳する反射を輻輳反射という．角膜に対する物理学的刺激により瞬きがおきる反射を角膜反射（瞬目反射）という．

4 耳の構造

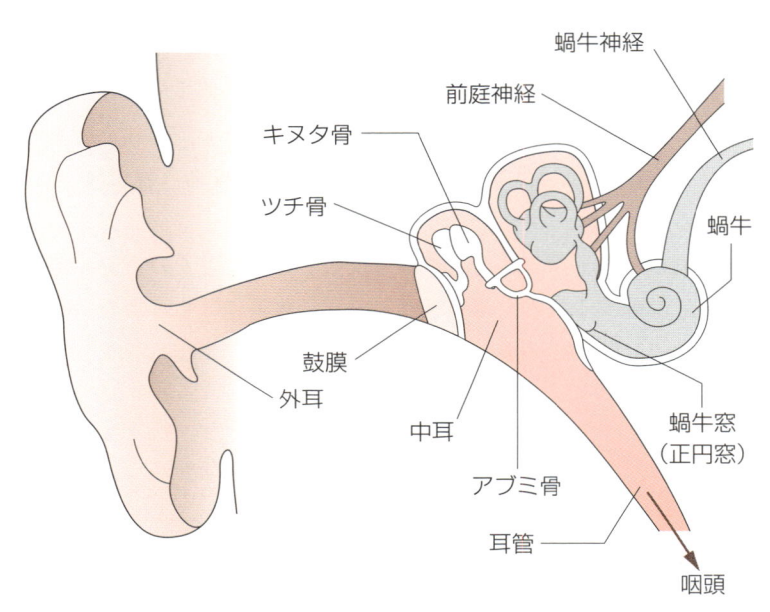

図12-6 耳の構造

4 耳の構造

- 耳は外耳，中耳，内耳からなる．
- 外耳は耳介，外耳道からなり，鼓膜によって中耳と分けられる．
- 中耳には鼓膜，鼓室（中耳腔），耳管，耳小骨（ツチ骨，キヌタ骨，アブミ骨）がある（図12-6）．
- 耳管は鼓室と咽頭をつなぐ管であり，①鼓室内の空気圧をその場所の大気圧と等しくする，②鼓室内の分泌物を咽頭に排出する，という役割がある．
- 耳小骨は互いに付着しており，ツチ骨は鼓膜に，アブミ骨は内耳蝸牛の卵円窓に付着している．
- 内耳には，音を感知する蝸牛と平衡感覚をつかさどる前庭がある．
- 蝸牛は蝸牛軸を中心に2＋3/4回転するらせん状の管構造である．前庭には3つの半規管と，卵形嚢と球形嚢の2つの耳石器（平衡嚢）がある．

Note

第12章 感覚器

5 聴　覚

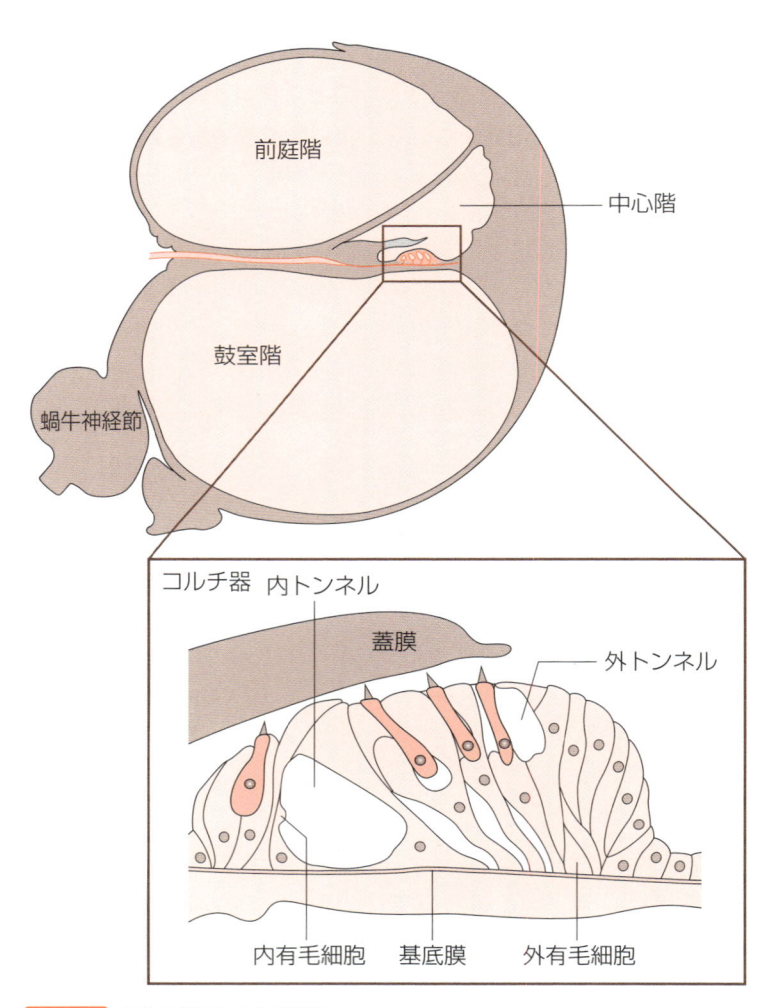

図12-7 蝸牛の構造とコルチ器官

5 聴覚

- 蝸牛の内部は前庭階，中心階，鼓室階の3層に分かれ，それぞれリンパ液で満たされている（図12-7）．
- 前庭階の卵円窓にはアブミ骨が付着しており，鼓室階の正円窓は中耳腔に接している．前庭階と鼓室階は蝸牛頂点で蝸牛孔によりつながっており，外リンパ液で満たされている．中心階は内リンパ液で満たされている．
- 音波は外耳を通り鼓膜を振動させ，さらに耳小骨を振動させて約20倍に音圧を増幅し，蝸牛の卵円窓に伝えリンパ液の振動を効率よく引きおこす．
- 蝸牛の中心階には基底膜にのったコルチ器があり，リンパ液の振動が基底膜を動かすと，有毛細胞が振動して毛が蓋膜にあたり，脱分極して伝達物質を放出する．有毛細胞に接している蝸牛神経［内耳神経（第Ⅷ脳神経）の一部］が活動電位を発生してその情報が大脳皮質側頭葉の一次聴覚野に送られる．蝸牛頂点に近いほど，低い音を感知し，蝸牛基部では高い音を感知する．
- 若年者が認識できる音の周波数は20〜20,000 Hz（ヘルツ）で，音の大きさは0〜120 dB（デシベル）である．
- 難聴には，外耳から中耳で音が伝わらない伝音性難聴と，内耳以降に障害がある感音性難聴がある．高齢者では感音性難聴が多い．

Note

6 平衡感覚

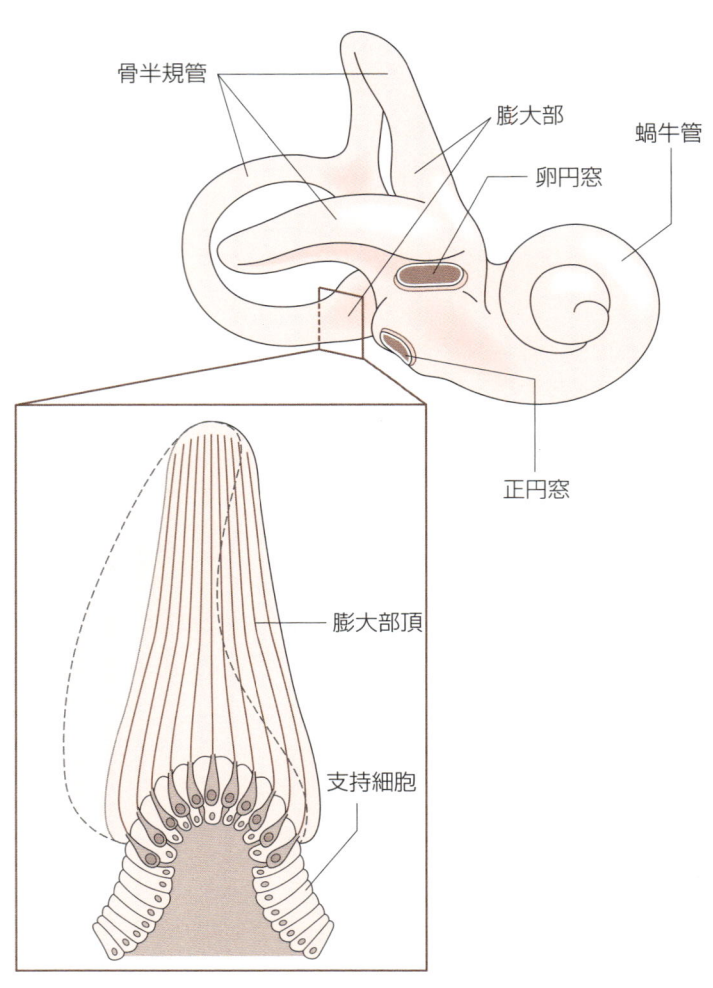

図12-8 半規管の膨大部と有毛細胞

- ■ 前庭の三半規管は回転加速度を感知し，耳石器（卵形嚢，球形嚢）は頭の位置，直線加速度を感知する．
- ■ 3つの半規管は互いにほぼ直交する半円形の管であり，卵形嚢につながっている．半規管の膨大部には有毛細胞があり，その毛はクプラというゼラチン様物質に取り込まれている（図12-8）．頭を動かすと半規管内のリンパ液が移動し，クプラ内の毛が押されて有毛細胞が興奮し，前庭神経によりその情報が伝達される．
- □ 卵形嚢と球形嚢は平衡斑という構造を有している．平衡斑には，有毛細胞があり，炭酸カルシウムが主成分の耳石を含む耳石膜というゼラチン様膜で覆われている．卵形嚢では頭部の傾きと水平方向の加速度，球形嚢では垂直方向，前後方向の加速度を感知する．
- □ 三半規管，卵形嚢，球形嚢からの神経線維は前庭神経［内耳神経（第Ⅷ脳神経）の一部］となり，同側の前庭神経核に，一部は小脳に投射する．
- □ 頭が動くと，その情報が前庭神経核に伝わり，前庭反射を引きおこす．抗重力筋を収縮し姿勢を保持したり（前庭脊髄反射），頸部の筋を収縮させて頭部を垂直，正面に保持したり（前庭頸反射），眼球を反対方向に動かして目標を見失わないようにする（前庭動眼反射）．

7 味覚と嗅覚

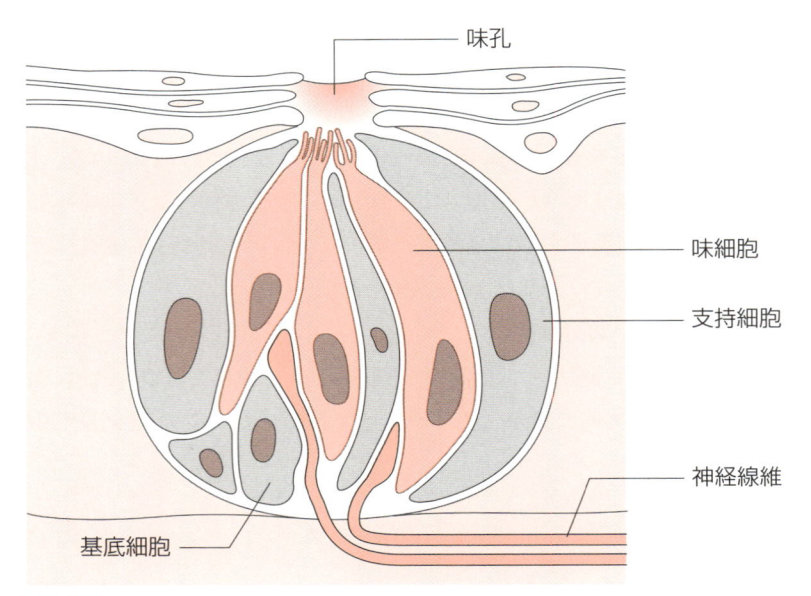

図 12-9 味蕾の構造

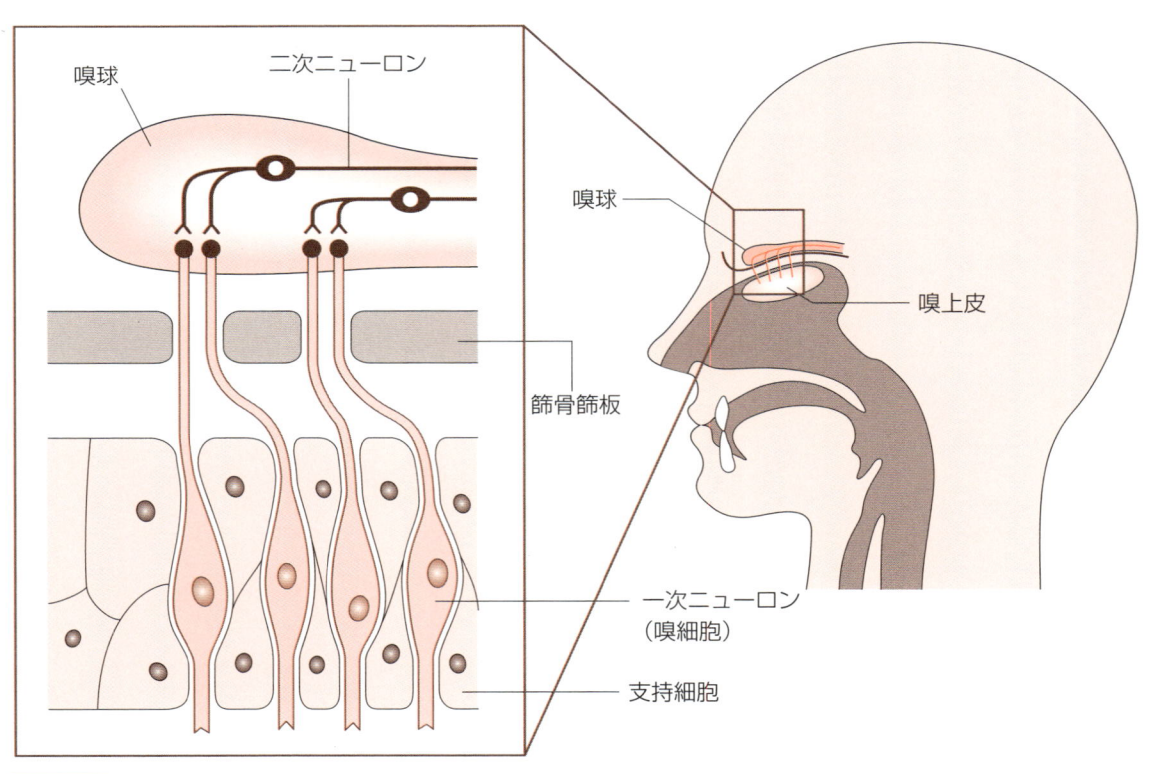

（味孔、味細胞、支持細胞、神経線維、基底細胞）

図 12-10 嗅細胞と嗅球

（嗅球、二次ニューロン、篩骨篩板、一次ニューロン（嗅細胞）、支持細胞、嗅上皮）

7 味覚と嗅覚

1 味 覚

- 味覚は，舌の乳頭などにある味蕾にある味細胞によって感知される（図12-9）．
- 5つの基本味（塩味，酸味，甘味，苦味，うま味）に対し特異的に応答する味細胞がある．味細胞の味毛にある受容体に化学物質が結合すると，細胞内のカルシウム濃度が増加する．その結果，伝達物質が放出され，感覚線維に活動電位が生じる．
- 舌の前2/3では，鼓索神経（顔面神経，第Ⅶ脳神経の一部）から延髄の孤束核に伝えられ，舌の後ろ1/3では，舌咽神経（第Ⅸ脳神経）から延髄の孤束核に伝えられる．咽頭部の味蕾からは迷走神経（第Ⅹ脳神経）から孤束核に伝えられる．
- 孤束核からは視床を経由して大脳皮質側頭葉の味覚野に伝えられる．

2 嗅 覚

- 嗅覚は，鼻腔の上部にある嗅細胞によって感知される（図12-10）．
- におい物質は，鼻粘膜を覆っている粘液に溶け込み，嗅細胞の嗅毛にある受容体と結合すると，活動電位が生じる．1つの嗅細胞は1種類の受容体を発現し，この受容体は多数のにおい物質と反応する．
- 嗅細胞は感覚の一次ニューロンであり，その軸索は嗅神経（第Ⅰ脳神経）となり，前頭葉の腹側にある嗅球に到達する．嗅球で，二次ニューロンの僧帽細胞と房飾細胞はシナプス結合し，嗅索を通り，前梨状皮質，扁桃体，視床下部，大脳皮質嗅覚野（眼窩前頭皮質）に伝えられる．

Note

セルフアセスメント

問1 深部受容器は？
① マイスナー小体
② メルケル小体
③ ルフィニ小体
④ 筋紡錘

問2 一次体性感覚野は大脳皮質のどの領域にあるか？
① 前頭葉
② 頭頂葉
③ 後頭葉
④ 側頭葉

問3 視野の中で最もよくみえる部位は？
① 黄斑
② 神経乳頭
③ 盲点
④ 脈絡膜

問4 視細胞で色を感知する構造は？
① 杆体
② ロドプシン
③ 錐体
④ 色素上皮

問5 一次視覚野は大脳皮質のどの領域にあるか？
① 前頭葉
② 頭頂葉
③ 後頭葉
④ 側頭葉

問6 聴覚に関与する器官は？
① 半規管
② 卵形嚢
③ 球形嚢
④ 蝸牛

問7 一次聴覚野は大脳皮質のどの領域にあるか？
① 前頭葉
② 頭頂葉
③ 後頭葉
④ 側頭葉

問8 平衡感覚に関与する器官は？
① コルチ器
② 耳石器
③ 前庭階
④ 卵円窓

問9 味覚に関与する神経は？
① 前庭神経
② 鼓索神経
③ 蝸牛神経
④ 舌下神経

問10 嗅覚の伝達に関与する細胞は？
① 僧帽細胞
② 味細胞
③ アマクリン細胞
④ 水平細胞

解答　問1：④，問2：②，問3：①，問4：③，問5：③，問6：④，問7：④，問8：②，問9：②，問10：①

第13章 生殖

✓ **到達目標**
- [ ] 女性の生殖機能が説明できる.
- [ ] 妊娠について説明できる.
- [ ] 分娩・授乳について説明できる.
- [ ] 男性の生殖機能が説明できる.

第13章　生　殖

1 女性の生殖機能

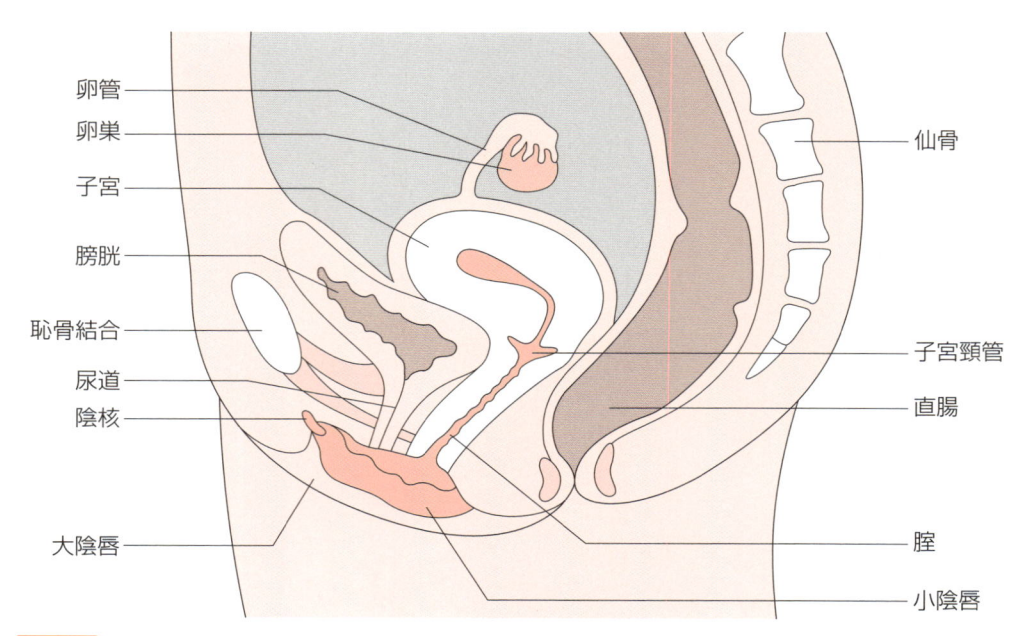

図13-1 女性の生殖器

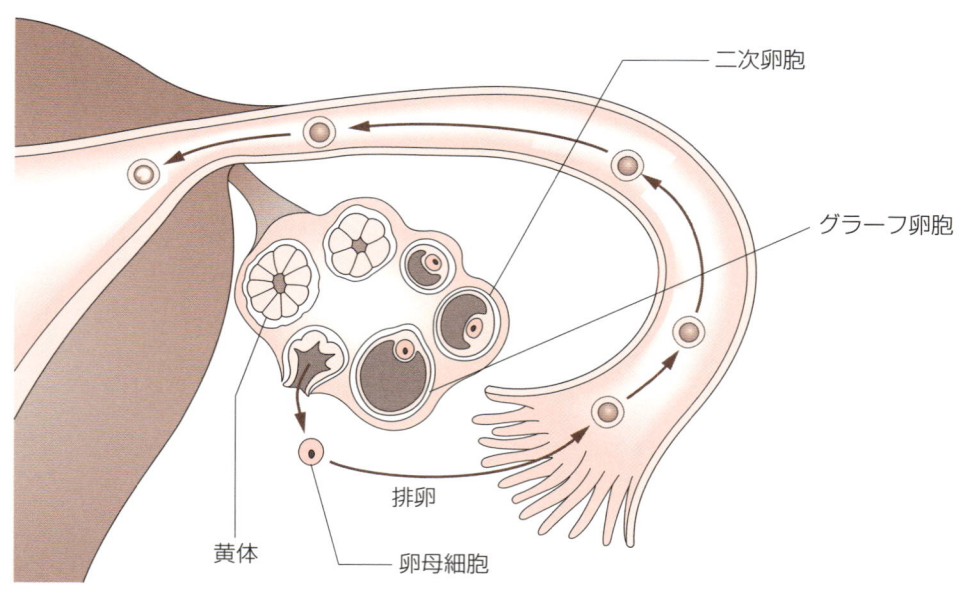

図13-2 卵巣と卵管

1 女性の生殖機能

1 構造

- 女性の生殖腺は卵巣であり卵子（卵または卵細胞）を形成する．
- 女性の生殖器は外性器と内性器からなり，内性器は腟，子宮，卵管，卵巣などからなる（図13-1）．
- 子宮は妊娠していないときは鶏卵大の臓器である．子宮は体部と頸部からなり，子宮壁は外膜，筋層，内膜からなる．子宮内膜は内側の機能層と筋層側の基底層に分けられる．機能層の基底層からの剝離が月経である．
- 卵巣は子宮の後方に位置し，左右対称の臓器である．卵巣は生殖機能として卵子を形成し，内分泌機能として卵巣ホルモンを分泌する．
- 卵子は卵管で受精する．

2 性周期

- 月経開始日を第1日目として周期を数える．卵巣および子宮はホルモンの影響にあり，月経周期はおよそ28日である．
- 卵巣は，各月経周期の初めから卵胞期，排卵，黄体期の周期に分けられる（次項参照）．
- 卵巣の皮質には多数の原始卵胞が存在する．原始卵胞は卵母細胞と卵胞上皮細胞からなる．卵胞期では原始卵胞から胞状卵胞となり，さらに卵が顆粒膜細胞に囲まれたグラーフ卵胞となり，月経開始日から14日頃に，排卵がおきる（図13-2）．黄体期では，排卵した後の卵胞は黄体となり，エストロゲンとプロゲステロンを分泌する．黄体は14日後には退化し白体となる．排卵した卵子が受精して着床すると妊娠黄体となって妊娠が維持される．
- 1つの卵母細胞からは減数分裂により4つの配偶子ができるが，卵子は1つしか生じない．それ以外の3つの機能しない配偶子は極体とよばれる．卵子は22本の常染色体とX性染色体をもつ．
- 子宮は，月経期，増殖期，分泌期の周期に分けられる．月経後，排卵まではエストロゲンの影響により，残った基底層から機能層が再生増殖し，内膜が肥厚する．分泌期では，黄体から分泌されるエストロゲンとプロゲステロンにより，受精卵が着床しやすくなっている．受精卵が着床しないと，月経開始第25日頃，黄体からのエストロゲンとプロゲステロンの分泌が退潮し，内膜中の動脈が収縮し内膜機能層の壊死を招き，月経がはじまる．

第13章 生殖

2 女性ホルモンの働き

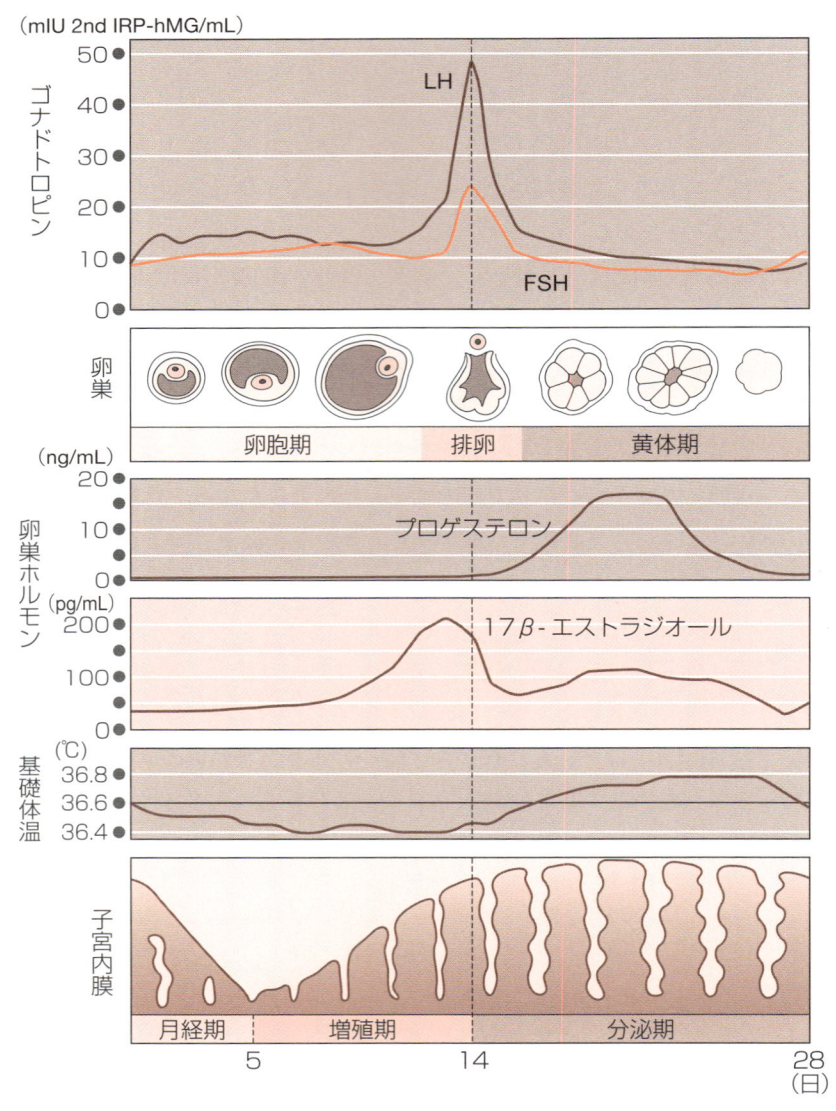

図13-3 性周期に伴うホルモン，卵巣，子宮，体温の変化

2 女性ホルモンの働き

- ホルモンの分泌は，視床下部-下垂体-卵巣によって調節されている．
- 視床下部からはゴナドトロピン放出ホルモン（GnRH）が分泌される．
- 下垂体前葉からは，卵胞刺激ホルモン（FSH）と黄体形成ホルモン（LH）が分泌され，FSHとLHを総称してゴナドトロピン（性腺刺激ホルモン）という．
- 卵胞からはエストロゲンが，黄体からはプロゲステロンおよびエストロゲンが分泌される．エストロゲンにはエストラジオール，エストロン，エストリオールがあり，エストラジオールが最も生理活性が強い．
- 顆粒膜細胞から分泌されるインヒビンは下垂体でのFSHの分泌を抑制する．
- 卵胞期ではFSHの分泌が増加し，卵胞が発育し，卵胞からのエストロゲン分泌が増加する．卵胞期のプロゲステロン分泌は低い．エストロゲンによりGnRH分泌は抑制されている（ネガティブフィードバック）が，排卵期ではポジティブフィードバックに変わり，月経第14日頃にLHとFSHの急激な分泌増加を引きおこす．LHの急激な増加はLHサージといい，排卵を引きおこす．
- 黄体期では，黄体からのプロゲステロンの分泌が増加し，黄体が退化するとその分泌も低下する．また，プロゲステロンの増加により基礎体温は上昇する（図13-3）．

GnRH：gonadotropin-releasing hormone（ゴナドトロピン放出ホルモン），FSH：follicle-stimulating hormone（卵胞刺激ホルモン），LH：luteinizing hormone（黄体形成ホルモン）

3 妊娠・分娩・授乳

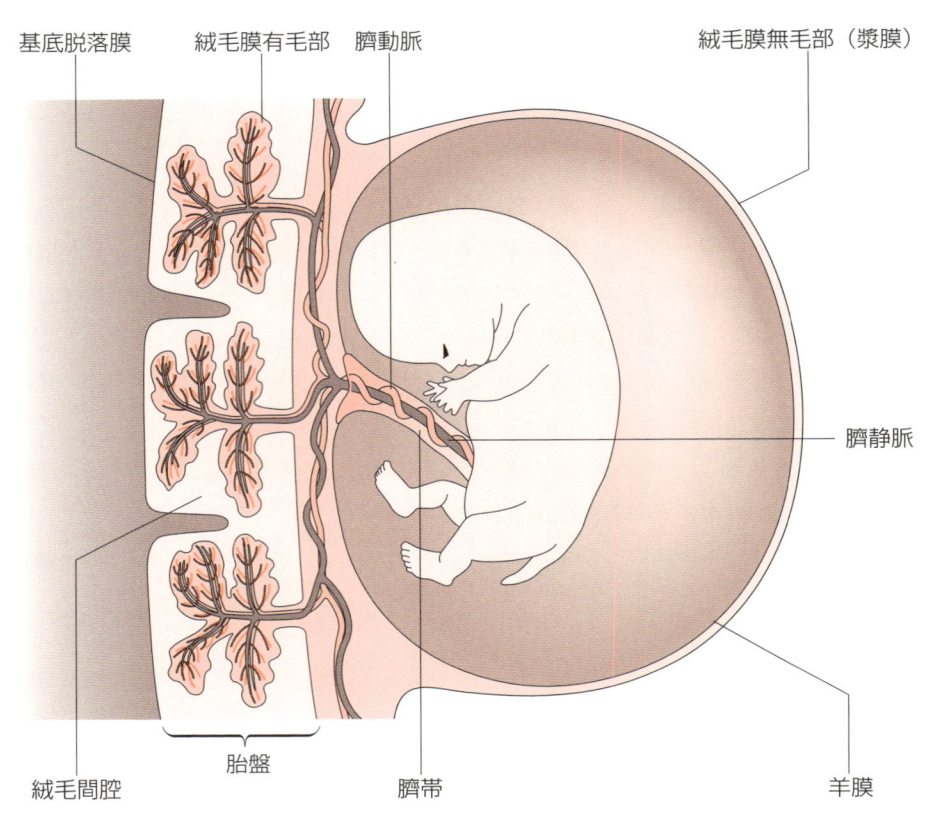

図13-4 妊娠子宮と胎盤

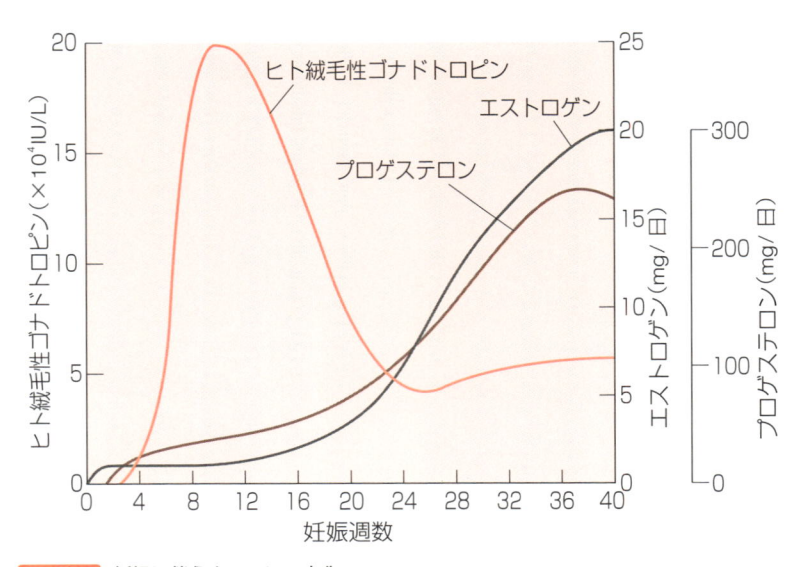

図13-5 妊娠に伴うホルモンの変化

- 卵巣から腹腔内に排卵された卵子は卵管内に取り込まれ，卵管膨大部で精子と受精する．受精は排卵後約24時間以内におこる．
- 受精卵は卵割を繰り返しながら，子宮腔へ移動し，受精後およそ7日で胚胞となり子宮内膜に着床する．着床した部位の子宮内膜は脱落膜となる．胚胞の内腔には，胎児となる内細胞塊が形成され，外側の細胞は羊膜や胎盤となる．
- 胚胞には栄養細胞層ができ，子宮内膜に入りこんで間隙をつくり絨毛間腔となり，栄養細胞と胎児の血管内皮からは絨毛が形成される．
- 胎盤は母体由来の脱落膜と胎児由来の絨毛膜，羊膜からなる（図13-4）．胎盤は母児間の物質交換を行い，羊膜は胎児や羊水を包む．
- 胎盤はヒト絨毛性ゴナドトロピン（hCG）を産生し，卵巣の黄体に作用し妊娠黄体としてその機能を妊娠10週頃まで維持させる．妊娠8週頃にピークとなり，尿中にも検出されるため，妊娠の早期診断に用いられる．また，胎盤はエストロゲン，プロゲステロンを産生し，排卵を抑制して妊娠を維持する（図13-5）．
- 妊娠中の母体の変化としては，循環血漿量の増加，心拍出量の増加，糸球体濾過量の増加，血液凝固能の亢進，換気量の増加による軽度の呼吸性アルカローシス，乳房の腫大，皮膚色素沈着などがおきる．母体のタンパク質の必要摂取量の増加，鉄分および葉酸必要量の増加，食後グルコース濃度とインスリン量の増加などがみられる．葉酸が不足すると胎児の神経管欠損がみられる．
- 受胎日の最終月経の第1日より40週後，受精日から38週後に分娩となる．
- 下垂体後葉から分泌されるオキシトシン，子宮および胎盤で産生されるプロスタグランジン（F_{2a}，E_2）が陣痛時の子宮筋の収縮性を促進し分娩をおこす．
- 妊娠中のエストロゲンとプロゲステロンの分泌増加は乳房の腫大をおこす．
- 下垂体前葉から分泌されるプロラクチンは，乳腺の発育促進，乳汁分泌の開始と維持などの作用を示す．妊娠中はエストロゲンによってその作用が抑制されているが，分娩により胎盤が排出されてエストロゲンが急に減少すると，乳汁分泌が開始される．
- オキシトシンは乳汁分泌を促進する．また乳児による乳首の吸引刺激はオキシトシン分泌を促進し，さらにGnRH分泌を抑制し，FSHおよびLH分泌を低下させるので，授乳中には月経周期はおきない．

hCG：human chorionic gonadotropin（ヒト絨毛性ゴナドトロピン）

4 男性の生殖機能

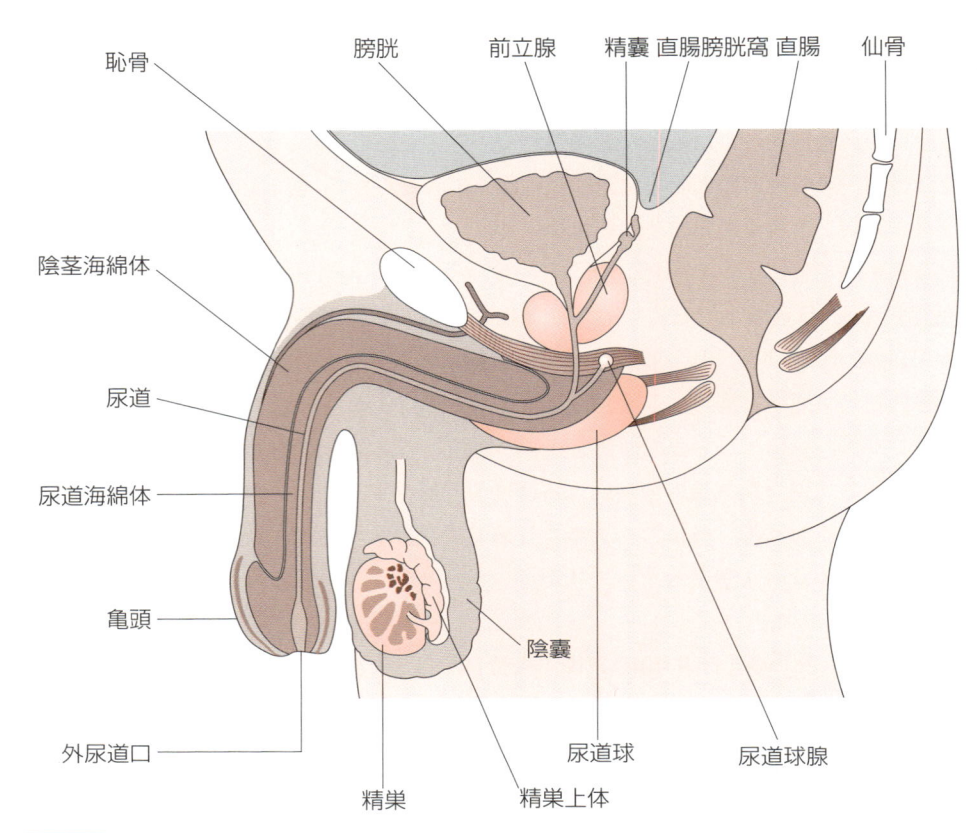

図13-6 男性の生殖器

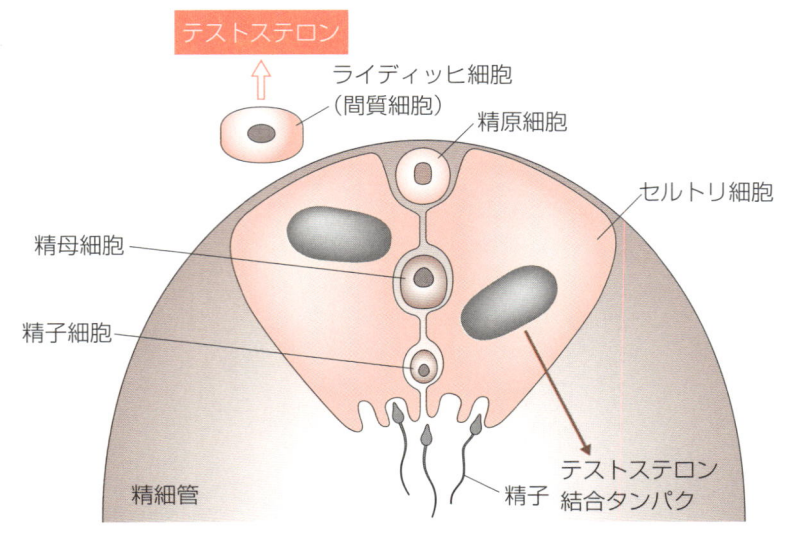

図13-7 精子形成

4 男性の生殖機能

1 構造
- 男性の生殖腺は**精巣**であり，**精子**を形成する．
- 男性の生殖器は外性器と内性器からなり，内性器には精巣，精管，精囊，前立腺，尿道球腺などからなる（図13-6）．
- 精巣でつくられた精子は**精管**内で貯蔵され，精管は尿道に開口する．**精囊**は精液の成分である精囊液を産生し，精管につながる．**尿道球腺**は粘液により精液を通過しやすくし，尿道に開いている．**前立腺**は精液の成分となるアルカリ性の液体を分泌し，精子の運動を促進する．**陰茎海綿体**は血管に富み，副交感神経である**骨盤**神経の活動が活発になると，血管内皮細胞から**一酸化窒素**（NO）が生成され，血管平滑筋が弛緩し血液が充満し，**勃起**する．

2 精子形成
- 精巣は陰囊の中にあり，精細管とその周囲の**ライディッヒ**細胞からなる．精細管では，精子形成が行われ，**セルトリ**細胞とさまざまな**精細胞**からなる．セルトリ細胞は精細管の壁となり，精細胞を保護している．
- 精子は，精原細胞から第一次精母細胞，第二次精母細胞，精子細胞，精子の順に形成される（図13-7）．第一次精母細胞は**2**回の減数分裂をおこす．
- 精子は**22**本の常染色体と，XまたはY性染色体のいずれかをもつ．
- ホルモンの分泌は，視床下部-下垂体-精巣によって調節されている．
- 視床下部からはゴナドトロピン放出ホルモン（GnRH）が分泌される．下垂体からは，卵胞刺激ホルモン（FSH）と黄体形成ホルモン（LH）が分泌される．ライディッヒ細胞は**テストステロン**などのアンドロゲンを生成する．テストステロンは**精子**形成を促進する．テストステロンはGnRH，FSH，LHの分泌を抑制する．セルトリ細胞から分泌された**インヒビン**はFSHの分泌を抑制する．

Note

第13章 生殖

セルフアセスメント

問1　卵子について正しいのは？
① XX性染色体をもつ
② X性染色体をもつ
③ Y性染色体をもつ
④ X性染色体またはY性染色体をもつ

問2　黄体期について正しいのは？
① プロゲステロン濃度が高い
② 子宮は増殖期である
③ エストロゲン濃度が低い
④ 基礎体温は低い

問3　妊娠について正しいのは？
① 葉酸必要量が増加する
② 循環血漿量は減少する
③ 糸球体濾過量は減少する
④ 血液凝固能は低下する

問4　受精がおこるのは？
① 子宮
② 腟
③ 卵巣
④ 卵管

問5　受精について正しいのは？
① 排卵後7日まで受精可能である
② 受精後約7日で胞胚になる
③ 受精後約14日で着床する
④ 着床した子宮内膜は絨毛膜となる

問6　胎盤について正しいのは？
① ヒト絨毛性ゴナドトロピンを産生する
② エストロゲンは産生しない
③ プロゲステロンは産生しない
④ 母体由来の絨毛膜，羊膜からなる

問7　分娩について正しいのは？
① 下垂体で産生されたオキシトシンが促進する
② 下垂体で産生されたプロスタグランジンが促進する
③ 下垂体で産生されたプロラクチンが促進する
④ 最終月経の第1日から約32週後におきる

問8　乳汁分泌について正しいのは？
① エストロゲンが促進する
② プロゲステロンが促進する
③ プロラクチンが促進する
④ LHが促進する

問9　精子について正しいのは？
① 46本の染色体をもつ
② X性染色体をもつ
③ Y性染色体をもつ
④ X性染色体またはY性染色体をもつ

問10　精巣について正しいのは？
① ライディッヒ細胞はテストステロンを産生する
② セルトリ細胞からはエストロゲンを産生する
③ テストステロンはLHの分泌を促進する
④ インヒビンはFSHの分泌を促進する

解答　問1：②，問2：①，問3：①，問4：④，問5：②，問6：①，問7：①，問8：③，問9：④，問10：①

第14章

細胞と遺伝

✓ 到達目標

☐ 細胞の構造と機能が説明できる.
☐ タンパク質の合成が説明できる.
☐ 細胞分裂と染色体が説明できる.
☐ 遺伝形式が説明できる.

第14章　細胞と遺伝

1 細胞の構造と機能

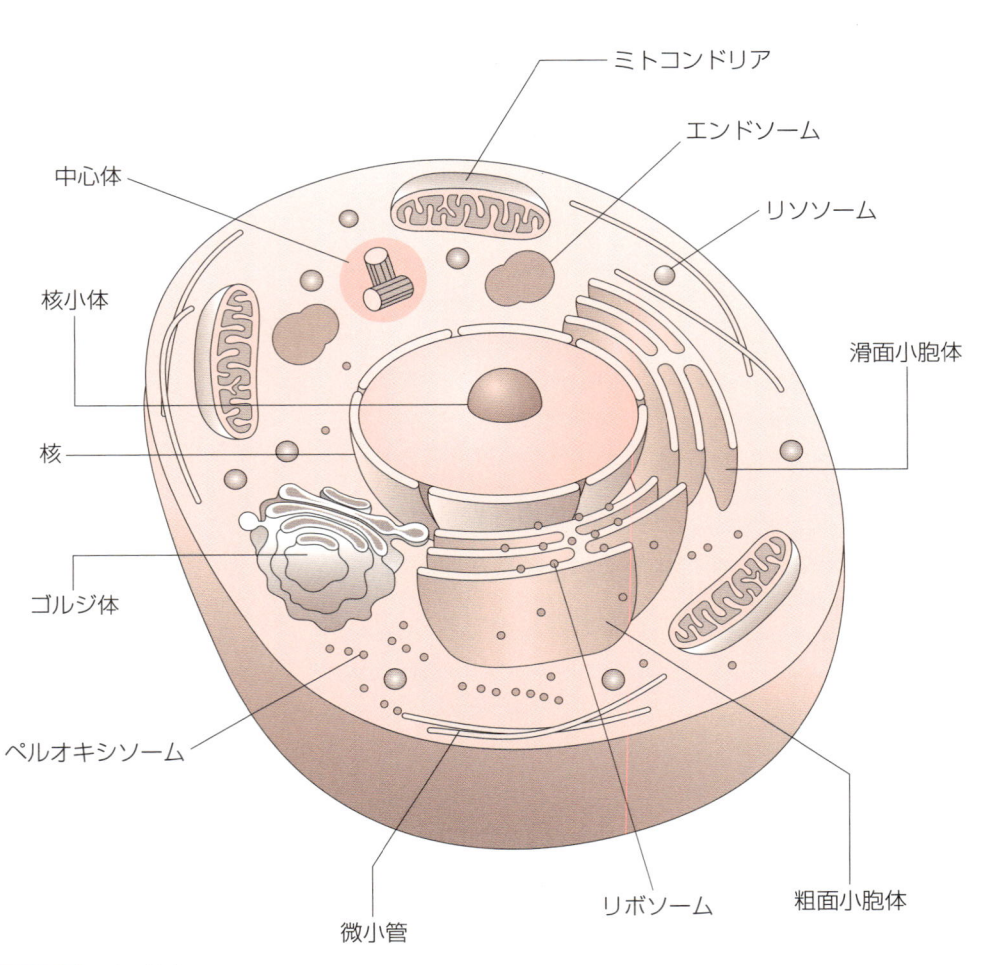

図14-1 細胞の構造

- ☐ 細胞には核，細胞小器官，細胞膜がある．
- ☐ 核は核膜で覆われ，核内にはすべての遺伝情報がデオキシリボ核酸(DNA)としてあり，メッセンジャーリボ核酸(mRNA)に転写される．細胞分裂の際，DNAは染色体の中に凝縮され，細胞分裂後に2つの細胞に遺伝情報が伝達される．核小体ではリボソームRNA (rRNA) が産生される．
- ☐ 細胞小器官には，小胞体，リボソーム，ゴルジ体(ゴルジ装置)，リソソーム，エンドソーム，ミトコンドリア，ペルオキシソーム，ミクロフィラメント，微小管などがある(図14-1)．
- ☐ 小胞体は管状の膜構造であり，粗面小胞体と滑面小胞体がある．粗面小胞体にはリボソームが結合しており，mRNAからアミノ酸への翻訳が行われ，タンパク質が合成される．滑面小胞体にはリボソームが結合しておらず，脂質代謝が主でコレステロール，ステロイドホルモンなどの合成が行われる．また粗面小胞体でつくられたタンパク質がゴルジ体へ輸送される経路となる．
- ☐ ゴルジ体は扁平な小嚢が重なった層板構造であり，核近辺にあり，粗面小胞体でつくられたタンパク質の修飾（糖鎖付加，限定分解など）が行われる．ゴルジ体で形成された小胞はゴルジ小胞，分泌顆粒などとよばれ，分泌および貯蔵に関与している．
- ☐ リソソームでは加水分解酵素を含み，細胞内に取り込んだ物質や老廃物などを消化分解する．ゴルジ体でつくられる．
- ☐ エンドソームは，細胞外の物質をエンドサイトーシス（飲食作用）により細胞内に取り込んだ膜小胞である．これらはリソソームに運ばれ消化される．
- ☐ ミトコンドリアでは生命活動に必須なエネルギー源であるATPが合成される．
- ☐ ペルオキシソームでは脂肪酸のβ酸化が行われている．
- ☐ ミクロフィラメントは細胞骨格を形成する微小線維で，アクチンを主成分とする．
- ☐ 微小管は，チュブリンが連なった管で，細胞内輸送のレールとして働き，キネシン，ダイニンなどのモータータンパク質が物質を輸送している．
- ☐ 細胞膜は脂質二重層で，リン脂質からなる．細胞膜にはチャネル，輸送体，受容体などのタンパク質がある．

2 タンパク質合成

図14-2 DNAの構造

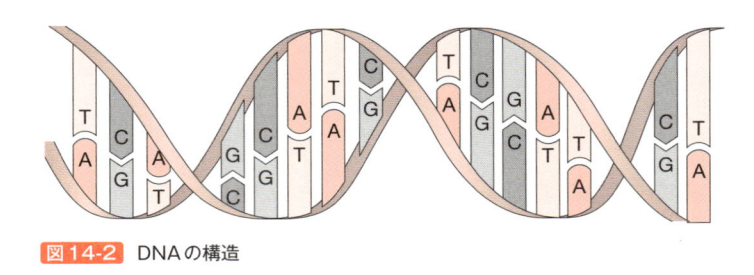

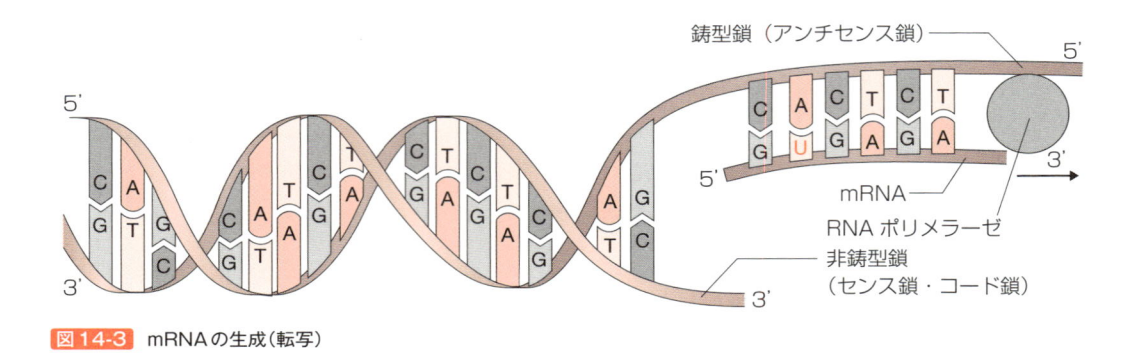

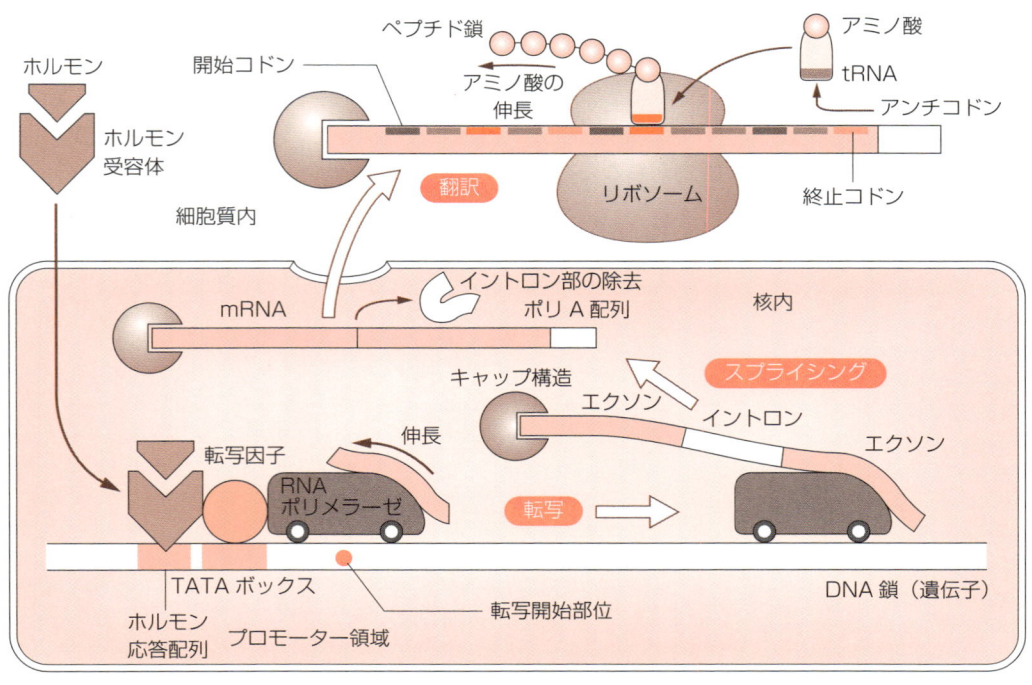

図14-3 mRNAの生成（転写）

図14-4 DNAからタンパク質の生成

2 タンパク質合成

- ☐ DNA→RNA→タンパク質の順で，DNAにある遺伝情報から転写と翻訳によりタンパク質が合成される．
- ☐ DNAの塩基配列はメッセンジャーRNA（mRNA）に転写され，リボソームでアミノ酸配列に翻訳され，タンパク質がつくられる．
- ☐ 遺伝子の本体はDNAであり，転写されるRNA分子の全体をコードするDNAの部分を遺伝子という．
- ☐ DNAは二本鎖で，アデニン（A），チミン（T），シトシン（C），グアニン（G）という4種類の塩基で，タンパク質のアミノ酸配列などの遺伝情報が書き込まれている（図14-2）．
- ☐ DNAの複製は，DNA二本鎖の中の1本が鋳型となって，DNAポリメラーゼによって行われる．
- ☐ 各遺伝子には遺伝情報をもつ転写領域と，その数十塩基上流に転写を調節しているプロモーター領域がある．転写因子，RNAポリメラーゼがプロモーター領域に結合することによって転写が始まる．
- ☐ RNAは一本鎖で，アデニン（A），ウラシル（U），シトシン（C），グアニン（G）という4種類の塩基からなる．mRNAの3個の塩基配列（コドン）が1個のアミノ酸を規定している．
- ☐ RNAはDNAと違って，二本鎖でなく一本鎖であり，塩基はチミンではなくウラシルであり，糖はデオキシリボースではなくリボースである．
- ☐ RNAにはmRNAのほかに，トランスファーRNA（tRNA），リボソームRNA（rRNA）がある．
- ☐ 転写は，DNA二本鎖の中の1本が鋳型となって，RNAポリメラーゼによりDNAの塩基配列に対応した配列のmRNA（Aに対応してU，Tに対応してA，Cに対応してG，Gに対応してCの配列）が合成されることをいう（図14-3）．
- ☐ 転写直後には，タンパク質合成に必要なエクソン部分のほかに，タンパク質合成に不必要なイントロン部分を含んでいるため，イントロンを削除（スプライシング）して核外に運ばれる（図14-4）．
- ☐ 翻訳は，mRNAがリボソームに結合し，塩基配列にしたがって特定のアミノ酸が結合したtRNAがmRNAに順次結合して，塩基配列に対応したタンパク質が合成されることをいう．
- ☐ tRNAはコドンと対になる塩基配列であるアンチコドンをもち，特定のアミノ酸を運搬する．
- ☐ タンパク質の翻訳は，開始コドンによって開始され，終止コドンによって停止される．

Note

3 細胞分裂と染色体

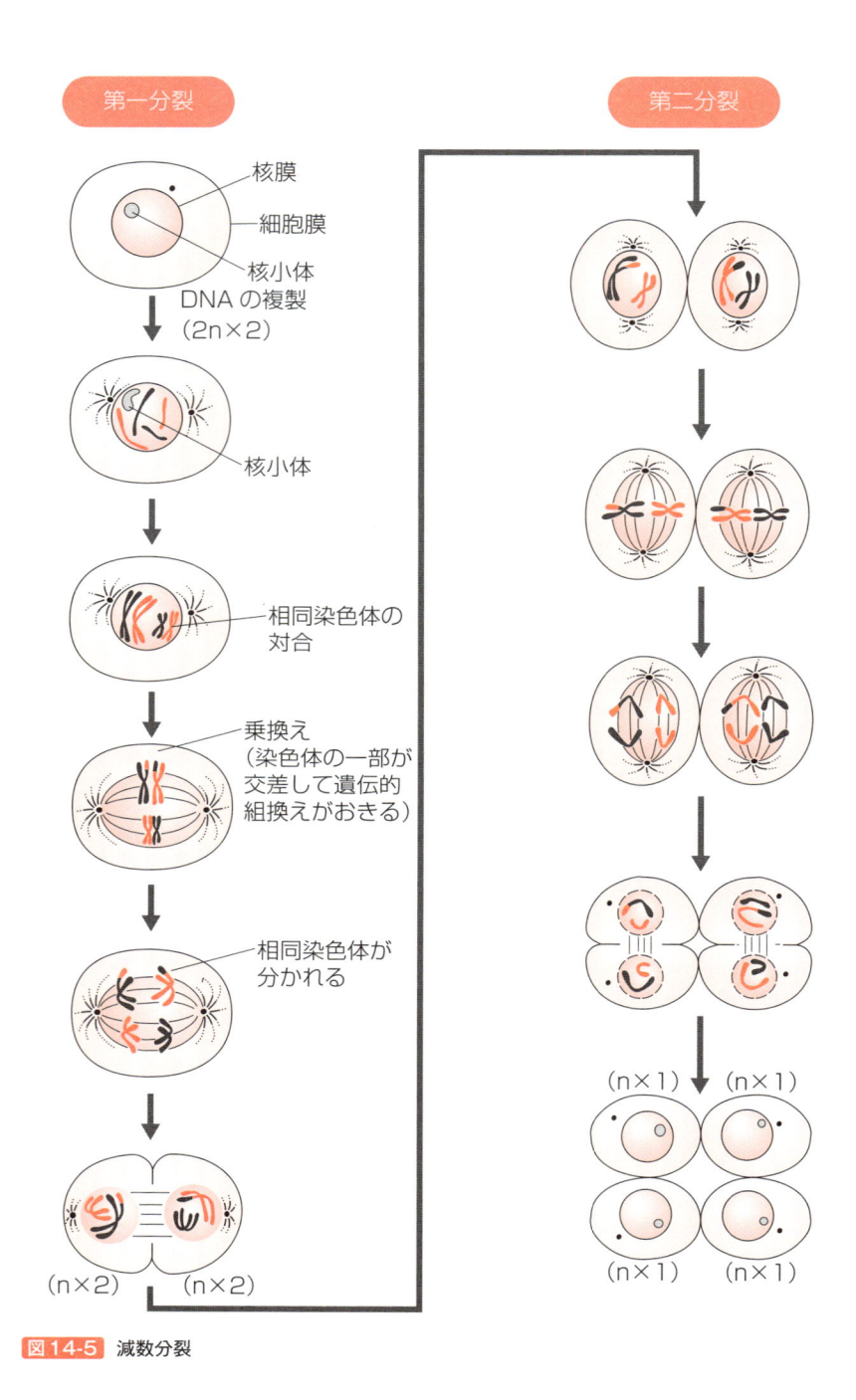

第一分裂

核膜
細胞膜
核小体
DNAの複製
(2n×2)

核小体

相同染色体の対合

乗換え
(染色体の一部が交差して遺伝的組換えがおきる)

相同染色体が分かれる

(n×2) (n×2)

第二分裂

(n×1) (n×1)
(n×1) (n×1)

図14-5 減数分裂

3 細胞分裂と染色体

- ☐ 1個の細胞から2個以上の細胞が新たに生じることを細胞分裂という．
- ☐ 細胞分裂時にはDNAは凝縮され，ヒストンなどのタンパク質とともに染色体となり，光学顕微鏡で観察できる．
- ■ ヒトの染色体は46本であり，23対の相同染色体からなる．常染色体が44本（22対）あり，性染色体が2本（女性XX，男性XY）ある．1対の相同染色体のうち半数が母親由来で，残り半数が父親由来である．
- ☐ 染色体異常には数の異常と構造の異常がある．ヒトのダウン症候群では第21染色体が3本になった三染色体（トリソミー）である．
- ■ 体細胞分裂では，染色体を複製して倍にしてから，赤道面に並び，2つに分かれるため，新しい2つの細胞は同じ遺伝情報をもつ．
- ■ 減数分裂では，染色体は倍加するが，できた相同染色体の対合と乗換えがおこり，分裂で2分され，さらに続けて分裂がおこり，生殖細胞（卵子，精子）ができる（図14-5）．DNAおよび染色体は元の細胞の半分となり，父親と母親の遺伝情報が混合されている．

Note

4 遺伝形式

表14-1 遺伝性疾患

遺伝形式	特徴
常染色体優性遺伝（AD）	常染色体上に存在する1対の遺伝子の一方に異常があれば発症する遺伝形式
常染色体劣性遺伝（AR）	常染色体上に存在する1対の遺伝子の両方に異常がなければ発症しない遺伝形式
伴性（X連鎖性）劣性遺伝（XR）	X染色体上に存在する遺伝子の異常によっておこるが，正常遺伝子が1つでもあれば発症しない遺伝形式
伴性（X連鎖性）優性遺伝（XD）	X染色体の一方に異常があれば疾患として発症する遺伝形式
ミトコンドリア遺伝	ミトコンドリアDNAに異常があれば発症する疾患で母系遺伝する

A 常染色体優性遺伝

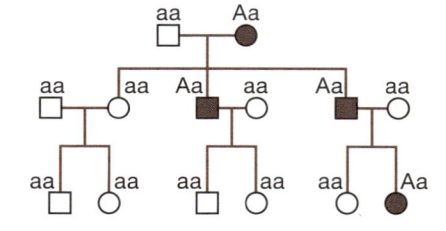

B 常染色体劣性遺伝

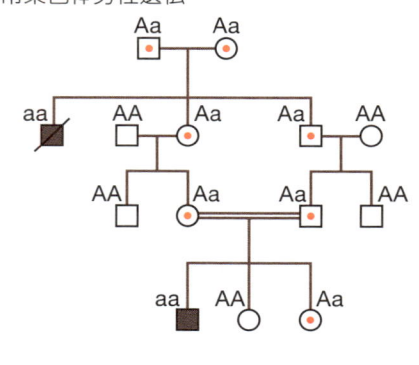

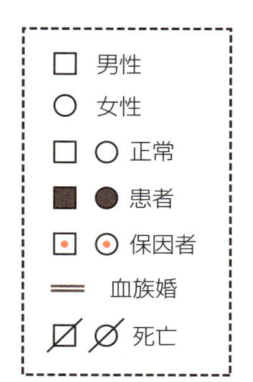

C 伴性（X連鎖性）劣性遺伝

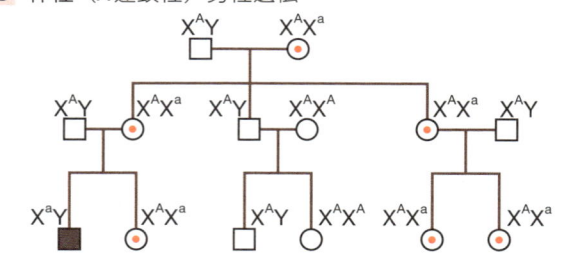

D 伴性（X連鎖性）優性遺伝

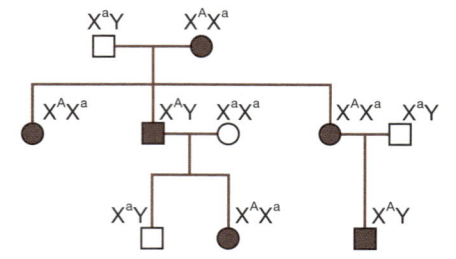

凡例：
- □ 男性
- ○ 女性
- □ ○ 正常
- ■ ● 患者
- ⊡ ⊙ 保因者
- ＝ 血族婚
- ⌀ ∅ 死亡

図14-6 家系図の例

- ■ 対立遺伝子Aとaがあり，遺伝子型AAとAaが表現型で区別できず，aaと異なっているとき，Aは優性であり，aは劣性という．
- ■ 常染色体優性遺伝（autosomal dominant：AD）は，常染色体上に存在する1対の遺伝子の一方に異常があれば発症する遺伝形式である（表14-1，図14-6A）．
- ■ 常染色体劣性遺伝（autosomal recessive：AR）は，常染色体上に存在する1対の遺伝子の両方に異常がなければ発症しない．一方の遺伝子のみに異常がある場合，症状の現れないキャリアーとなる（表14-1，図14-6B）．
- ■ 伴性劣性遺伝（X連鎖性劣性遺伝，X-linked recessive：XR）は，X染色体上に存在する遺伝子の異常によっておこるが，正常遺伝子が1つでもあれば発症しない疾患である．女性では2つあるX染色体上の遺伝子の両方に異常がなければ発症しないが，男性ではX染色体が1本しかないため遺伝子1つの異常で発症する．したがって男性では女性に比較して発症しやすい（表14-1，図14-6C）．
- ■ 伴性優性遺伝（X連鎖性優性遺伝，X-linked dominant：XD）は，女性のX染色体の一方に異常があれば疾患として発症する．男性が異常遺伝子を持った場合も発症するが，流産となり出生しないこともある（表14-1，図14-6D）．
- ■ ミトコンドリア遺伝は，ミトコンドリアにもDNAがあり，子のミトコンドリアはすべて母の卵子由来であるため，ミトコンドリアDNAに異常があるミトコンドリア病は母系遺伝する（表14-1）．

第14章 細胞と遺伝

セルフアセスメント

問1 タンパク質合成が行われる細胞小器官は？
① ゴルジ体
② リソソーム
③ ミトコンドリア
④ 粗面小胞体

問2 エネルギー産生が行われる細胞小器官は？
① ゴルジ体
② リソソーム
③ ミトコンドリア
④ 粗面小胞体

問3 DNAについて正しいのは？
① ウラシルを含む
② 一本鎖である
③ リボースを含む
④ アデニンを含む

問4 RNAについて正しいのは？
① ウラシルを含む
② 二本鎖である
③ デオキシリボースを含む
④ チミンを含む

問5 転写について正しいのは？
① DNAポリメラーゼが関与する
② mRNAが関与する
③ tRNAが関与する
④ rRNAが関与する

問6 1つのアミノ酸を規定するコドンの塩基数は？
① 2個
② 3個
③ 4個
④ 5個

問7 ヒトの染色体の数は？
① 42本
② 44本
③ 46本
④ 48本

問8 正常な男性の性染色体は？
① XX
② XY
③ XXY
④ YY

問9 常染色体にある1対の遺伝子の一方に異常があれば発症する遺伝形式は？
① 常染色体優性遺伝
② 常染色体劣性遺伝
③ 伴性劣性遺伝
④ 伴性優性遺伝

問10 伴性劣性遺伝病について正しいのは？
① 女性に多い
② 男性に多い
③ Y染色体に異常な遺伝子がある
④ 常染色体に異常な遺伝子がある

解答　問1：④，問2：③，問3：④，問4：①，問5：②，問6：②，問7：③，問8：②，問9：①，問10：②

参考文献

本書で取り上げた内容をより詳しく学びたい読者のために，以下に参考文献を提示する．参考にされたい．

□生理学全般をより詳しく知りたい人のために
1) 竹内昭博：新生理学 第5版．日本医事新報社，2010
2) 岡田隆夫：カラーイラストで学ぶ 集中講義 生理学 改訂2版．メジカルビュー社，2014
3) 竹内修二：生理学トレーニングノート．医学教育出版社，2013
4) 彼末一之，能勢 博(編)：やさしい生理学 改訂第6版．南江堂，2011
5) 當瀬規嗣：史上最強カラー図解 はじめての生理学．ナツメ社，2014
6) 照井直人(編)：史上最強カラー図解 これならわかる！生理学．ナツメ社，2011
7) 田中越郎：イラストでまなぶ生理学 第2版．医学書院，2013
8) 貴邑冨久子，根来英雄：シンプル生理学．南江堂，2008
9) 小澤瀞司，福田康一郎(監)：標準生理学 第8版．医学書院，2014
10) 大地陸男：生理学テキスト 第7版．文光堂，2013

□栄養学関連(第1～2章)
1) 丹羽利充(編)：臨床栄養実践ガイド．中外医学社，2014
2) 倉田忠男(他編)：基礎栄養学 第3版．東京化学同人，2011

□腎・泌尿器関連(第5章)
1) 佐々木 成：看護のための最新医学講座 第6巻 腎疾患と高血圧 第2版．中山書店，2007

□呼吸器関連(第8章)
1) 日本呼吸器学会びまん性肺疾患診断・治療ガイドライン作成委員会：特発性間質性肺炎 診断と治療の手引き 改訂第2版．南江堂，2011

医療系学生のための 図解生理学テキスト&ノート INDEX

■記号・数字索引■

α運動神経	135
α受容体	141
α波	157
β酸化	9, 191
β受容体	141
β波	157
δ波	157
θ波	157
%肺活量	117
1回換気量	117
1回拍出量	61
1秒率	117
1秒量	117

■欧文索引■

A

A帯	133
ABO血液型	51
ACE	79
ACTH	87
ADH	69, 79, 89
ADP	49
ANP	69, 79
ATP	5, 43, 131, 133, 191

B・C・D

B細胞	47
C細胞	93
CD4, CD8	47
COPD	117
CRH	87
D細胞	19
DNA	191, 193

E・F・G

ECL細胞	19
EEG	157
FF	77
FSH	87
G細胞	19
GABA	159, 161
GFR	71, 73, 77
GH	87
GHRH	87
GIP	19
GLUT5	27
GnRH	87

H・I

HDL	9
Ht	77
I帯	133
IgA	17
IgE	45, 47
IGF-1	89, 127
IgG抗体	51
IgM抗体	51

K・L・M・N

K細胞	19
K複合波	157
LDL	9
LH	87, 183
LTP	155
mRNA	191, 193
NK細胞	47

P・R

PAH	77
pH	41
PTH	79, 93, 127
Rh血液型	51
RNA	193
RPF	77
rRNA	193

S・T

SGLT1	27
T管系	133
T細胞	47
TCA回路	5, 7, 133
Th1細胞	47
Th2細胞	47
TMN	159
TRH	87
tRNA	193
TSH	87

V・X・Z

VLDL	9
VLPO	159
X連鎖性優性(劣性)遺伝	197
Z帯	133

■和文索引■

あ

アイントーベンの三角形	59
アキレス腱反射	151
アクアポリン	75
悪性貧血	11
アクチン	57, 133, 191
足細胞	71
アシドーシス	41, 119
アセチルCoA	5
アセチルコリン	19, 55, 135, 141, 159
圧受容器反射	61
アディポネクチン	95
アデノシン	161
－三リン酸	43, 131
アドレナリン	97
アナフィラキシー	45, 47
アブミ骨	171
アポクリン腺	107
アポトーシス	47
アマクリン細胞	169
アミノ酸	7, 29, 193
アミラーゼ	17, 21, 27
アミロース	5
アミロペクチン	5
アルカリホスファターゼ	127
アルカローシス	41, 119
アルドステロン	69, 73, 79, 97
アルブミン	37, 39, 71
アレルギー	47
アレルゲン	47
アンジオテンシン	79
暗所視	169

アンチコドン	193
アンチトロンビン	49
アンドロゲン	99

い
胃	15, 19
胃液	19
イオドプシン	169
閾値	139
胃酸	19
胃小窩	15
異所性石灰化	11
胃腺	15, 19
一次運動野	145
一次血栓	49
一次視覚野	145
一次体性感覚野	145
一次聴覚野	145
一酸化炭素中毒	121
遺伝	191, 197
イヌリン	77
意味記憶	155
胃抑制ペプチド	19
インクレチン	95
陰茎海綿体	187
飲食作用	191
インスリン	95
－様成長因子-1	89, 127
インターロイキン1	109
咽頭	15
イントロン	193
インヒビン	183, 187
陰部神経	25, 81

う
ウイルソンの中心電極	59
ウエルニッケ野	145
ウリジン	161
運動神経	147
運動性言語野	145
運動性失語症	145
運動単位	135

え
栄養素	3
液性調節	61
液性免疫	47
エクソサイトーシス	31
エクソン	193
エクリン腺	107

エストラジオール	99, 183
エストロゲン	99, 127, 181, 183, 185
エネルギー	3
エピソード記憶	155
エラスターゼ	21
エリスロポエチン	43, 69, 79
遠位尿細管	69, 73
塩基	41
塩基配列	193
嚥下	17
嚥下中枢	143
炎症	45
遠心性神経	147
延髄	143
－化学受容器	115
エンドクリン	85
エンドサイトーシス	191
エンドソーム	191

お
横隔膜	115
横行小管系	133
黄色骨髄	125
黄体	181
黄体形成ホルモン	87, 99, 183
嘔吐中枢	143
黄斑	167
横紋筋	57, 131
オートクリン	85
オキシトシン	185
オキシヘモグロビン	43, 121
オスモル	39
オッディ括約筋	21
オプシン	169
オリゴ糖	5, 27
オリゴペプチド	29
オレキシン	159
温度受容器	107

か
外殻温度	103
壊血病	11
開口分泌	31
外耳	171
概日リズム	85, 161
外側溝	145
外側膝状体	169
外側皮質脊髄路	147
解糖系	5

海馬	145, 155
外背側被蓋核	159
回盲弁	15
海綿骨	125
カイロミクロン	9, 31
化学受容器反射	61
過換気症候群	119
蝸牛	171, 173
核	191
拡散	25, 65
核小体	191
核心温度	103
覚醒	159
拡張期血圧	61
核内受容体	97
角膜	167
－反射	169
家系図	196
下垂体	79, 87
－後葉	87, 89
－前葉	85, 87
ガス交換	55, 113, 119
ガストリン	19
可塑性（シナプスの）	155
顎下腺	15
脚気	11
褐色脂肪組織	105
活性酸素	45
活動電位	57, 139
滑膜	129
滑面小胞体	191
カテコールアミン（カテコラミン）	61, 85
果糖	5
下腹神経	81
下部食道括約筋	15
過分極	141
ガラクトース	5
カリウム	11
顆粒球	45
カルシウム	11, 93, 133
カルシトニン	93, 127
カルバミノヘモグロビン	121
カルボキシペプチダーゼ	21
感音性難聴	173
感覚	165
－神経	147
感覚運動野	145
感覚器	165
感覚受容器	165

感覚性言語野	145	胸神経	147	血漿	37
感覚性失語症	145	胸腺	47	血小板	37, 49
感覚点	165	協調運動	143	血清	37
換気	115	強膜	167	結節乳頭核	159
眼球	167	共輸送	75	結腸膨起	15
管腔内消化	25, 27, 29	極体	181	血糖	89, 95, 97
間質液	37	巨人症	89	血餅	37
緩衝系	41	キラーT細胞	47	血友病	49
冠状動脈	55	近位尿細管	69, 73	解毒	23
関節	129	筋原線維	133	解熱	109
関節液	129	筋小胞体	133	腱	131
関節受容器	165	筋線維	133	嫌気的解糖系	5, 43, 131, 133
関節軟骨	129	筋肉	131	減数分裂	181, 187, 195
関節包	129	筋紡錘	165	原尿	69, 71
肝臓	15, 23				
杆体	169	**く**		**こ**	
間脳	143	クエン酸回路	5, 7, 133	好塩基球	45
寒冷防御反応	107	屈曲反射	151	交感神経	149
		クプラ	175	後眼房	167
き		グラーフ卵胞	181	交換輸送	75
記憶	155, 165	クリアランス	77	抗寄生虫作用	45
気化熱	105, 107	グリコーゲン	5, 95	口腔	15, 17
気管支喘息	117	グリコシド結合	5	高血圧	61
基礎体温	103	グルカゴン	95	抗原	47
気道	113	グルコース	5, 95	膠原線維	71
キヌタ骨	171	グルタミン酸	169	後根神経節	147
機能局在	145	くる病	11	虹彩	167
機能的合胞体	57	クレアチン	133	交差性伸展反射	151
機能的残気量	117	－リン酸	7	交差適合試験	51
キモトリプシン	21	クレチン症	91	好酸球	45
脚橋被蓋核	159	クロスマッチ（輸血）	51	膠質浸透圧	37, 39
キャリアー	197	グロブリン	37	高次脳機能	145
嗅覚	165, 177	群発波	157	甲状腺	91
嗅球	177			－ホルモン	85, 91, 127
嗅細胞	177	**け**		酵素	45
嗅索	177	形質細胞	47	拘束性肺障害	117
球状帯	97	形状視	169	抗体	37, 47
嗅神経	177	頸神経	147	高体温	109
求心性神経	147	頸動脈小体	61, 115	好中球	45
吸息中枢	143	頸動脈洞	61	高張液	39
嗅毛	177	血圧	61, 97	喉頭蓋	17
橋	143	血液	37	後頭葉	145
胸郭	115	血液型	51	抗ヒスタミン作用	45
胸管	65	－不適合輸血反応	51	興奮性シナプス後電位	141
凝固	37	血液浄化	23	肛門	15
－因子	49	血管極	73	抗利尿ホルモン	
凝固・線溶系	49	血管抵抗	55		61, 69, 73, 75, 79, 89
凝集原	51	血管内皮細胞	37	呼吸運動	115
凝集素	51	血球	37	呼吸性アシドーシス	75
凝集能	49	月経	181	呼吸性アルカローシス	75

呼吸中枢	115
鼓索神経	177
鼓室階	173
孤束核	177
呼息中枢	143
骨	125
－のリモデリング	127
骨格筋	105, 131
骨芽細胞	125, 127
骨吸収	127
骨形成	127
骨質	125
骨髄	47, 125
骨粗鬆症	127
骨端線	89
－閉鎖	99, 125
骨端軟骨	127
骨軟化症	11
骨盤(内臓)神経	25, 81
骨膜	125
コドン	193
ゴナドトロピン	87, 99, 183
鼓膜	171, 173
固有心筋	57
コラーゲン	49
コリンエステラーゼ	135
ゴルジ腱器官	165
ゴルジ体	191
コルチ器	173
コルチコイド	97
コルチゾル	97, 161
コレシストキニン	21
コレステロール	9, 99
－エステラーゼ	31
コロトコフ音	61
混合性肺障害	117
コントラスト	169

さ
サーカディアンリズム	85, 161
サーファクタント	113
再吸収	65, 73, 75, 89
細孔	65
最高血圧	61
臍帯血移植	125
最低血圧	61
サイトカイン	47
再分極	139
細胞	191
－外液	37
－間隙	65
－骨格	191
－小器官	191
－性免疫	47
－内液	37
－内消化	29
－分裂	191, 195
サイロキシン	91
サイログロブリン	91
作業記憶	155
刷子縁	15, 73
酸	41
酸塩基平衡	41, 75
酸化型グルタチオン	161
酸化的リン酸化	133
残気量	117
三尖弁	55
酸素解離曲線	121
酸素飽和度	121
散瞳	167
三半規管	175

し
視覚	165, 169
耳下腺	15
自家末梢血幹細胞移植	125
耳管	171
色覚	169
子宮	181
糸球体	69, 71
－濾過量	71, 73, 77
死腔	117
軸索	139
刺激伝導系	57
止血	49
視交叉	169
－上核	161
自己分泌	85
視細胞	169
視索	169
脂質	3, 9
－二重層	191
－の吸収	31
視床	143
視床下部	79, 85, 87, 99, 143
－ホルモン	87
耳小骨	171, 173
視神経	167
耳石	175
耳石器	171, 175
耳石膜	175
膝蓋腱反射	151
至適温度	103
自動能	57
シナプス	139
－アン・パサン	130, 135
－間隙	141
興奮性－	141
－小胞	139
抑制性－	141
ジヒドロテストステロン	99
視物質	169
視放線	169
脂肪酸	9
脂肪滴	31
脂肪分解促進	89
集合管	69, 73
集合リンパ管	65
収縮期血圧	61
自由神経終末	165
十二指腸	15, 21
終末消化	25, 27, 29
絨毛間腔	185
縮瞳	167
主細胞	19
樹状突起	139
主膵管	15
出血傾向	11
受動輸送	25
授乳	185
循環血液量	97
瞬目反射	169
消化管	15
消化器	15
消化腺	15
松果体	161
上行性網様体賦活系	159
硝子体	167
硝子軟骨	129
小循環	55
小人症	89
脂溶性ホルモン	85
常染色体	195, 197
小腸	15, 25
小脳	143, 155
上皮小体ホルモン	93
上部食道括約筋	15
静脈	63
静脈還流	55, 63
食道	15

食物繊維	5	膵島	95	線条体	155
女性ホルモン	99, 183	水平細胞	169	染色体	195
ショ糖	5	睡眠	159	先端巨大症	89
暑熱防御反応	107	－物質	161	前庭	171
徐波睡眠	157	水溶性ホルモン	85	－階	173
自律神経系	147, 149	スクロース	5	－頸反射	151, 175
シルビウス裂	145	スターリングの仮説	65	－神経	175
腎盂	69	スターリングの法則	55	－脊髄反射	175
心外膜	55	ステロイドホルモン	85, 97	－動眼反射	151, 175
心筋	55, 57, 131	スパイログラム	117	蠕動運動	17, 25
神経管欠損症	11	スパイロメータ	117	前頭葉	145
神経筋接合部	135	スパイロメトリー	117	前頭連合野	145, 155
神経性調節	61	スプライシング	193	全肺気量	117
神経伝達物質	141			腺房	21
腎血漿流量	77	**せ**		線溶	49
心室	55	正円窓	173	前立腺	187
腎小体	69	精管	187		
腎錐体	69	精細胞	187	**そ**	
心臓	55	精子	187	双極細胞	169
腎臓	69	静止膜電位	57, 139	造血機能	125
靱帯	129	性周期	181	総蠕動	25
腎柱	69	生殖細胞	195	総胆管	15
伸張反射	151	性腺刺激ホルモン	99, 183	相同染色体	195
陣痛	89	性染色体	195	僧帽弁	55
心電図	59	精巣	99, 187	総末梢血管抵抗	61
浸透圧	33, 37, 39	成長ホルモン	87, 89, 127	束状帯	97
心内膜	55	精嚢	187	促通拡散	25
腎乳頭	69	青斑核	159	側頭葉	145, 155
腎杯	69	生物時計	103	側頭連合野	145
心拍出量	55, 61	性ホルモン	127	咀嚼	17
心拍数	61, 91	声門	17	速筋線維	131
深部温度	103	赤芽球	43	ソマトスタチン	19, 87, 95
深部感覚	165	脊髄	143, 147	ソマトメジンC	89
深部受容器	165	－反射	151	粗面小胞体	191
心不全	11	赤色骨髄	125		
心房	55	セクレチン	21	**た**	
心房性ナトリウム利尿ペプチド		舌咽神経	177	体液	37
	61, 69, 79	絶縁	139	体温	91, 103
腎門	69	舌下腺	15	体温調節	103, 105, 107
		赤筋	131	行動性－	107
す		赤血球	37, 43, 121	自律性－	107
随意筋	131	セットポイント	107, 109	対光反射	169
随意性排便	25	セルトリ細胞	99, 187	対向流増幅系	73
膵液	15, 21	セルロース	5	体細胞分裂	195
髄鞘	139	セロトニン	49, 159	胎児赤芽球症	51
水晶体	167	線維軟骨	129	代謝	23, 133
水素イオン	41	線維膜	129	代謝性アシドーシス	75
膵臓	15, 95	前眼房	167	代謝性アルカローシス	75
錐体（網膜）	169	前向性健忘症	155	体循環	55
錐体外路，錐体路	147	仙骨神経	147	大循環	55

体性感覚	147, 165
体性神経系	147
大蠕動	25
大腸	15, 25
大動脈	63
－弓	61
－小体	61, 115
－弁	55
大脳	143, 145
大脳基底核	143
大脳皮質	143, 155
大脳辺縁系	143
大脳連合野	155
胎盤	185
体部位再現	145
対立遺伝子	197
唾液	17
－腺	15
多シナプス反射	151
脱分極	57, 139, 141
多糖類	5
短期記憶	155
単球	45
単極胸部誘導	59
単極肢誘導	59
単極誘導	59
炭酸-重炭酸緩衝系	41
炭酸脱水酵素	121
単シナプス反射	151
胆汁	15, 23
胆汁酸	23
－の腸肝循環	23
炭水化物	3, 5
－の吸収	27
弾性軟骨	129
男性ホルモン	97
担体タンパク質	37
単糖類	5
胆嚢	15
タンパク質	3, 7
－合成	193
－の吸収	29
タンパク同化作用	89

ち

遅筋線維	131
腟	181
緻密骨	125
緻密斑	73
着床	181

中間消化	25
中耳	171
中心窩	167
中心階	173
中心溝	145
虫垂	15
中性脂肪	9
中脳	143
チュブリン	191
腸液	25
聴覚	165, 173
長期記憶	155
長期増強	155
腸絨毛	15
跳躍伝導	139
貯蔵	23
陳述記憶	155

つ・て

ツチ骨	171
低体温	109
低張液	39
デオキシヘモグロビン	43, 121
デオキシリボ核酸	191
デキストリン	5
テストステロン	97, 99, 187
手続き記憶	155
転移	65
伝音性難聴	173
電解質	75
電子伝達系	133
転写	193
デンプン	5

と

導管細胞	21
瞳孔	167
糖質	5
糖新生	5, 91, 95, 97
等張液	39
頭頂葉	145
頭頂連合野	145, 165
洞房結節	57
動脈	63
動脈硬化	61
ドーパミン	87
特殊感覚	147, 165
特殊心筋	57
時計遺伝子	161
ドナー	51

トリグリセリド	9
トリソミー	195
トリプシン	21
トリヨードサイロニン	91
努力性肺活量	117
トロポニン	133
トロポミオシン	133
トロンビン	49
トロンボキサン A_2	49
トロンボモジュリン	49
貪食	45, 65

な

内因子	33
内因性クレアチニン	77
内耳	171
内臓感覚	147, 165
内臓求心性神経	149
内臓脂肪	95
内分泌	85
ナチュラルキラー細胞	47
ナトリウム	11
ナルコレプシー	159
軟口蓋	17
軟骨	89, 125, 129
難聴	173

に

ニコチン受容体	141
二次血栓	49
二重支配	55, 81
日内リズム（体温）	103
日射病	109
乳化	21, 31
乳酸	133
乳汁	89, 185
乳糖	5
ニューロン	139, 165
尿管	69, 81
尿細管	69, 73
尿道	69, 81
－球腺	187
尿路	81
妊娠	185
認知	165

ね・の

ネガティブフィードバック	115
熱痙攣	109
熱産生	105

熱失神	109	半月弁	55	ブドウ糖	5
熱射病	109	反射	151	ブドウ膜	167
熱中症	109	反射弓	151	プライミング記憶	155
熱疲労	109	伴性優性（劣性）遺伝	197	プラスミン	49
熱放散	105	半側性発汗	107	プラトー相	57
ネフロン	69	半透膜	39	プルキンエ線維	57
粘液	19			フルクトース	5
粘着能	49	**ひ**		ブローカ野	145
脳幹部	143	ヒアルロン酸	129	プロゲステロン	
脳幹網様体	159	尾骨神経	147		99, 181, 183, 185
脳神経	147	微小管	191	プロスタグランジン	185
脳脊髄液	161	ヒス束	57	－ D_2	161
能動汗腺	107	ヒスタミン	19, 45, 47, 159	－ E_2	109
能動輸送	25	ヒストン	195	プロテイン C	49
脳波	157	ビタミン	3, 11	プロテオグリカン	71, 129
ノルアドレナリン		－の吸収	33	ブロードマン	145
	55, 97, 135, 141, 159	ビタミン D_3（活性型）		プロモーター領域	193
－受容体	141		69, 79, 93, 127	プロラクチン	87, 185
ノンレム睡眠	157	非陳述記憶	155	分時肺胞換気量	117
		ヒト絨毛性ゴナドトロピン	185	分節運動	25
は		ヒドロキシアパタイト	127	分泌	75
肺	113	皮膚感覚	165	分娩	185
肺活量	117	肥満	95	噴門	15
肺気量	117	表在性受容器	165	分葉	45
配偶子	181	標準肢誘導	59		
肺循環	55	表層温度	103	**へ**	
排泄	23, 75	表面活性物質	113	平滑筋	131
肺線維症	117	ピルビン酸	5	平均血圧	61
肺動脈弁	55	貧血	43	平衡（浸透圧）	39
排尿中枢	81, 143			平衡感覚	165
排便反射	25	**ふ**		平衡斑	175
肺胞	113	ファゴソーム	44	閉塞性肺障害	117
－換気量	117	フィードバック	85, 183	壁細胞	19
排卵	181, 185	フィブリノゲン	37, 49	ヘパリン	49
ハウストラ	15	フィブリン	37, 49	ペプシノゲン	19
麦芽糖	5	不感蒸泄	105	ペプシン	19, 29
白体	181	腹外側視索前野	159	ペプチドホルモン	85
破骨細胞	93, 127	副交感神経	149	ヘマトクリット	37, 77
バセドウ病	91	副甲状腺	79, 93	ヘモグロビン	43, 121
バソプレッシン	69, 79, 89	－ホルモン	79, 93, 127	ペルオキシソーム	191
パチニ小体	165	副細胞	19	ヘルパー T 細胞	47
発汗	105, 107	副腎	97	ヘンダーソン・ハッセルバルヒ	
－の普現法則	107	－アンドロゲン	97	の式	119
白筋	131	副腎髄質ホルモン	97	ヘンレループ	69, 73
白血球	37, 45	副腎皮質刺激ホルモン	87		
発熱	109	副腎皮質ホルモン	97	**ほ**	
パラアミノ馬尿酸	77	輻輳反射	169	膀胱	69, 81
パラクリン	85	浮腫	39, 65	傍糸球体細胞	73, 79
パラソルモン	93	不随意筋	131	傍糸球体装置	73
半規管	171	物質交換	65	房室結節	57

房室遅延	57	
房室弁	55	
胞状卵胞	181	
紡錘波	157	
縫線核	159	
胞胚	185	
傍分泌	85	
ボウマン嚢	69, 71	
傍濾胞細胞	93	
母系遺伝	197	
ホスホリパーゼ A_2	31	
補足運動野	155	
補体	47	
歩調取り電位	57	
ホルモン	85	
ポンプ機能	55	
翻訳	193	

ま

マイスナー小体	165
マイネルト核	159
膜消化	25
マクロファージ	45
末梢神経	147, 149
マルトース	5
マリオット盲点	167

み

ミオグロビン	131
ミオシン	57, 133
味覚	165, 177
ミクロフィラメント	191
味細胞	177
水の吸収	33
ミセル	21, 23, 31
ミトコンドリア	105, 191
－遺伝	197
ミネラル	3, 11
－の吸収	33
耳	171
味毛	177
脈圧	61
脈波	61
脈絡膜	167
味蕾	177
ミリオスモル	39

む

無髄線維	139
ムスカリン受容体	141

ムチン	17, 19

め

迷走神経	177
メサンギウム細胞	71, 73
メタロドプシン	169
メッセンジャーリボ核酸	191
メモリーB細胞	47
メラトニン	161
メルケル盤	165
免疫	47
－グロブリン	37

も

毛細血管	65
－網	113
毛細リンパ管	65
網状赤血球	43
網状帯	97
盲点	167
毛包受容器	165
網膜	167
網様体	167
－小体	167
モル濃度	39

や・ゆ・よ

夜盲症	11
有髄線維	139
優性（遺伝）	197
遊走能	45
有毛細胞	175
幽門	15
輸血	51
輸出細動脈	69
輸送ポンプ	37
油滴	31
輸入細動脈	69
溶血性貧血	11
葉酸	11, 185
腰神経	147
羊膜	185
抑制性シナプス後電位	141
予測肺活量	117
予備吸気量	117
予備呼気量	117

ら

ライディッヒ細胞	99, 187
ラクトース	5

ラクトフェリン	17
卵円窓	171, 173
卵割	185
卵管	181
ランゲルハンス島	95
卵子	181
卵巣	181
－ホルモン	181
ランビエ絞輪	139
卵胞	99, 181
－刺激ホルモン	87, 99, 183
卵母細胞	181

り

リソソーム	91, 191
リゾチーム	17
リパーゼ	21, 23, 31
リボース	193
リボソーム	191
リポタンパク質	9
リポポリサッカライド	109
瘤波	157
リン	11
リン酸	93
輪状ヒダ	15
リンパ液	173
リンパ管	65
リンパ球	45, 47
リンパ節	65
リンパ流量	65

る・れ・ろ

ルフィニ小体	165
レシピエント	51
劣性（遺伝）	197
レニン	69, 73, 79
レニン-アンジオテンシン-アルドステロン系	61, 79, 97
レプチン	95
レム睡眠	157
老眼	167
濾過	65, 71
－率	77
ロドプシン	169

わ

ワーキングメモリー	155

- **JCOPY** 〈(社)出版者著作権管理機構 委託出版物〉
  本書の無断複写は著作権法上での例外を除き禁じられています．
  複写される場合は，そのつど事前に，(社)出版者著作権管理機構
  （電話 03-3513-6969，FAX03-3513-6979，e-mail：info@jcopy.or.jp）
  の許諾を得てください．
- 本書を無断で複製（複写・スキャン・デジタルデータ化を含みます）
  する行為は，著作権法上での限られた例外（「私的使用のための複
  製」など）を除き禁じられています．大学・病院・企業などにお
  いて内部的に業務上使用する目的で上記行為を行うことも，私的
  使用には該当せず違法です．また，私的使用のためであっても，
  代行業者等の第三者に依頼して上記行為を行うことは違法です．

医療系学生のための
図解 生理学テキスト＆ノート　　　　　　　　ISBN978-4-7878-2141-6

2014 年 12 月 12 日　初版第 1 刷発行

著　者	丹羽利充	
発行者	藤実彰一	
発行所	株式会社　診断と治療社	
	〒 100-0014　東京都千代田区永田町 2-14-2　山王グランドビル 4 階	
	TEL：03-3580-2750（編集）　03-3580-2770（営業）	
	FAX：03-3580-2776	
	E-mail：hen@shindan.co.jp（編集）	
	eigyobu@shindan.co.jp（営業）	
	URL：http://www.shindan.co.jp/	
装　幀	株式会社　ジェイアイ	
本文イラスト	藤立育弘	
印刷・製本	株式会社　加藤文明社	

©Toshimitsu NIWA, 2014. Printed in Japan.　　　　　　　　　　　　　　　［検印省略］
乱丁・落丁の場合はお取り替えいたします．